W0073792

M. Wetzke

BASICS Bildgebende Verfahren

Martin Wetzke
Unter Mitarbeit von
Dr. Lars Behrens

BASICS

Bildgebende
Verfahren

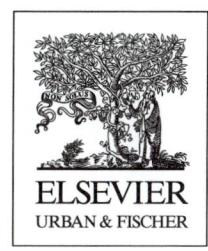

URBAN & FISCHER

München · Jena

Zuschriften und Kritik bitte an:
Elsevier GmbH, Urban & Fischer Verlag, Lektorat Medizinstudium, Karlstraße 45, 80333 München
medizinstudium@elsevier.de

Wichtiger Hinweis für den Benutzer
Die Erkenntnisse in der Medizin unterliegen laufendem Wandel durch Forschung und klinische Erfahrungen. Herausgeber und Autoren dieses Werkes haben große Sorgfalt darauf verwendet, dass die in diesem Werk gemachten therapeutischen Angaben (insbesondere hinsichtlich Indikation, Dosierung und unerwünschter Wirkungen) dem derzeitigen Wissensstand entsprechen. Das entbindet den Nutzer dieses Werkes aber nicht von der Verpflichtung, anhand der Beipackzettel zu verschreibender Präparate zu überprüfen, ob die dort gemachten Angaben von denen in diesem Buch abweichen, und seine Verordnung in eigener Verantwortung zu treffen.

Bibliografische Information der Deutschen Nationalbibliothek
Die Deutsche Nationalbibliothek verzeichnet diese Publikation in der Deutschen Nationalbibliografie; detaillierte bibliografische Daten sind im Internet unter http://dnb.d-nb.de abrufbar.

Alle Rechte vorbehalten
1. Auflage Mai 2007
© Elsevier GmbH, München
Der Urban & Fischer Verlag ist ein Imprint der Elsevier GmbH.

07 08 09   5 4 3 2 1

Für Copyright in Bezug auf das verwendete Bildmaterial siehe Abbildungsnachweis.
Der Verlag hat sich bemüht, sämtliche Rechteinhaber von Abbildungen zu ermitteln. Sollte dem Verlag gegenüber dennoch der Nachweis der Rechtsinhaberschaft geführt werden, wird das branchenübliche Honorar gezahlt.

Das Werk einschließlich aller seiner Teile ist urheberrechtlich geschützt. Jede Verwertung außerhalb der engen Grenzen des Urheberrechtsgesetzes ist ohne Zustimmung des Verlages unzulässig und strafbar. Das gilt insbesondere für Vervielfältigungen, Übersetzungen, Mikroverfilmungen und die Einspeicherung und Verarbeitung in elektronischen Systemen.

Programmleitung: Dr. Dorothea Hennessen
Lektorat: Inga Dopatka
Redaktion: Willi Haas
Herstellung: Christine Jehl, Rainald Schwarz
Satz: Kösel, Krugzell
Druck und Bindung: MKT-Print, Slovenija
Umschlaggestaltung: SpieszDesign, Neu-Ulm
Titelfotografie: © DigitalVision/GettyImages, München
Gedruckt auf 100 g Nopacoat Edition, 1,1 Volumen

Printed in Slovenija
ISBN 978-3-437-42286-7

Aktuelle Informationen finden Sie im Internet unter **www.elsevier.de** und **www.elsevier.com**

Vorwort

Mit der Entdeckung der „X-Strahlen" durch Conrad Wilhelm Röntgen im Jahr 1895 wurde ein neues Kapitel der medizinischen Diagnostik aufgeschlagen. Schon rasch etablierte sich die „neue", Materie durchdringende Strahlung zur Darstellung anatomischer Strukturen. Damit stieß der zu dieser Zeit in Würzburg lehrende Physiker eine bis heute anhaltende, rasante Entwicklung an, die mit Einführung von CT, MRT und Sonographie neue Höhepunkte erfahren und zu einer tief greifenden Veränderung der Diagnostik geführt hat. Mittlerweile gibt es kein klinisches Fach mehr, in dem die Bildgebung nicht eine fundamentale diagnostische Rolle spielt.

Dies möchte das Kurzlehrbuch „BASICS – Bildgebende Verfahren" aufgreifen. Zunächst sollen, neben der Strahlenphysik und Strahlenbiologie als naturwissenschaftlichen Grundlagen, die verschiedenen bildgebenden Methoden vorgestellt werden. Nach Organsystemen sortiert, haben die einzelnen Diagnosen mit ihrem radiologischen Befund in den weiteren Kapiteln einen Platz gefunden. Dabei werden nicht nur die harten Kriterien, nach denen Radiologen Bilder begutachten, dargestellt. Vielmehr soll auch auf Fragen von Nichtradiologen bei der täglichen Arbeit in der Patientenversorgung eingegangen werden: Was ist bei einer bestimmten Verdachtsdiagnose das bildgebende Verfahren der Wahl, welche Untersuchung ist überflüssig? Auf welche Kontraindikationen einer bestimmten Untersuchung muss geachtet werden? Welche Differenzialdiagnosen kommen in Betracht? Speziell bilden neben der konventionellen Radiologie die modernen Schnittbildverfahren sowie die Sonographie, die in vielen Bereichen das klassische Röntgen abgelöst haben, einen Schwerpunkt.

Die Buchreihe „BASICS" hat sich auf die Fahne geschrieben, wesentliche Inhalte in leicht verständlicher Form so darzustellen, dass schnell ein fächerübergreifendes Wissen vermittelt werden kann. Studierenden sollen sie bei der Prüfungsvorbereitung einen guten Überblick verschaffen und in Famulaturen sowie im praktischen Jahr als rasches Nachschlagwerk dienen. Es handelt sich also um ein Lehrbuch – nicht um ein Fachbuch –, auf eine alles umfassende Abhandlung wurde zugunsten einer gestrafften Form und prägnanter Diktion verzichtet. Neben den Texten finden sich zusammenfassende „Merkekästen", eine Vielzahl von Tabellen und schematischen Zeichnungen und ein abschließender klinischer Fallteil. Herzstück der „Bildgebenden Verfahren" sind allerdings – wie könnte es anders sein? – die zahlreichen Abbildungen. Meine Bemühungen gingen dahin, eine Auswahl möglichst signifikanter Bilder zusammenzustellen, die mit ausführlichen Befundinterpretationen versehen sind. Der Leser soll nicht „raten" müssen, sondern „sehen" können und so an die charakteristischen Merkmale pathologischer Veränderungen herangeführt werden.

An dieser Stelle möchte ich mich bei den Mitarbeitern des Verlags Elsevier GmbH, Urban & Fischer für die ausgezeichnete Zusammenarbeit bedanken. Speziell geht dieser Dank an Willi Haas, die als Lektorin das Projekt aus der Taufe gehoben hat, und an Inga Dopatka, die die Fertigstellung der „Bildgebenden Verfahren" geduldig und kompetent begleitet hat. Bedanken möchte ich mich auch bei Lars Behrens, der mir als Fachassistent und Korrektor ausdauernd hilfreich zur Seite stand und mit seiner zur Verfügung gestellten Erfahrung den Texten oft erst den rechten klinischen „Spin" gegeben hat.

Mein besonderer Dank gilt Susanne und Christoph Stöhr. Ihre Hilfe – jeder auf seine Weise – hat das Zustandekommen dieses Lehrbuches erst möglich werden lassen.

München, im Frühjahr 2007
Martin Wetzke

Inhalt

Abkürzungsverzeichnis

®	Handelsname (bei Arznei- und Pflegemitteln)
A.	Arteria
A	Ampere
Abb.	Abbildung
s. Abb.	siehe Abbildung
Abk.	Abkürzung
anat.	anatomisch
Anw.	Anwendung
a. p.	anterior posterior
Art.	Articulatio
ASD	Vorhofseptumdefekt
Ätiol.	Ätiologie
BC	Bronchialkarzinom
Bez.	Bezeichnung
biogr.	für Biographie, biografisch
Bq	Becquerel
BTM	Betäubungsmittel
BWS	Brustwirbelsäule
bzw.	beziehungsweise
C	Coulomb
ca.	zirka (ungefähr)
Ca	Karzinom
Ca^{2+}	Kalzium
Cl^-	Cholrid
cm	Zentimeter
CT	Computertomographie
CT-Quotient	Herz-Thorax-Quotient
D.	Ductus
d.h.	das heißt
DD	Differenzialdiagnose
desc.	descendens
Diagn.	Diagnostik, Diagnose
d.-p.	dorsal-palmar
Durchf.	Durchführung
EDV	elektronische Datenverarbeitung
EEG	Elektroenzephalogramm
EKG	Elektrokardiogramm
EMG	Elektromyogramm
engl.	englisch
ERCP	endoskopisch retrograde Cholangio-pankreatographie
Erkr.	Erkrankung
etc.	et cetera
eV	Elektronenvolt
evtl.	eventuell
FKDS	farbkodierte Dopplersonographie
FNH	fokal noduläre Hyperplasie
franz.	französisch
Ggs.	Gegensatz
griech.	griechisch
Gy	Gray
h	Stunde
HE	Hounsfield-Einheiten
HWS	Halswirbelsäule
HWZ	Halbwertszeit
Hz	Hertz
i. e. S.	im engeren Sinn
i. m.	intramuskulär
Ind.	Indikation
inf.	inferior
Innerv.	Innervation (bei anat. Begriffen)
i. v.	intravenös
i. w. S.	im weiteren Sinn
J	Joule
KHK	koronare Herzkrankheit
Klassifik.	Klassifikation
KM	Kontrastmittel
K^+	Kalium
KG	Körpergewicht
km	Kilometer
Kompl.	Komplikationen
Kontraind.	Kontraindikation(en)
Krea	Kreatinin
latein.	lateinisch
l	Liter
LA	linker Vorhof
Lig.	Ligamentum
Li-re-Shunt	Links-rechts-Shunt
LV	linker Ventrikel
LWS	Lendenwirbelsäule
M.	Morbus, Musculus
MDP	Magen-Darm-Passage
min.	mindestens
MRCP	MR-Cholangiopankreatographie
Min.	Minuten
Mio.	Millionen
mgl.	möglich
MRT	Magnetresonanztomographie, Magnetresonanz-tomogramm
ms	Millisekunde
mV	Millivolt
N.	Nervus
Na^+	Natrium
neg.	negativ
NW	Nebenwirkung(en)
PA	Pulmonalarterie
p. a.	posterior-anterior
p. i.	post injectionem
Pat.	Patient
Pathol.	Pathologie
Pathogen.	Pathogenese
PET	Positronenemissionstomographie
p. o.	per os
pos.	positiv
Progn.	Prognose
Prophyl.	Prophylaxe
PV	Pulmonalvene
RA	rechter Vorhof
Re-li-Shunt	Rechts-links-Shunt
R(r)öntg.	Röntgen (röntgenologisch)
RV	rechter Ventrikel
s	Sekunden
s. a.	siehe auch
s. c.	subcutan
Sek.	Sekunde(n)
s. o.	siehe oben
s. Tab.	siehe Tabelle
Std.	Stunde(n)
s. u.	siehe unten
Sv	Sievert
Tab.	Tabelle
Tbc	Tuberkulose
Ther.	Therapie
TSH	Thyreoidea-stimulierendes Hormon
u. a.	unter anderem
usw.	und so weiter
u. U.	unter Umständen
V.	Vena
V	Volt
V. a.	Verdacht auf
v. a.	vor allem
VSD	Ventrikelseptumdefekt
WS	Wirbelsäule
z. B.	zum Beispiel
ZNS	Zentralnervensystem
Z. n.	Zustand nach
z. T.	zum Teil

Grundlagen der bildgebenden Diagnostik

A Allgemeiner Teil

Grundlagen der Strahlenphysik

Strahlungsarten

Die freie Ausbreitung von Energie im Raum wird als **Strahlung** bezeichnet. Dabei unterscheidet man:

▶ **Teilchenstrahlung (Korpuskularstrahlung):** Diese besteht aus geladenen oder ungeladenen Korpuskeln mit einer Masse, die sich langsamer als Licht ausbreiten. Ihre Energie setzt sich aus der Ruheenergie und der Bewegungsenergie zusammen, die beide masseabhängig sind. ▮ Tabelle 1 zeigt die wichtigsten Korpuskeln und deren Eigenschaften.

▶ **Elektromagnetische Strahlung (Wellenstrahlung):** Elektromagnetische Wellen bestehen aus einem sich periodisch verändernden elektrischen und magnetischen Feld. Da dieser massefreien Wellenstrahlung Teilcheneigenschaften zugeschrieben werden, spricht man auch von **Photonenstrahlung**. Zu ihr zählen neben der in der Medizin verwendeten Röntgenstrahlung auch das sichtbare Licht und die Wärmestrahlung (▮ Abb. 1). Elektromagnetische Wellen sind durch Wellenlänge, Frequenz und Amplitude charakterisiert. Ihre Ausbreitungsgeschwindigkeit im Vakuum beträgt ca. 300 000 km/s (= Lichtgeschwindigkeit).

Die in der medizinischen Radiologie verwendete Strahlung besitzt im Gegensatz zu anderen Strahlenarten wie dem sichtbaren Licht die Eigenschaft zur **Ionisation**. Bei Wechselwirkung von Strahlung mit Materie wird dabei so viel Energie übertragen, dass es zu einem Übergang eines Elektrons auf eine Schale höherer Energie kommt. Dabei kann nur Korpuskularstrahlung direkt ionisieren. Photonenstrahlung erzeugt bei der Wechselwirkung mit Atomen ein geladenes Teilchen, das wiederum seine Energie weitergeben kann.
Die Energie von Strahlung wird in **Elektronenvolt** (eV) angegeben. Ein Elektronenvolt entspricht der Energie, die ein Elektron beim Durchlaufen einer Beschleunigungsspannung von einem Volt erhält: $1,6 \times 10^{-19}$ V.

Entstehung von ionisierender Strahlung

Ionisierende Strahlen können in technischen Anlagen wie einem Röntgengerät erzeugt werden (s. S. 6) oder beim Zerfall von instabilen Isotopen (**Radionukliden**) entstehen.
Bei diesem **radioaktiven Zerfall** wandelt sich der Atomkern eines chemischen Elements spontan und unter Aussendung von Strahlung in den Kern eines anderen Elements um. Diese Eigenschaft wird als **Radioaktivität,** die entstandene Strahlung als **radioaktive Strahlung** bezeichnet.

▮ Abb. 1: Spektrum elektromagnetischer Strahlung. [1]

Anhand der emittierten Strahlung können verschiedene radioaktive Zerfallsarten unterschieden werden:

▶ **α-Zerfall:** Unter Aussendung eines Heliumkerns (α-Teilchen) verringert sich die Massenzahl des emittierenden Atoms um 4, die Ordnungszahl um 2. Das α-Teilchen hat eine kinetische Energie von mehreren MeV und wird durch Materie schnell abgebremst. So beträgt seine Reichweite in Luft nur wenige Zentimeter.

▶ **β-Zerfall:** Hierbei wird β-Strahlung in Form eines $β^+$-Teilchens (Positron) oder $β^-$-Teilchens (Elektrons) emittiert. Die Reichweite der β-Strahlung beträgt in Wasser ca. 0,5 cm/MeV.
– Beim $β^+$-Zerfall wandelt sich ein Proton unter Aussendung eines Positrons und eines Neutrinos in ein Neutron um. Das Positron vereinigt sich mit einem Hüllenelektron. Dabei entsteht sog. elektromagnetische Vernichtungsstrahlung. Die Massenzahl des emittierenden Atoms bleibt gleich, die Ordnungszahl nimmt um 1 ab.
– Beim $β^+$-Zerfall wandelt sich ein Neutron unter Aussendung eines Elektrons und eines Antineutrinos in ein Proton um. Die Massenzahl des emittierenden Atoms bleibt gleich, die Ordnungszahl nimmt um 1 zu.

▶ **γ-Zerfall:** Beim Übergang eines angeregten Kerns, der z. B. nach einem α- oder β-Zerfall entstehen kann, auf ein gerin-

Korpuskel	Ladung	Masse (im Vergleich zum Elektron)	Charakteristika
Elektron ($β^-$)	−1	1	direkt ionisierend
Positron ($β^+$)	+1	1	direkt ionisierend
Neutron	0	1839	indirekt ionisierend
Proton	+1	1836	direkt ionisierend
α-Teilchen	+2	7294	direkt ionisierend

▮ Tab. 1: Wichtige Korpuskeln und ihre Eigenschaften.

geres Energieniveau wird elektromagnetische Strahlung (γ-Strahlung) emittiert. Es verändert sich weder Massen- noch Ordnungszahl. Nuklide, die erst nach Minuten oder Stunden ihr angeregtes Niveau verlassen, werden **metastabil** genannt. Dazu zählt auch das häufig in der Nuklearmedizin eingesetzte Technetium (^{99m}Tc).

Der radioaktive Zerfall unterliegt bestimmten Gesetzmäßigkeiten:

▶ **Aktivitätsabnahme:** Die Aktivität eines Strahlers nimmt nach einem exponentiellen Zerfallsgesetz mit einer für das Radionuklid charakteristischen Zerfallskonstante ab.

▶ **Halbwertszeit (HWZ):** Die Halbwertszeit ($T_{1/2}$) beschreibt die Zeitspanne, nach der die Hälfte der ursprünglichen Kerne zerfallen ist. Dabei hat jedes Radionuklid eine charakteristische HWZ. Bei ^{99m}Tc beträgt sie 6 Stunden.

▶ **Aktivität:** Die Maßeinheit der Aktivität, also die Zahl der Kernumwandlungen pro Zeiteinheit, ist das Becquerel (Bq). Dabei gilt: 1 Bq = 1 Zerfall/Sekunde.

Wechselwirkung von Photonenstrahlung mit Materie

Trifft indirekt ionisierende Strahlung wie Photonenstrahlung auf Materie, wird sie durch Absorption oder Streuung geschwächt. Dabei werden z. T. energiereiche Elektronen gebildet, die wiederum in Wechselwirkungen mit anderen Atomen treten können. Verantwortlich sind folgende Wechselwirkungen (▮ Abb. 2):

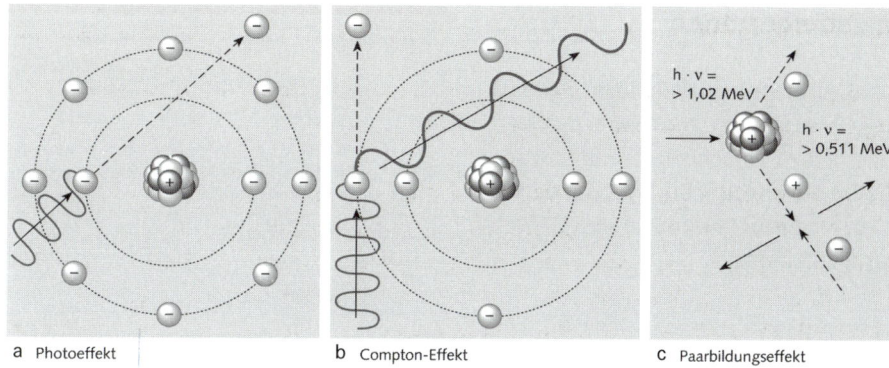

a Photoeffekt   b Compton-Effekt   c Paarbildungseffekt

▮ Abb. 2: Wechselwirkung von Photonenstrahlung mit Materie. [2]

▶ **Photoeffekt:** Hier wird beim Auftreffen des Photons auf ein Atom ein Teil der Energie des Photons zur Loslösung eines Elektrons (Photoelektron) verwandt. Der übrige Teil der Energie wird diesem Elektron als kinetische Energie mitgegeben.

> Der Photoeffekt spielt praktisch nur im Energiebereich der Röntgendiagnostik (bis 100 keV) eine Rolle (▮ Abb. 3). Je höher die Ordnungszahl des Materials, desto stärker der Photoeffekt. So erscheinen Materialien mit hoher Ordnungszahl wie Knochen oder Kontrastmittel auf dem Röntgenbild stark absorbierend.

▶ **Compton-Effekt:** Das Photon gibt einen Teil seiner Energie an ein Hüllenelektron ab, das sich aus der Atomhülle löst. Das Photon wird von seiner Bahn abgelenkt, also gestreut, und breitet sich mit niedriger Energie weiter aus. Der Compton-Effekt spielt v.a. bei Strahlungsenergien zwischen 60 keV und 20 MeV eine Rolle. Die Schwächung ist von der Dichte des durchstrahlten Materials abhängig.

> In der Röntgendiagnostik mindert der Compton-Effekt wegen der auftretenden Streustrahlung Kontrast und Bildgüte.

▶ **Paarbildung:** Liegt die Energie des einfallenden Photons über 1,022 MeV, kann es komplett absorbiert werden. Dabei wird ein Positronen-Elektronen-Paar gebildet. Beide können weitere Atome anregen bzw. ionisieren. Die Paarbildung ist in Hochenergiebereichen, wie sie in der Strahlentherapie verwendet werden, relevant.

▶ **Klassische Streuung:** Hier wird das Photon an einem Hüllenelektron ohne Energieverlust gestreut.

Die Schwächung der Photonenstrahlung erfolgt nach einer exponentiellen Gesetzmäßigkeit. Damit hat sie eine theoretisch unendliche Reichweite. Das Maß der Schwächung ist von Körperdichte, Ordnungszahl der im Körper enthaltenen Atome und Körperschichtdicke abhängig. Die **Halbwertsschicht** gibt die Schichtdicke an, die die Strahlungsintensität halbiert.

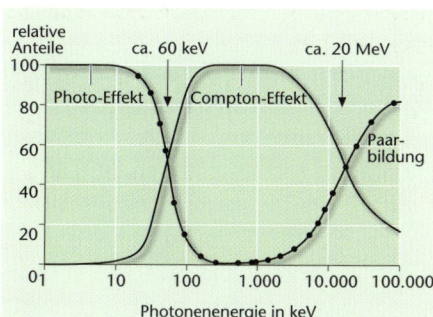

▮ Abb. 3: Relativer Beitrag der Schwächung von Photonenstrahlen in Abhängigkeit von ihrer Strahlungsenergie. [1]

Zusammenfassung

✖ Man unterscheidet Teilchenstrahlung und elektromagnetische Strahlung. Strahlenarten, die zur Anregung von Atomen (Ionisation) befähigt sind, werden als ionisierende Strahlung bezeichnet.

✖ Beim α-Zerfall wird ein He-Kern emittiert, bei β-Zerfall entstehen Ionen. Elektromagnetische Strahlung wird beim γ-Zerfall emittiert.

✖ Bei der radiologischen Anwendung von Strahlen spielen v. a. Photo- und Compton-Effekt eine Rolle.

Grundlagen des Strahlenschutzes

Dosisdefinitionen

Dosisbegriffe in der Radiologie sind teils direkt Messgrößen, teils Rechengrößen. In sie fließen verschiedene Faktoren ein, die die biologische Wirkung der ionisierenden Strahlung auf das Gewebe charakterisieren.

Ionendosis

Die Ionendosis wird zur messtechnischen Erfassung von ionisierender Strahlung verwendet. Sie beschreibt die durch Strahlung freigesetzte Ladungsmenge in einem Luftvolumen bestimmter Masse und wird in Coulomb pro Kilogramm (**C/kg**) angegeben.

Energiedosis

Die Energiedosis ist die zentrale Größe der Dosimetrie. Sie setzt die in einem Material absorbierte Energie (J) und die Masse des durchstrahlten Materials (kg) in Beziehung. Damit ist die Energiedosis ein Maß der im Gewebe deponierten Energie. Sie wird in **Gray** (1 Gy = 1 J/kg) angegeben.

Äquivalentdosis und effektive Äquivalentdosis

Die **Äquivalentdosis** berücksichtigt die unterschiedliche biologische Wirksamkeit der verschiedenen Strahlenarten bei gleicher Energiedosis. Dabei wird die Energiedosis mit einem Faktor q multipliziert. Für Röntgen- und β-Strahlung gilt der Faktor 1, für Neutronen- 10 und α-Strahlung 20. So entspricht für Röntgenstrahlung die Äquivalentdosis der Energiedosis. Die Einheit der Äquivalentdosis ist **Sievert** (1 Sv = 1 J/kg).
Als **Personendosis** wird die Äquivalentdosis bezeichnet, die an einer repräsentativen Stelle der Körperoberfläche, z. B. am Brustkorb unter einer Bleischürze, mit einem Dosimeter gemessen wird.
Die **Teilkörperdosis** entspricht dem Mittelwert der Äquivalentdosis in dem Volumen des bestrahlten Teilkörpers.
Die **effektive Äquivalentdosis (effektive Dosis)** ist eine von der Äquivalentdosis abgeleitete Größe, die um einen Gewebewichtungsfaktor korrigiert wird

Organ/Gewebe	Gewebe-wichtungs-faktor
Gonaden	0,20
Rotes Knochenmark, Dickdarm, Lunge, Magen	0,12
Blase, Brust, Ösophagus, Leber, Schilddrüse	0,05
Haut, Knochenoberfläche	0,01

▮ Tab. 1: Gewichtungsfaktoren zur Berechnung der effektiven Dosis.

(▮ Tab. 1). Sie berücksichtigt, dass nicht alle Gewebe hinsichtlich strahleninduzierter Schäden gleich empfindlich sind. Der Wichtungsfaktor korreliert mit dem Risiko einer radiogenen Karzinogenese in den unterschiedlichen Geweben. Die effektive Äquivalentdosis wird auch in **Sv** angegeben.

Biologische Wirkung ionisierender Strahlung

Schädigungsmechanismen

Die Strahlenwirkung auf den Organismus beruht auf Veränderungen von Makromolekülen in der Zelle. Es werden direkte Effekte der Strahlung auf ein Molekül von indirekten Effekten, die durch die Bildung von schädigenden Radikalen verursacht werden, unterschieden.

Vor allem die DNA ist Angriffspunkt für ionisierende Strahlung. Durch Strahlen induzierte Schäden der DNA sind für die meisten Strahlenfolgen am Menschen verantwortlich (▮ Abb. 1).

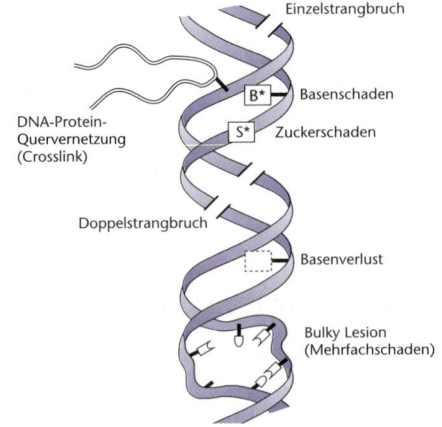

▮ Abb. 1: Schäden an der DNA durch ionisierende Strahlung. [1]

Strahlenschäden

Die Strahlensensibilität der einzelnen Organe und Gewebe ist unterschiedlich. Da in der Mitose die höchste Strahlenempfindlichkeit der einzelnen Zelle besteht, sind besonders Gewebe mit hohem Zellumsatz und hoher Proliferationsrate für Strahlenschäden anfällig. Generell birgt jede Strahlenexposition das Risiko von Strahlenschäden.

▶ **Stochastische Strahlenschäden** treten in Abhängigkeit von der Dosis zufällig auf. Es existiert keine Schwellendosis, unterhalb deren eine Schädigung ausgeschlossen werden kann. Beispiele sind DNA-Schäden und die Induktion von Tumoren.
▶ **Deterministische Strahlenschäden** entstehen beim Überschreiten einer organabhängigen Schwellendosis. Mit zunehmender Dosis steigt die Ausprägung des Schadens (▮ Tab. 2).

Der Weg vom physikalischen Primärereignis zum biologischen Effekt kann unmittelbar und kurz sein. Bei hohen Strahlendosen können die Molekülschäden so gehäuft auftreten, dass die Zelle ihre Funktionsfähigkeit verliert und abstirbt. Zu diesen **Frühschäden** zählen Erytheme, Ulzerationen und die Strahlenkrankheit als Folge einer Ganzkörperbestrahlung. Abhängig von Art und Dosis der ionisierenden Strahlung führt sie u. a. zu Übelkeit, Erbrechen, Fieber und Infektionen sowie schweren oropharyngealen Ulzerationen. Bei einer Ganzkörperbelastung von ca. 6 Sv besteht ohne spezielle Behandlung eine Letalität von 100%.

Art des Strahlenschadens	Schwellendosis in Gy
Knochenmark, reversible Depression	0,5
Hoden, reversible Sterilität	0,15
Hoden, irreversible Sterilität	3,5 – 6,0
Ovarien (Sterilität)	2,5 – 6,0
Augenlinse, Katarakt	5,0

Tab. 2: Schwellenwerte für deterministische Strahlenschäden.

Meist machen sich Strahlenschäden erst über Jahre verzögert bemerkbar. So können **Spätfolgen** wie maligne Tumoren erst nach Jahrzehnten auftreten. Weitere strahleninduzierte Spätschäden sind Strahlenkatarakt, Gefäßschäden und Gewebefibrosierung. Beim Vorliegen von genetischen Schäden können sich diese auch erst in der Folgegeneration manifestieren.

Teratogene Strahlenfolgen

Die Strahlenwirkung auf das ungeborene Kind wird im Wesentlichen von dem Stadium der Schwangerschaft zum Zeitpunkt der Schädigung bestimmt:

▸ **Blastogenese (0. – 10. Tag):** Hier gilt die „Entweder-oder-Gesetzmäßigkeit": Ab einer Schwellendosis von 0,05 Sv muss mit einem Absterben des Embryos gerechnet werden, andernfalls entwickelt es sich normal weiter.
▸ **Organogenese (10. – 60. Tag):** Strahlendosen unter 0,05 Sv gelten als unbedenklich, bei höheren Dosen besteht die Gefahr von Organfehlbildungen. Eine Dosis von 0,2 Sv verdoppelt die Rate an Fehlbildungen.
▸ **Fetogenese (> 60. Tag):** Nach dem 60. Tag der Schwangerschaft nimmt die Strahlengefährdung des Fetus ab. Ausnahme bildet dabei die Hirnentwicklung.

Strahlenschutz

Rechtliche Grundlagen des Strahlenschutzes bilden in Deutschland die **Röntgenverordnung (RöV)** sowie die **Strahlenschutzverordnung (StrlSchV).** Sie regeln den Umgang mit ionisierenden Strahlen zum Schutz der Bevölkerung, beruflich strahlenexponierter Personen und der Patienten.

Grundsätzlich muss die Strahlenexposition möglichst gering gehalten werden. Dabei gelten als Grundregel die vier „A":

▸ **Abstand:** Da die Strahlungsintensität in der Luft mit dem Quadrat des Abstands ($1/r^2$) abnimmt (Abstandsquadratgesetz), ist Abstand zur Strahlenquelle der wirksamste Schutz vor Strahlung.
▸ **Aufenthaltszeit:** Die Strahlenexpositionszeit ist möglichst kurz zu halten.
▸ **Abschirmung:** Die Abschirmung der Strahlenquelle erfolgt durch Einbringen einer absorbierenden Materie zwischen Strahlenquelle und Person. Bei α-Strahlung eignet sich Luft, β-Strahlen können durch Plexiglas oder Aluminium abgeschirmt werden. Zur Absorption von Photonenstrahlen werden Materialien hoher Ordnungszahl oder Dichte, wie z. B. in Bleischürzen, eingesetzt.
▸ **Aufnahme:** Die Ingestion von Strahlenquellen ist durch das Tragen von Schutzkleidung und ein strenges Ess- und Trinkverbot im Arbeitsbereich zu vermeiden.

Die Patientendosis einer Röntgenuntersuchung hängt von Untersuchungsart und -region ab (Tab. 3).

> Jede Anwendung von ionisierenden Strahlen am Patienten bedarf einer individuellen Indikation und ist nur zulässig, wenn ein medizinischer Nutzen zu erwarten ist. Frauen im gebärfähigen Alter müssen nach einer möglichen Schwangerschaft befragt werden. Hier ist die Indikation besonders streng zu stellen.

Die Strahlenbelastung durch eine radiologische Untersuchung sollte bei ausreichender Bildqualität möglichst gesenkt werden. Folgende Faktoren sind dabei zu berücksichtigen:

▸ **Qualität der Strahlung:** Hohe Röhrenspannung zur Erzeugung harter Strahlung; Filter zur Absorption niederenergetischer Strahlenanteile.
▸ **Feldgröße** und **Fokus-Objekt-Abstand:** genaues Einblenden des Strahlenkegels auf die Objektgröße, größtmöglicher Abstand der Strahlenquelle zum Patienten.
▸ Einsatz von Film-Folien-Kombinationen (s. S. 6).

Untersuchung	Effektive Dosis [mSv]	Vergleichfaktor zu einer Thoraxaufnahme
Röntgenthorax p. a.	0,02	1
Abdomenübersichtsaufnahme	1,0	50
Mammographie beidseitig	0,5	25
Extremitäten und Gelenke	0,01	0,5
CT Thorax	ca. 8	400
CT Abdomen	ca. 10	500

Tab. 3: Strahlenexposition durch radiologische Untersuchungen. (Nach Leitfaden der SSK, „Empfehlung der Strahlenschutzkommission", 2006)

Zusammenfassung

✖ **Wichtigster Dosisbegriff im Hinblick auf radiologische Untersuchungen ist die effektive Dosis. Sie berücksichtigt die biologische Wirkung von ionisierenden Strahlen abhängig von der bestrahlten Gewebeart und wird in Sievert (Sv) angegeben.**

✖ **Man unterscheidet stochastische Strahlenschäden, die zufällig ohne eine Schwellendosis auftreten, und deterministische Strahlenschäden, die bei Überschreiten einer organabhängigen Dosis entstehen.**

✖ **Die Indikation von strahlenbelastenden Untersuchungen ist genau abzuwägen.**

Röntgendiagnostik I

Erzeugung von Röntgenstrahlung

Die in der radiologischen Diagnostik verwendete Strahlung wird meist mittels einer Röntgenröhre generiert.

Aufbau einer Röntgenröhre

In einem Glaszylinder mit Vakuum befinden sich zwei Elektroden: ein Wolframdraht, der erhitzt werden kann und als **Kathode** fungiert, sowie eine **Anode**. Wird die Kathode zum Glühen gebracht, können sich Elektronen aus dem Material lösen, die durch Anlegen einer Hochspannung zur Anode hin beschleunigt werden (■ Abb. 1).
Der Ort, wo die Kathodenelektronen auf die Anode treffen, wird als **Brennfleck** bezeichnet. Beim Abbremsen der Elektronen auf der Anode wird nur rund 1% der Energie in **Röntgenstrahlung** umgesetzt, der Rest geht in Form von Wärme verloren. Daher muss die Anode aus einem Material gefertigt sein, das der hohen thermischen Belastung standhält, meist ist dies Wolfram. Eine Ausnahme stellt die Mammographie dar, bei der mit Molybdän gearbeitet wird. Durch die Verwendung rotierender Anoden (Drehanoden) und einer Kühlung wird die thermische Belastung reduziert.

Röntgenstrahlung

Die an der Anode emittierte Röntgenstrahlung besteht aus zwei Komponenten:

▶ **Bremsstrahlung:** Durch das Abbremsen der Elektronen entstehen Photonen mit einem kontinuierlichen Energiespektrum bis maximal zur angelegten Röhrenspannung. Der niederenergetische Anteil der Bremsstrahlung wird im Patienten stark absorbiert. So verursacht er lediglich eine Strahlenbelastung, trägt aber nicht zur Bildinformation bei. Durch Aluminium- oder Kupferfilter vor dem Strahlenaustrittsfenster können die niederenergetischen Strahlenanteile absorbiert werden. Man spricht dabei von einer **Aufhärtung der Strahlung**.
▶ **Charakteristische Strahlung:** Die angeregten Atome der Anode gehen in ihren Grundzustand über. Die dabei emittierte Strahlung zeigt ein Linienspektrum, welches das kontinuierliche Energiespektrum der Bremsstrahlung überlagert.

Das kontinuierliche Bremsstrahlspektrum ist von der angelegten Röhrenspannung, das Linienspektrum der charakteristischen Strahlung vom Anodenmaterial abhängig.

Die Qualität der Röntgenstrahlung hängt also von Röhrenspannung und Anodenmaterial ab:

▶ **Weiche Strahlung (< 100 keV):** Wird eine niedrige Spannung angelegt, erhält man eine sog. Weichstrahlaufnahme.

Die relativ kontrastreichen Bilder einer Weichstrahlaufnahme eignen sich zur differenzierten Darstellung von Geweben ähnlicher Dichte wie bei der Mammographie. Allerdings führt Weichstrahlung zu einer hohen Dosisbelastung.

▶ **Harte Strahlung (100 keV–1 MeV):** Bei Anlegen einer hohen Spannung erhält man kontrastärmere Bilder, sog. Hartstrahlaufnahmen.

Hartstrahlaufnahmen eignen sich zur Darstellung von Strukturen stark unterschiedlicher Dichte (z. B. Weichteil-Luft-Kontrast der Lunge). Durch geringere Strahlenabsorption im Gewebe und kürzere Belichtungszeiten ist die Strahlenbelastung verringert.

Durch Erhöhungen des Kathodenstroms resultiert eine höhere **Dosisleistung**.

Bildentstehung

Die Belichtungsparameter für das Röntgenbild bestehen aus der **Röhrenspannung** in kV (Strahlenqualität) sowie **Röhrenstrom** (mA) und **Belichtungszeit** (s), deren Produkt die Strahlenmenge (mAs) bestimmt. Meist wird eine Belichtungsautomatik eingesetzt: An repräsentativen Stellen messen Ionisationskammern vor dem Röntgenfilm die Dosisleistung. Bei Auflaufen der für die Filmschwärzung erforderlichen Strahlenmenge wird die Röntgenstrahlung automatisch unterbrochen.

Film-Folien-Kombinationen

Zur Sichtbarmachung der Röntgenstrahlung werden **Film-Folien-Kombinationen** verwendet, die in einer Kassette untergebracht sind. Der eigentliche Röntgenfilm ist mit lichtempfindlichen Silberbromidkristallen beschichtet. Die Verstärkerfolien sind in Vorder- und Rückseite der Röntgenkassette eingeklebt und bestehen aus Leuchtstoffen (seltenen Erden wie Gadolinium- oder Lanthanverbindungen). Bei Bestrahlung emittieren sie ein Fluoreszenzlicht. Dieses macht 95 % der Filmschwärzung aus, nur 5 % sind durch den direkten Einfall der Röntgenstrahlung bedingt.
Film-Folien-Kombinationen sind in verschiedenen Empfindlichkeitsklassen verfügbar. Eine hohe Empfindlichkeit bedeutet zwar eine Dosisreduktion, geht aber mit einem Verlust an Ortsauflösung (Unschärfe) durch Körnung einher.

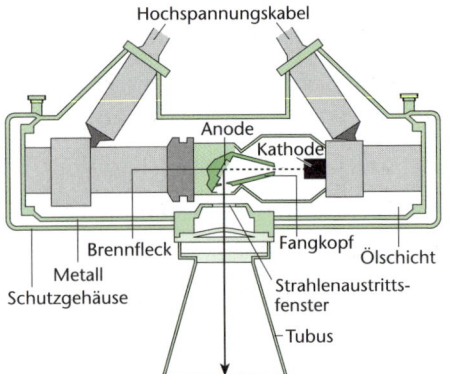

Hochspannungskabel
Anode
Kathode
Brennfleck
Metall
Schutzgehäuse
Fangkopf
Ölschicht
Strahlenaustrittsfenster
Tubus

■ Abb. 1: Aufbau einer Röntgenröhre. [1]

Das Röntgenbild

Die Röntgenstrahlung breitet sich vom Brennpunkt divergent aus, tritt durch das Gewebe und trifft auf den Röntgenfilm. Die Schwächung der Röntgenstrahlung im Gewebe ist abhängig von Dicke, Dichte und Ordnungszahl des durchstrahlten Gewebes sowie von der Strahlenqualität. Je weniger die Röntgenstrahlung durch die Körperstrukturen geschwächt wird, desto stärker ist die Schwärzung. So entsteht ein Negativbild.

> Stark belichtete Regionen auf dem Röntgenfilm erscheinen dunkel, werden aber als „Aufhellung" bezeichnet. Helle Regionen auf dem Röntgenfilm sind durch stärkere Schwächung des Röntgenstrahls im Gewebe weniger stark belichtet. Sie werden als „Verschattung" beschrieben.

In der Nativdiagnostik erscheint Luft also auf dem Röntgenbild am dunkelsten (= „Aufhellung"). Fett, Wasser, Weichteilgewebe und Knochen sind in aufsteigender Reihenfolge zunehmend heller (= „Verschattung"). Die Beurteilung des Bildes erfolgt so, als stünde man vor dem Patienten: Rechts und links sind vertauscht.

Bildqualität

Wichtige Kriterien für die Erkennbarkeit von Details auf dem Bild sind:

▶ **Kontrast:** Der Kontrast gibt die Differenz von kleinster und größter Schwärzung auf dem Röntgenfilm an. Er hängt von der Absorption der Röntgenstrahlung im Objekt und der Strahlenqualität ab. Beeinträchtigend wirkt v. a. **Streustrahlung** (s. u.).
▶ **Unschärfe:** Unschärfe hat verschiedene Quellen. **Bewegungsunschärfe** entsteht durch Bewegung während der Strahlenexposition (auch unwillkürlicher Art wie die Pulsation von Gefäßen). Sie lässt sich durch eine kurze Belichtungszeit sowie optimale Lagerung und Belehrung des Patienten minimieren. Durch **geometrische Unschärfe** entstehen am Objektrand Halbschatten und geometrische Verzerrungen (z. B. Vergrößerungen). Sie lassen sich durch einen kleinen Brennfleck und Objekt-Film-Abstand sowie einen großen Fokus-Objekt-Abstand reduzieren. Die **Film-Folien-Unschärfe** ist von der Empfindlichkeit des Systems abhängig (s. o.)

Streustrahlung

Durch die Vermeidung von Streustrahlung kann die Bildqualität verbessert werden. Sie entsteht beim Durchtritt der Strahlung durch das Gewebe und nimmt mit Objektdicke und bestrahlter Feldgröße zu.
Wirkungsvollstes Mittel zur Reduktion der Streustrahlung ist der Einsatz von **Streustrahlenrastern**, die zwischen Patient und Film angebracht werden (▮ Abb. 2). Sie bestehen aus einer dünnen, parallel verlaufenden Bleilamelle. So können

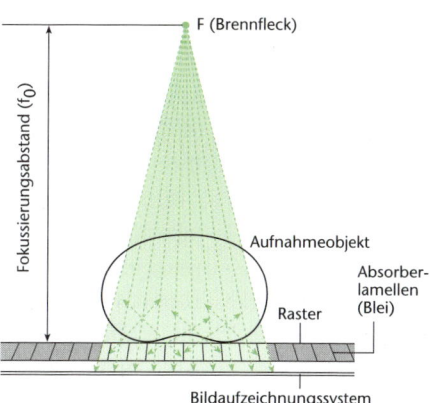

F (Brennfleck)

Fokussierungsabstand (f_0)

Aufnahmeobjekt

Absorberlamellen (Blei)

Raster

Bildaufzeichnungssystem

▮ Abb. 2: Schematische Darstellung eines Streustrahlenrasters. [1]

nur Strahlen passieren, die direkt von der Röntgenröhre kommen. Gestreute Strahlung fällt dagegen in einem anderen Winkel als die Primärstrahlung ein und wird von den Bleilamellen absorbiert. Während der Belichtung wird das Streustrahlenraster senkrecht zur Strahlenrichtung bewegt und so nicht abgebildet.

> Streustrahlenraster erhöhen den Bildkontrast, absorbieren aber auch einen Teil der Nutzstrahlung. Die deshalb erforderliche längere Belichtungszeit führt wiederum zu einer erhöhten Strahlenexposition.

Weitere einfache Maßnahmen zur Verringerung der Streustrahlung sind ein Einblenden des Strahlenkegels auf die Objektgröße mittels Blenden sowie die Kompression des Objekts zur Reduktion der Objektdicke.

Zusammenfassung

✖ Treffen in einem Hochspannungsfeld beschleunigte Elektronen auf ein Material hoher Dichte, entsteht Photonenstrahlung. Dieser Mechanismus wird in Röntgenröhren zur Erzeugung von Röntgenstrahlung genutzt.

✖ Weiche Strahlung sorgt für einen hohen Weichteilkontrast. Harte Strahlung verringert die im Patienten deponierte Strahlendosis und eignet sich zur Darstellung von Strukturen großer unterschiedlicher Dichte.

✖ Röntgenbilder sind Negativbilder: Regionen geringer Filmschwärzung erscheinen hell und werden als „Verschattung" bezeichnet. Regionen hoher Filmschwärzung erscheinen dunkel und werden „Aufhellung" genannt.

Röntgendiagnostik II

Röntgennativdiagnostik

Die konventionelle native Röntgendiagnostik ist eine Basisuntersuchung in der Traumatologie und bei Erkrankungen der Atemwege bzw. des Herz-Kreislauf-Systems. Weitere wichtige Einsatzgebiete sind die Abdomenübersichtsaufnahme beim akuten Abdomen sowie die Mammographie. Zur genauen Beurteilung von Weichteilen oder komplexen Lagebeziehungen sind CT und MRT überlegen.

Röntgenuntersuchungen mit Kontrastmittel

Im konventionellen Röntgenbild haben Gewebe mit ähnlicher Dichte nur einen geringen Kontrast. Durch den Einsatz eines Kontrastmittels (KM), das sich in dem darzustellenden Organ anreichert, wird der Dichteunterschied erhöht und damit eine deutlichere Abbildung ermöglicht.
Da der Einsatz von Kontrastmitteln unerwünschte Wirkungen hervorrufen kann, ist der Patient über die Risiken aufzuklären.

Röntgenpositive Kontrastmittel

Dies sind Verbindungen mit hohen Ordnungszahlen. So werden Röntgenstrahlen stärker als im umliegenden Gewebe absorbiert, der Kontrast wird erhöht.

Bariumsulfat

Bariumsulfathaltige Suspensionen werden vorwiegend zur Magen-Darm-Trakt-Darstellung eingesetzt (s. S. 46 ff.). Da Bariumsulfat wasserunlöslich ist, gilt:

> Bei Verdacht auf eine Perforation im Magen-Darm-Trakt oder bei Aspirationsgefahr ist die Anwendung von Bariumsulfat streng kontraindiziert. Es besteht die Gefahr einer Peritonitis bzw. Aspirationspneumonie.

Alternativ können dann wasserlösliche, jodhaltige KM verwendet werden.

Jodverbindungen

Jodhaltige Kontrastmittel sind wasserlösliche Salze der Trijodbenzoesäure. Ihre Jodkonzentration bestimmt die Absorption der Röntgenstrahlung. Nach parenteraler Applikation werden sie v. a. renal eliminiert.
Ionische Kontrastmittel sind hyperosmolar. Daher können sie bei intravasaler Applikation Endothelschäden verursachen und haben insgesamt eine höhere Rate an unerwünschten Wirkungen.
Nichtionische Kontrastmittel weisen eine geringere Osmolarität auf, sind dadurch besser verträglich, aber in der Herstellung teurer.

Unerwünschte Wirkungen

Bei der intravasalen Applikation jodhaltiger KM treten unerwünschte Wirkungen selten bis sehr selten auf. Deswegen ist eine genaue anamnestische Erhebung möglicher Risikofaktoren notwendig.

▶ **Unverträglichkeitsreaktion:** Es handelt sich um eine anaphylaktoide Reaktion, deren Schwere in vier Stadien eingeteilt wird (▮ Tab. 1). 90% der KM-Zwischenfälle werden in den ersten 15 Minuten nach Applikation symptomatisch. Leichte allergische Reaktionen treten in 1 – 5 % auf, bedrohliche Reaktionen in 0,05 – 0,1 %. Die Häufigkeit letaler Komplikationen liegt für nichtionische KM bei 1:1 Mio. Ein erhöhtes Risiko haben Patienten mit einer allergischen Prädisposition oder einer KM-Überempfindlichkeitsreaktion in der Vorgeschichte. Bei Auftreten eines KM-Zwischenfalls muss die Injektion des KM unterbrochen werden, die weitere

Symptomatik	
Stadium I	Hautreaktion (Exanthem), leichte Allgemeinbeschwerden
Stadium II	Urticaria, Exanthem, Lid- und Lippenödem, gastrointestinale Symptome
Stadium III	Ausgeprägter anaphylaktischer Schock mit Dyspnoe und Bronchospasmus, generalisiertem Exanthem, Schüttelfrost und Schock
Stadium IV	Herz-Kreislauf-Stillstand

▮ Tab. 1: Schweregrade der KM-Unverträglichkeitsreaktion.

Behandlung erfolgt entsprechend der Symptomatik.
▶ **Beeinträchtigung der Nierenfunktion:** Nierengängige KM wirken insbesondere bei vorgeschädigten Nieren tubulotoxisch. Risikofaktoren für ein akutes Nierenversagen sind u. a. eine präexistente Niereninsuffizienz mit einem Serumkreatinin > 1,5 mg/dl, diabetische Nephropathien und ein hohes Lebensalter. Aus Gründen der Prophylaxe muss bei gefährdeten Patienten die KM-Dosis reduziert und die Diurese angeregt werden.
▶ **Beeinflussung der Schilddrüsenfunktion:** Bei Vorliegen einer (latenten) Hyperthyreose oder einem autonomen Adenom kann jodhaltiges KM eine jodinduzierte Hyperthyreose bis hin zur thyreotoxischen Krise (letaler Verlauf in 20 – 30 %) induzieren. Daher sollten Patienten immer nach Schilddrüsenerkrankungen befragt und der TSH-Wert bestimmt werden. Des Weiteren ist zu beachten, dass eine Funktionsdiagnostik oder Radiojodtherapie nach Gabe eines jodhaltigen KM auf Monate unmöglich ist.

> Vor jeder parenteralen Verabreichung von jodhaltigen Kontrastmitteln sollten Serumkreatinin (Nierenfunktion) und Schilddrüsenhormonparameter (TSH basal) bestimmt werden.

Röntgennegative Kontrastmittel

Als röntgennegative KM werden Substanzen eingesetzt, die Röntgenstrahlen weniger stark absorbieren als das umliegende Gewebe. Dazu eignen sich CO_2 und Luft. Sie werden zusammen mit Barium zur Doppelkontrastdarstellung der Schleimhaut im Magen-Darm-Trakt eingesetzt.

Anwendung von Kontrastmitteln

Kontrastmittel werden zur radiologischen Darstellung des Gastrointestinaltrakts sowie der Galle und Gallenwege, in der Myelographie und Bronchographie verwendet (siehe dort). Weiteres wichtiges Anwendungsgebiet ist die Darstellung von Gefäßen.

Angiographie

In der Angiographie werden nichtselektive und selektive Verfahren unterschieden:

▶ **Übersichtsangiographie:** KM wird in die Aorta injiziert, es lassen sich die großen Gefäße und ihre Abgänge darstellen.

▶ **Selektive Angiographie:** In Seldinger-Technik wird das darzustellende Gefäß mit einem Katheter sondiert und darüber KM appliziert. Hierbei werden eine Arterie und das dazugehörige Organsystem kontrastiert. Bei Darstellung arterieller Äste zweiter oder höherer Ordnung spricht man von einer **superselektiven Angiographie**.

Digitale Subtraktionsangiographie (DSA)

Zur Bildverarbeitung wird häufig die DSA verwendet. Dabei wird vor der KM-Gabe ein „Maskenbild" erstellt, das nach Gefäßkontrastierung von einem „Füllungsbild" digital subtrahiert wird. So werden alle nicht kontrastierten Strukturen eliminiert und man erhält ein reines Gefäßbild – das Angiogramm (▮ Abb. 3).

Komplikationen der Angiographie

Neben KM-bedingten unerwünschten Wirkungen kann es zu Komplikationen an der Punktionsstelle mit Thrombosen, Hämatomen, Blutungen, Dissektionen,

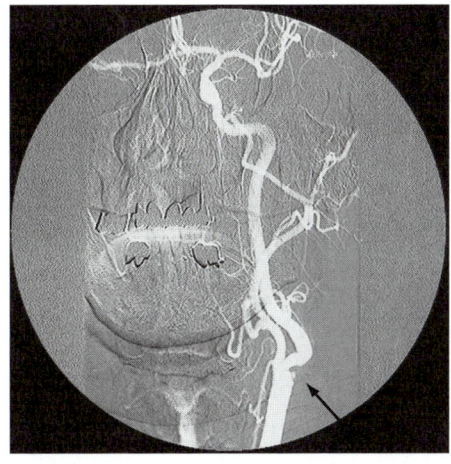

▮ Abb. 3: DSA der linken Karotisgabel. Beachte die Stenose der Arteria carotis interna (ACI). [1]

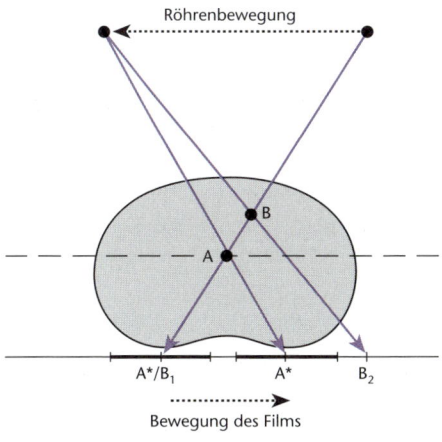

▮ Abb. 4: Funktionsprinzip der konventionellen Tomographie. Röntgenröhre und Film werden um den Drehpunkt A gegeneinander verschoben, der auf der Aufnahme scharf abgebildet wird. Außerhalb dieser Ebene liegende Bildpunkte (B) erscheinen verwischt. [1]

Pseudoaneurysmabildung und Infektionen kommen. Je nach Punktionstechnik liegt die Komplikationsrate bei 1–4 %.

Indikationen zur Angiographie

Hauptindikation zur Angiographie sind arterielle Verschlusskrankheiten mit der Darstellung von Stenosen, Verschlüssen sowie Kollateralkreisläufen. Die Katheterangiographie wird zunehmend von MR- und CT-Angiographie abgelöst.

Konventionelle Tomographie

Mittels konventioneller Tomographie lassen sich Schatten gebende Details in einer bestimmten Objekttiefe scharf abbilden, während die darüber- und darunterliegenden Strukturen verwischt und unscharf sind. Dazu werden Röntgenröhre und Filmkassette während der Belichtung um einen Drehpunkt, welcher der gewünschten Schichthöhe entspricht, gegeneinander verschoben. Je größer der Bewegungswinkel, desto geringer die Schichtdicke (▮ Abb. 4). Typische Indikationen zur konventionellen Tomographie sind komplizierte oder okkulte Frakturen. Allerdings hat dieses Verfahren mit zunehmender Verfügbarkeit von MRT und CT an Bedeutung verloren.

Zusammenfassung

✖ Röntgenkontrastmittel werden zur Differenzierung von Strukturen ähnlicher Dichte verwendet. Dabei kommen das wasserunlösliche Bariumsulfat und jodhaltige Lösungen als röntgenpositive KM zum Einsatz. Einen röntgennegativen Kontrasteffekt haben CO_2 und Luft.

✖ Kontrastmittel werden u. a. bei der Angiographie verwendet. Die Darstellung von arteriellen Gefäßen eignet sich zur Diagnostik von arteriellen Verschlusskrankheiten.

✖ Die konventionelle Tomographie kann Strukturen einer bestimmten Schichtdicke hervorheben und fast isoliert darstellen.

Computertomographie

Die Computertomographie (CT) ist ein Röntgenverfahren zur Anfertigung transversaler Bildschnitte von Gewebe und Organen, die sich so überlagerungsfrei zweidimensional darstellen lassen. Das in den 1960er Jahren von den Engländern Cormack und Hounsfield (Medizinnobelpreis 1979) entwickelte Verfahren hat sich zu einem wichtigen Grundpfeiler der radiologischen Diagnostik entwickelt. So ist die CT Teil der Basisdiagnostik bei Schlaganfällen und Schädel-Hirn-Traumen. Außerdem eignet sie sich zur Darstellung von Lunge und Mediastinum, auch knöcherne Strukturen lassen sich sehr gut beurteilen.

Prinzip der Computertomographie

Um den Körper in transversalen Schnitten darstellen zu können, rotiert bei den heute verwendeten Geräten der dritten und vierten Generation eine Röntgenröhre um den Patienten. Sie sendet einen schmalen, fächerförmigen Röntgenstrahl aus, der von einem Blendensystem, dem Kollimator, moduliert wird. Ein Detektorsystem erfasst den Röntgenstrahl, dessen Intensität sich nach Durchdringen des Gewebes verändert hat, und wandelt ihn in ein elektrisches Signal um. Aus diesen Daten werden Bilder rekonstruiert, welche die Strukturen überlagerungsfrei darstellen. Der Patient liegt während der Untersuchung auf einem Tisch, der durch die Untersuchungseinheit **(Gantry)** gefahren wird. Dabei konnten bei älteren CT-Scannern jeweils nur Einzelschnitte angefertigt werden, der Tisch wurde nach jedem Schnitt verschoben. Die

Spiral-CT dagegen ermöglicht eine kontinuierliche Rotation der Röntgenröhre bei gleichzeitiger Tischbewegung. Sind in der Gantry mehrere Detektorreihen installiert, können damit 4 – 64 Schichten („Zeilen") simultan erstellt werden. Die neueste Entwicklung ist das Dual-Source-CT (DSCT) mit zwei um 90° versetzten 64-Zeilen-Systemen.
Die **HR-CT** (High-Resolution-CT) ist ein spezieller Algorithmus mit besonders hoher Ortsauflösung und dünner Schichtführung (1 – 2 mm). Extrem kurze Scanzeiten ermöglichen in der **Elektronenstrahl-CT** eine Darstellung von bewegten Strukturen wie dem Herzen ohne Bewegungsartefakte. Diese aufwendige Technik hat sich im klinischen Alltag allerdings nicht durchgesetzt.

Das CT-Bild

Die in den einzelnen Projektionen registrierten Schwächungswerte des Röntgenstahls werden gemäß ihrer örtlichen Verteilung zu Bildern zusammengesetzt. Dabei repräsentiert jeder dargestellte Bildpunkt **(Pixel)** in der planen Ebene ein Volumenelement **(Voxel)**, das in seiner dritten Dimension der gefahrenen Schichtdicke (Kollimation) entspricht (■ Abb. 1).

> Voxel = Pixel × Schichtdicke

Die Absorption oder Schwächung des Röntgenstrahls durch das Gewebe wird auf der **Hounsfield-Skala** als ein Maß der Dichte angegeben.
■ Tabelle 1 zeigt typische Dichtewerte verschiedener Gewebe und Medien.

Gewebe bzw. Befund	Hounsfield-Einheiten (HE)
Knochen/Kompakta	> 1000 HE
Knochen/Spongiosa	100 – 300 HE
Frische Blutung	80 HE ±10
Leber nativ	50 HE ±10
Wasser	0 HE
Fettgewebe	– 65 HE ±5
Lungengewebe	– 500 HE
Luft	– 1000 HE

■ Tab. 1: Typische Dichtewerte in der CT in Hounsfield-Einheiten.

> Die Hounsfield-Einheit (HE) ist ein relativer Schwächungskoeffizient, der sich auf Wasser (0 HE) und Luft (–1000 HE) als Referenzgrößen bezieht.

Da das menschliche Auge nur rund 20 Graustufen differenzieren kann, wird nicht die gesamte Skala an Dichtewerten in Graustufen dargestellt. Man bedient sich dabei einer **Fenstertechnik:** Der Untersucher muss einen Intensitätsbereich bestimmter Größe (Fensterbreite) um einen mittleren Dichtewert (Fensterlage) einstellen, der die relevante Organstruktur in den verfügbaren Graustufen darstellt. Dichtewerte ober- und unterhalb dieses Fensters sind einheitlich in einer hellen oder dunklen Graustufe dargestellt (■ Abb. 2).

> Strukturen, die in ihrer Dichte mit einer Bezugsgröße (umgebendes Gewebe, Wasser etc.) annähernd übereinstimmen, werden „isodens" bezeichnet. Strukturen mit niedrigeren bzw. höheren Dichtewerten werden „hypodens" bzw. „hyperdens" genannt.

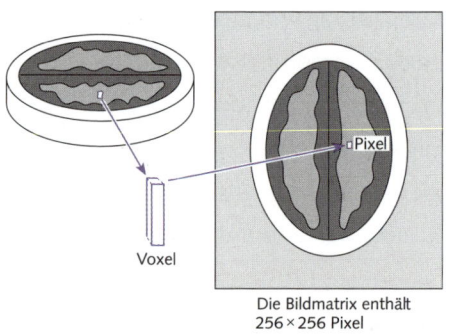

■ Abb. 1: Beziehung zwischen Voxel und Pixel. [1]

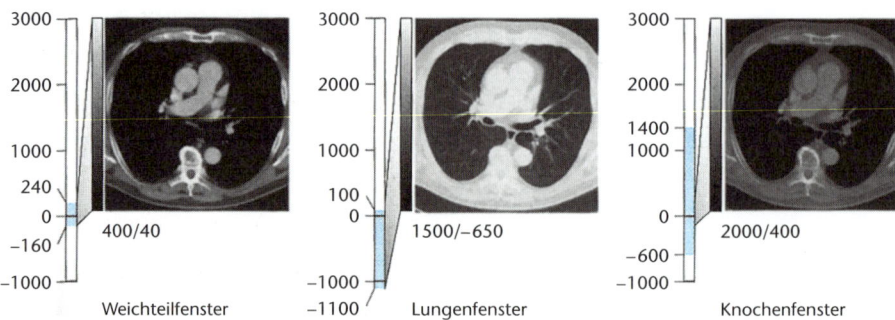

■ Abb. 2: Fenstertechnik zur optimierten Darstellung relevanter Strukturen. Zum Beispiel Weichteilfenster 400/40: Die erste Zahl entspricht der Fensterbreite, die zweite der Fensterlage. [3]

Die Schichtbilder werden so dargestellt, als ob der Patient von den Füßen aus betrachtet würde (▮ Abb. 3). Für spezielle Fragestellungen können die Daten zu einem dreidimensionalen Bild rekonstruiert werden.

Kontrastmittel in der CT

Die Kontrastierung bestimmter Strukturen kann eine entscheidende diagnostische Hilfe in der Beurteilung von CT-Sequenzen gegenüber nativen Bildern sein. Dabei wird meist i. v. appliziertes jodhaltiges Kontrastmittel verwendet, das im Bolus oder langsam als Infusion verabreicht werden kann. Die Organe reichern das KM entsprechend ihrer Durchblutung an: Zunächst kontrastieren sich Gefäße und parenchymatöse Organe. Später ist das Kontrastmittel im Nierenbeckenkelchsystem und in den ableitenden Harnwegen nachzuweisen, wo es ausgeschieden wird.

> Reichert eine Struktur Kontrastmittel an, spricht man von Enhancement.

Vorteil der KM-verstärkten CT ist eine bessere Beurteilung der Röntgenmorphologie (z. B. Gefäße und umgebende Weichteile im Mediastinum). Des Weiteren haben gesundes und pathologisch verändertes Gewebe häufig ein unterschiedliches Kontrastmittelverhalten.

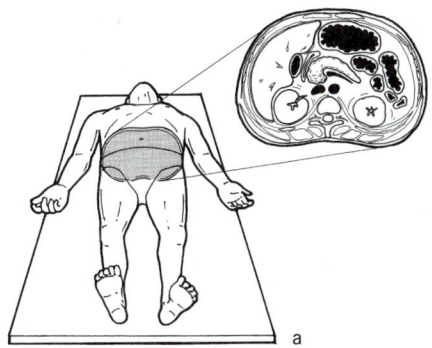

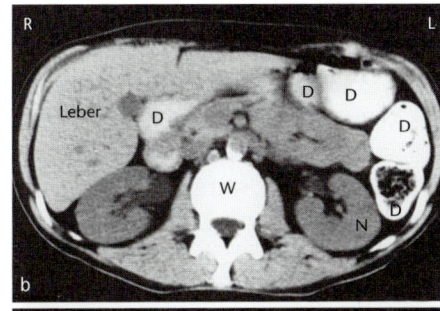

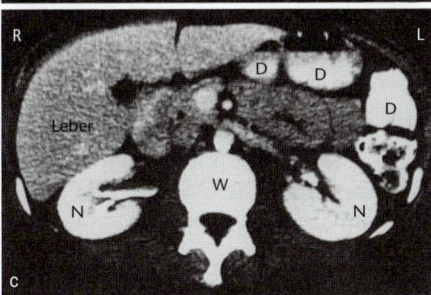

▮ Abb. 3: CT des Abdomens. a) Die CT erstellt axiale Bilder. Zur richtigen Orientierung stellt man sich vor, man stünde am Fußende des Patienten und betrachte den Querschnitt von kaudal nach kranial. b) CT ohne i. v. Kontrastmittel. Der Magen-Darm-Trakt (D) ist mit bariumhaltigem Kontrastmittel gefüllt. c) Gleicher Schnitt nach i. v. KM-Gabe. Die Gefäße und Nieren (N) reichern stark an (W = Wirbelsäule). [4]

Eine KM-verstärkte CT zur Beurteilung von Gefäßen wird auch **CT-Angiographie** genannt. Sie hat in den letzten Jahren einen Großteil der diagnostischen Katheter-Angiographien abgelöst.
In der Abdomendiagnostik können oral oder rektal applizierte bariumhaltige Kontrastmittel zur Kontrastierung des Magen-Darm-Trakts verwendet werden.

Strahlenbelastung

Verglichen mit einer konventionellen p. a. Thoraxübersichtsaufnahme, ist die effektive Dosis einer Thorax-CT um den Faktor 400 höher. Die Strahlenbelastung des Patienten ist also nicht unerheblich, daher ist die Indikation zur CT kritisch zu stellen.
Auch die Untersuchungsparameter sollten mit Umsicht gewählt werden: Eine Reduzierung der Dosis hat eine verminderte Bildqualität zur Folge. Eine Verdoppelung der Schichtdicke erfordert nur eine halbierte Strahlendosis und ist bei bestimmten Fragestellungen vertretbar.

Zusammenfassung

✖ Die Computertomographie ist ein röntgenologisches Verfahren, das eine überlagerungsfreie, zwei- und auch dreidimensionale Darstellung von Gewebe und Organen ermöglicht. Nachteilig ist die erhebliche Strahlenbelastung.

✖ Dichtewerte der einzelnen Strukturen werden als Hounsfield-Einheiten auf einer Dichteskala angeben. Fixpunkte dieser Skalierung sind Wasser (0 HE) und Luft (–1000 HE).

✖ Strukturen mit gleicher Dichte nennt man isodens. Strukturen mit im Vergleich zu einer Bezugsgröße höheren bzw. niedrigeren Dichte bezeichnet man als hyperdens bzw. hypodens.

Magnetresonanztomographie (MRT)

Die MRT ist ein bildgebendes Verfahren, das eine Anfertigung von Schnittbildern in frei wählbaren Raumebenen ermöglicht. Dabei kommt keine ionisierende Strahlung, sondern ein starkes Magnetfeld und Hochfrequenzimpulse zur Anwendung. Mit Ausnahme der Lunge und stark kalkhaltiger Strukturen wie der Kortikalis werden routinemäßig alle Körperregionen mittels MRT untersucht, Haupteinsatzgebiete sind v. a. die Neuroradiologie und die Weichteildiagnostik (Tumoren, Bandapparat).

Physikalische Grundlagen der MRT

Atome mit einer ungeraden Nukleonenzahl haben einen kreiselähnlichen Eigendrehimpuls um eine eigene Achse, den sog. **Kernspin**. Die bewegten elektrischen Ladungen induzieren ein eigenes kleines Magnetfeld, das mit einem Stabmagneten verglichen werden kann. In der MRT ist das Wasserstoffproton (H^+) von Bedeutung, da es in gebundener Form sehr häufig im Körper vorkommt.

In einem starken externen Magnetfeld richten sich die Kernspins entlang den Feldlinien dieses Magnetfelds in paralleler oder antiparalleler Richtung aus. Dabei weisen die Protonen wie ein torkelnder Kreisel eine Rotation um die Achse des Hauptmagnetfeldes auf, die **Präzession** (∎ Abb. 1). Die Frequenz dieser Bewegung wird **Präzessions-** oder **Larmor-Frequenz** genannt und verhält sich proportional zur Stärke des Magnetfeldes.

Durch das Einstrahlen von **elektrischen Hochfrequenz-wellen** der gleichen Frequenz ist eine Energieübertragung auf die Protonen **(Anregung)** möglich, welche die Präzessionsbewegungen synchronisiert. Nach Abschalten des Impulses kehren die Protonen in ihren Grundzustand zurück **(Relaxation)**, die zuvor aufgenommene Energie wird in Form eines magnetischen Impulses wieder abgegeben. Dieser kann gemessen und dargestellt werden. Dabei wird die Längsrelaxation mit einer Zeitkonstante T_1 (Spin-Gitter-Relaxationszeit) von der Querrelaxation mit einer Zeitkonstante T_2 (Spin-Spin-Relaxationszeit) unterschieden. Man spricht von **T_1-** oder **T_2-gewichteten Bildern**.

Bilderzeugung

Zur Erzeugung eines ausreichend großen und homogenen Magnetfelds wird ein supraleitender Magnet verwendet, der röhrenförmig aufgebaut ist und so den ganzen Patienten aufnehmen kann. Die Magnetfeldstärke der meisten in der medizinischen Diagnostik verwendeten Geräte liegt zwischen $1-1,5$ Tesla und ist damit um den Faktor 10^5 stärker als das Erdmagnetfeld. Zur Ortslokalisation sind **Gradienten-Spulen** im Inneren des Hauptmagneten angebracht, die das Magnetfeld in drei Ebenen modulieren (∎ Abb. 2).

Zur Signalerzeugung werden mobile **Hochfrequenz-Spulen** dicht an der zu untersuchenden Region (z. B. Kopf-Spule oder Knie-Spule) angebracht. Sie senden definierte hochfrequente Impulse in bestimmten **Sequenzen** aus. Dabei gibt es verschiedene Arten der Pulsfrequenz, z. B. Spin-Echo-Sequenzen, Turbospin-Echo-Sequenzen und Gradienten-Echo-(GE)-Sequenzen. Die Zeit zwischen zwei Anregungen definiert die **Repetitionszeit (TR)**. Die Zeit zwischen Impuls und Echosignal, das von derselben Spule registriert wird, heißt **Echozeit (TE)**. Die Daten können zu einem Bild in beliebiger Schichtführung (transversal, koronar, sagittal oder individuell gewählt schräg) dreidimensional rekonstruiert werden. Je nach Gewebe werden charakteristische Echosignale verschiedener Signalintensität detektiert.

> Signalreiche Gewebe erscheinen im MRT-Bild hell und werden „hyperintens" genannt. Signalarme Gewebe erscheinen dunkel und heißen „hypointens".

Die Signalintensität und damit auch den Bildkontrast bestimmen Sequenz, Sequenzparameter (TR und TE) und Gewebeparameter (Protonendichte, T_1, T_2).

> T_1-gewichtete Bilder sind durch kurze TR und TE charakterisiert. Fett erscheint hell, Wasser dunkel.
> T_2-gewichtete Bilder sind durch längere TR und TE charakterisiert. Wasser erscheint hell, Fett weniger hell (∎ Abb. 3).

∎ Tabelle 1 fasst die Signalintensitäten weiterer Strukturen zusammen.

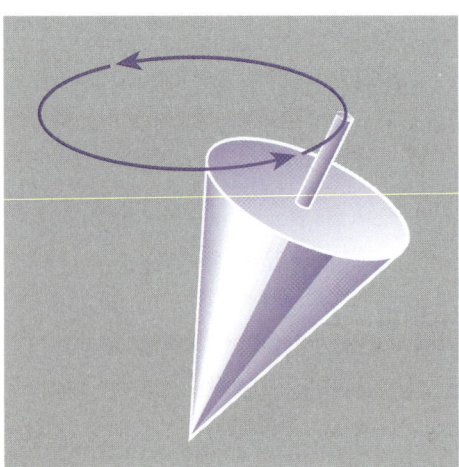

∎ Abb. 1: Präzession. Ein rotierender Kreisel beginnt zu taumeln, wenn er angestoßen wird. Dieselbe Art von Bewegung führen Protonen in einem starken Magnetfeld aus. [1]

Gewebe bzw. Befund	T_1-Wichtung	T_2-Wichtung
Liquor	Hypointens	Hyperintens
Weiße Hirnsubstanz	Hyperintens	Leicht hypointens
Graue Hirnsubstanz	Leicht hypointens	Leicht hyperintens
Leber	Hyperintens (zur Milz)	Hypointens (zur Milz)
Milz	Hypointens (zur Leber)	Hyperintens (zur Leber)
Niere	Hypointens	Hyperintens
Sehnen/Bänder normal	Hypointens	Hypointens
Frische Blutung	Isointens	Hyperintens
Ödem	Hypointens	Hyperintens
Kontrastmittel	Hyperintens	–

∎ Tab. 1: Signalintensitäten verschiedener Strukturen im MRT-Bild.

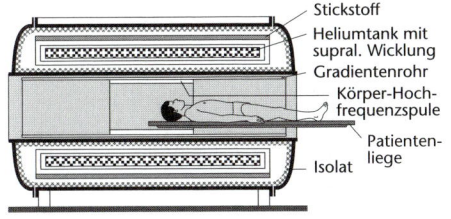

Stickstoff
Heliumtank mit
supral. Wicklung
Gradientenrohr
Körper-Hoch-
frequenzspule
Patienten-
liege
Isolat

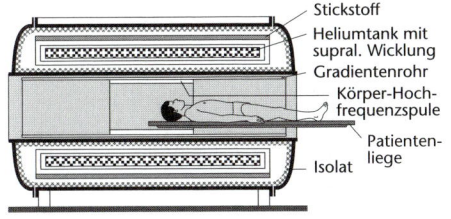 Abb. 2: Schematische Darstellung eines MR-Geräts. [1]

Kontrastmittel in der MRT

Zur Verbesserung der Diagnostik wird in der MRT **Gadolinium** als Kontrastmittel eingesetzt. Dabei handelt es sich um eine paramagnetische Substanz, die die T_1-Zeit der umliegenden Protonen konzentrationsabhängig verkürzt. Damit erscheinen Gadolinium-kontrastierte Regionen in der T_1-gewichteten Aufnahme signalreich. Da Gadolinium als Ion toxisch ist, wird es nur an ein Chelatmolekül gebunden i. v. appliziert. So führt es nur selten zu signifikanten Nebenwirkungen (v. a. allergischen Reaktionen) und wird renal ausgeschieden.
Spezielle Sequenzen ermöglichen eine MR-angiographische Darstellung von Gefäßen ohne den Einsatz von Kontrastmittel (■ Abb. 4).

Schwierigkeiten und Kontraindikationen

Nachteil der MRT ist die im Vergleich zur CT **lange Aufnahmezeit** von mehreren Minuten. Dabei kann es leicht zum Auftreten von Bewegungsartefakten kommen. Bei der Untersuchung der Extremitäten oder des Kopfes mag dies keine Rolle spielen, bei der Darstellung von Abdomen und Thorax (Atembewegung, Gefäßpulsation) ist es jedoch mitunter problematisch.
Außerdem ist zu bedenken, dass für manche Patienten die enge Röhre der MR-Geräte und das laute Betriebsgeräusch nur schwer oder gar nicht erträglich sind.
Während eine schädigende Nebenwirkung durch die Hochfrequenz- und Magnetfelder derzeit nicht bekannt ist, geht eine **Verletzungsgefahr** von großen magnetisierbaren Gegenständen aus, die durch das statische Magnetfeld mobilisiert und so zu einem Geschoss werden können. Daher dürfen keine metallischen Gegenstände (Infusionsständer etc.) in die Nähe eines MR-Geräts gebracht werden.
Aus demselben Grund gelten Herzschrittmacher, Innenohrimplantate und andere dislozierbare Metallteile im Körper des Patienten (Granatsplitter, einige Herzklappen etc.) als Kontraindikation für die MRT.

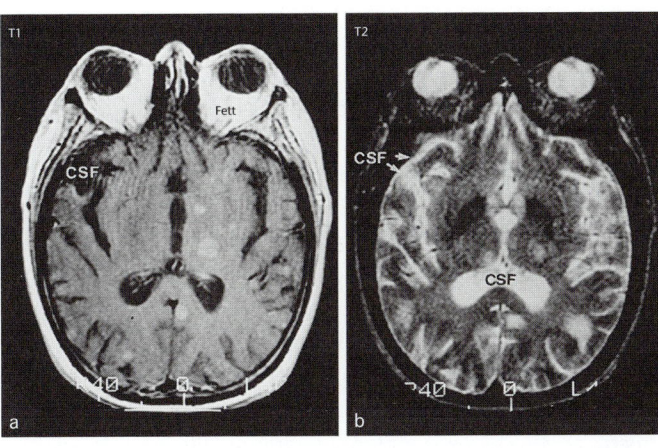

■ Abb. 3: MRT des Gehirns. a) Das T_1-gewichtete Bild zeigt Fett signalreich, Wasser (CSF = Liquor) signalarm. In fast allen MRT-Sequenzen gibt Knochen kein Signal. b) T_2-gewichtetes Bild: Fett ist signalarm, Wasser signalstark. [4]

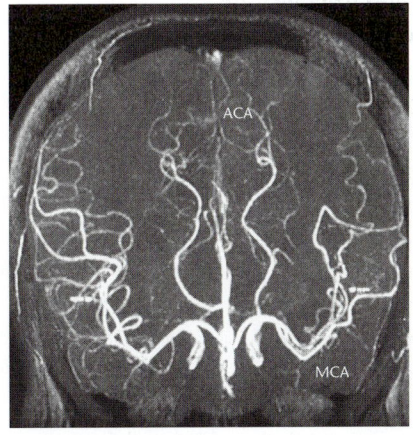

■ Abb. 4: MR-Angiographie. Der koronare Schnitt zeigt die Hirngefäße und wurde ohne Kontrastmittel angefertigt (ACA = A. cerebri anterior, MCA = A. cerebri media). [4]

Zusammenfassung

✖ Die Magnetresonanztomographie als Schnittbildverfahren beruht auf der Darstellung von Wasserstoffmolekülen: In einem starken Magnetfeld werden induzierte Signale erfasst und entsprechend ihrer Lokalisation zu zweidimensionalen Bildern rekonstruiert.

✖ Die MRT eignet sich wegen ihres hohen Weichteilkontrasts besonders zur Darstellung von Weichgewebe.

✖ Vorteile der MRT gegenüber der CT sind der Verzicht auf ionisierende Strahlung und die Möglichkeit der multiplanaren Schichtführung. Absolute Kontraindikationen sind Herzschrittmacher und Kochleaimplantate.

Sonographie

Die Ultraschalldiagnostik dient als Schnittbildverfahren der Darstellung von Größe, Form, Lage und Struktur von Körperorganen. Das kostengünstige und weit verbreitete Verfahren wird zur Diagnostik und Verlaufskontrolle verschiedenster Erkrankungen v. a. der Schilddrüse, des Abdomens und des Retroperitonealraums sowie in der Schwangerschaft eingesetzt.

Prinzip der Sonographie

Die Sonographie beruht auf der Aussendung von Ultraschallwellen in ein Gewebe und der Bestimmung von Stärke und Rückkehrzeit des Echos. Ultraschall sind hochfrequente Schallwellen oberhalb der menschlichen Wahrnehmungsgrenze (> 20 kHz), in der medizinischen Diagnostik wird ein Frequenzspektrum zwischen 1 und 15 MHz verwendet. Bei der Ausbreitung der Schallwellen im Gewebe werden diese durch verschiedene physikalische Phänomene moduliert. Wesentlich für die Entstehung des Bilds im Ultraschall sind:

▸ **Reflexion und Brechung:** Fällt die Schallwelle auf eine Grenzfläche zweier Materialien mit unterschiedlichen schallleitenden Eigenschaften, wird sie teilweise reflektiert und als Echo zurückgeworfen (Reflexion) und/oder ändert ihre Ausbreitungsrichtung (Brechung). Das Ausmaß von Reflexion und Brechung ist vom Sprung der Schallleitungsfähigkeit **(Impedanzsprung)** zwischen den Geweben abhängig. Je höher der Impedanzsprung, desto mehr wird reflektiert, desto größer das Echo. Wird der Schall an einer Grenzfläche vollständig reflektiert, resultiert eine dorsale Schallauslöschung. Besonders große Impedanzunterschiede finden sich zwischen Luft bzw. Knochen und den meisten anderen Geweben. Daher ist eine Untersuchung von Abdomenanteilen, die hinter luftgefüllten Darmabschnitten liegen, praktisch unmöglich.

▸ **Absorption:** Schallwellen werden im Gewebe absorbiert. Dabei hängt das Ausmaß der Dämpfung von der Frequenz der Schallwelle sowie der Beschaffenheit des Materials ab. Die Absorption ist im Wasser geringer als im Weichteilgewebe, im Knochen am höchsten. Hohe Schallfrequenzen werden stärker gedämpft als niedrigere und haben deshalb eine geringere Eindringtiefe.

Bildererzeugung

Zentrale Einheit des Ultraschallgeräts ist der Schallkopf (▸ Abb. 1). Er enthält Piezokristalle, die sich in einem Wechselspannungsfeld periodisch verformen und Schallwellen in das Gewebe aussenden, die sich dort ausbreiten. Die vom Gewebe reflektierten Schallwellen wiederum können den Kristall verformen, dies ist in Spannungsänderung messbar. So dient der Piezokristall in einer zeitlichen Rhythmik zunächst als Sender von mechanischen Schwingungen, anschließend als Empfänger des reflektierten Echos **(Puls-Echo-Methode)**. Die schallkopfregistrierten Echos werden elektronisch verarbeitet als Bild auf einem Monitor dargestellt.

Bildverarbeitung

Die Verarbeitung der Signale ist auf verschiedene Weise möglich:

▸ **A-Mode** (A = Amplitude): Eindimensionale Darstellung des Echos als Amplitude auf einer Zeitachse. Die Amplitudenhöhe entspricht der Echointensität, die Breite der Kurve der Tiefe des Entstehungsorts. Das Verfahren wird nur noch selten zur Echoenzephalographie und in der Sinusitisdiagnostik angewandt.

▸ **B-Mode** (B = Brightness): Hier wird das reflektierte Echo je nach Intensität als Punkt auf einer Graustufenskala zwischen weiß (hohes Echo) und schwarz (kein Echo) abgebildet. Auf dem Bildschirm ergeben die entsprechend ihrer Laufzeit im Gewebe verteilten Punkte

Befund	Echomuster
Zyste	Echofreie Struktur mit runder glatter Kontur und einer dorsalen Schallverstärkung
Konkrement (Galle, Niere)	Echoreich mit dorsalem Schallschatten
Luft	Echoreicher Kuppenreflex mit dorsalem Schallschatten
Aszites	Echofrei
Frischer Abszess	Echofrei
Älterer Abszess	Reflexreiches Binnenecho
Frisches Blut	Echoreich, inhomogen

▸ Tab. 1: Typische Echomuster in der Sonographie.

ein zweidimensionales Bild, das in einer Frequenz von 25–30/s wie ein Film wiedergegeben wird. So kann ein bewegtes Bild entstehen (Real-Time-Sonographie). B-Mode-Bilder sind heute das Standardverfahren.

▸ **M-Mode** (M = Motion): Das Echo einer einzelnen Bildzeile des B-Modes (konstanter Ort) wird auf einer Zeitachse aufgetragen. So lassen sich dynamische Prozesse wie Herzklappenbewegungen darstellen.

▸ **Doppler-Sonographie:** Bei diesem speziellen Verfahren werden Frequenzverschiebungen an bewegten Reflektoren (z. B. Erythrozyten) registriert. So können farblich kodiert Strömungsgeschwindigkeiten und -richtungen wie der Blutfluss in einem Gefäß dargestellt werden. Die **farbkodierte Duplexsonographie (FKDS)** ist ein kombiniertes Verfahren von bewegtem B-Bild und Doppler-Sonographie (▸ Abb. 4).

Untersuchung und Befund

Bei der Wahl der Frequenz muss der Untersucher einen Kompromiss zwischen erforderlicher Eindringtiefe und ausreichender Ortsauflösung finden.

▸ Abb. 1: Schallköpfe. Je nach Ausbreitungsrichtung der Schallwellen werden Konvexscanner mit einem gefächerten Abtastungsradius (links und Mitte) von Linearscannern (rechts) unterschieden. Letztere erzeugen ein rechteckiges Schallfeld und eignen sich besonders für oberflächennahe Strukturen. [5]

Je niedriger die Frequenz, desto höher die Eindringtiefe. Je höher die Frequenz, desto höher die Auflösung.

Ein typischer Schallkopf für die Abdomensonographie zur Beurteilung der tief liegenden Organe hat eine Frequenz von 3,5 MHz. Dagegen wird zur Bildgebung von oberflächlichen Strukturen wie der Schilddrüse eine höhere Frequenz, meist 7,5 MHz, gewählt. Die Grenzfläche Haut/Luft entspricht einem hohen Impedanzsprung. Damit es nicht schon an dieser Grenzfläche zu einer vollständigen Reflexion kommt, ist ein Ultraschallkontaktgel notwendig. Die zu untersuchende Struktur kann dann in verschiedenen Ebenen, also transversal, sagittal oder schräg, durchmustert werden.

Gewebe mit einer Vielzahl von Grenzflächen in der Struktur erscheinen im Bild echoreich, also hell. Organe mit weniger Impedanzsprüngen erscheinen dagegen echoarm, also dunkler. Beim Fehlen von Grenzflächen wie bei homogenen Flüssigkeiten stellt sich die Struktur in der Sonographie schwarz, also echofrei, dar (▮ Tab. 1).

Des Weiteren wird zwischen homogener und inhomogener Reflexverteilung (z. B. diffus oder herdförmig) unterschieden.
Bei einer nahezu totalen Absorption oder Reflexion der Ultraschallwellen in einer Struktur (z. B. Steine) kommt es

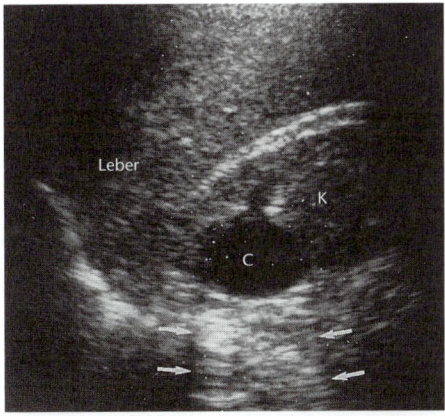

▮ Abb. 2: Nierenzyste. Der longitudinale Schnitt durch Leber und Niere (K) zeigt ein normales Parenchym der beiden Organe. Beachte die dorsal am Nierenoberpol liegende echofreie Zyste mit dorsaler Schallverstärkung (→). [4]

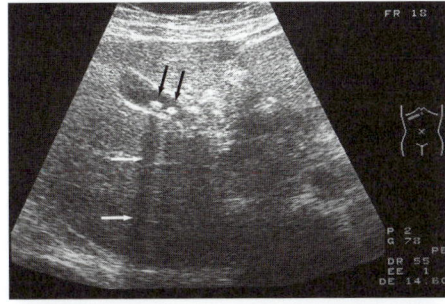

▮ Abb. 3: Konkrement in der Gallenblase. Die echoreichen Steine (↓↓) in der Gallenblase zeigen einen dorsalen Schallschatten (→). [1]

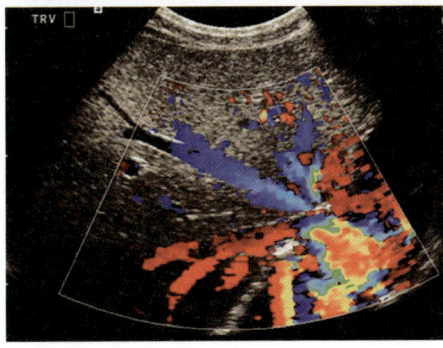

▮ Abb. 4: Duplexsonographische Darstellung der Lebervenen. Die rechten Lebervenen mit einer Blutflussrichtung zum Schallkopf sind rot dargestellt. Die linken und mittleren Lebervenen sind blau kodiert, sie führen Blut mit einer Flussrichtung vom Schallkopf weg. [5]

„hinter" der Struktur zu einer Schallauslöschung. Man spricht von einem dorsalen **Schallschatten** (▮ Abb. 3). Absorbiert eine Struktur weniger Schall als das benachbarte Gewebe (z. B. Flüssigkeit in einer Zyste), resultiert hinter der Struktur eine (relative) dorsale **Schallverstärkung** (▮ Abb. 2).

Zusammenfassung

✖ Sonographische Bilder entstehen durch Ultraschallwellen, die von einem Schallkopf in das Gewebe ausgesandt und dort in einer charakteristischen Weise reflektiert werden.

✖ Häufigstes Verfahren ist der B-Mode, der zweidimensionale, bewegte Bilder liefert. In Kombination mit einer Doppler-Sonographie können zusätzlich Flussrichtungen und -geschwindigkeiten von bewegten Reflektoren wie z. B. Blut bestimmt werden.

✖ Je nach Reflexmuster erscheinen echoreiche Strukturen hell, echoarme Strukturen dunkel und echofreie Strukturen schwarz.

B Spezieller Teil

Die konventionelle Thoraxaufnahme

Die konventionelle Röntgenaufnahme des Thorax ist die Basisuntersuchung bei Herz- und Lungenerkrankungen. Sie ist mit Abstand die häufigste Röntgenuntersuchung. Klassische Indikationen für eine Thoraxaufnahme sind:

▶ Alle symptomatischen Herz- und Lungenerkrankungen (Erstdiagnose und Verlaufskontrolle) sowie Ausschluss bzw. Nachweis einer Lungenbeteiligung anderer Erkrankungen (z. B. Lungenmetastasen).
▶ Screening-Untersuchungen und präoperative Statuserhebung.
▶ Lagekontrolle von Drainage, Kathetern und implantierten Aggregaten.

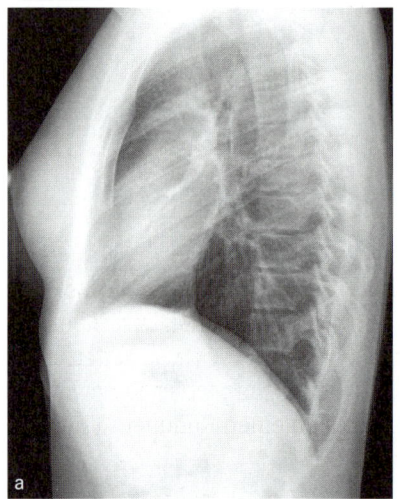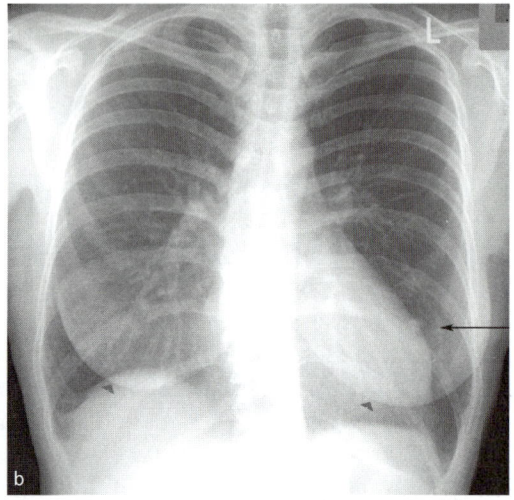

▮ Abb. 1: Thoraxaufnahme a. p. (a) und seitlich (b), Normalbefund. Beachte die symmetrischen Weichteilschatten der Mamma, die sich auf den Unterlappen projizieren (Pfeilspitzen). Der Pfeil markiert die orthograd getroffene Mamille. [1]

Methodik

Für die Übersichtsaufnahme wird Hartstrahltechnik (120–150 kV) angewandt, der Film-Fokus-Abstand sollte 2 m betragen. Die Hartstrahltechnik begünstigt bewusst die Darstellung von Weichteilen und nicht die der knöchernen Strukturen des Thorax.

> In der Regel werden Übersichtsaufnahmen in zwei Ebenen angefertigt.

▶ **Posterior-anteriorer Strahlengang** (p. a., Sagittalbild): Der Patient steht mit der Brust der Filmkassette zugewandt. Die Arme sind innenrotiert, um die Skapula aus dem Lungenfeld herauszudrehen.
▶ **Seitlicher Strahlengang** (R-L, Seitbild): Die Aufnahme wird links-seitlich angefertigt, d.h., die linke Thoraxwand liegt filmnah, die Arme sind über den Kopf angehoben (▮ Abb. 1).

Der p. a. Strahlengang bzw. die links-anliegende Aufnahme (und nicht a. p. bzw. rechts-anliegend) wird bevorzugt, um eine maßstabsgerechte Abbildung des im Thoraxraum links ventral liegenden Herzens zu ermöglichen: Durch die Divergenz des Strahlenbündels werden filmnahe Anteile in realer Größe, filmferne aber vergrößert dargestellt.
Die Aufnahmen werden in Atemstillstand bei maximaler Inspiration durchgeführt.

> Die Aufnahmen erfolgen bei Atemstillstand und maximaler Inspiration. Ausnahmen sind ein fraglicher Pneumothorax oder Ventilstenosen im Bronchialsystem. Hierbei wird die Aufnahme in Exspiration (Exspirationsaufnahme) angefertigt.

Zusatzaufnahmen zur konventionellen Thoraxaufnahme

A. p. Aufnahmen
Sog. Bettlungen werden am liegenden Patienten durchgeführt. Die Röntgenröhre wird über dem Bett platziert, die Filmkassette unter den Patienten geschoben.

Durch den geringeren Film-Fokus-Abstand und die Lagerung des Patienten im a. p. Strahlengang sind Bettlungen nur eingeschränkt beurteilbar. Es kommt zu einer scheinbaren, projektionsbedingten Vergrößerung des Herz- und Mediastinalschattens. Ferner stehen die Zwerchfellkuppen im Liegen höher, es kommt durch die veränderten hydrostatischen Verhältnisse zu verstärkter apikaler Lungengefäßzeichnung (▮ Abb. 3).

Schrägaufnahmen
Schrägaufnahmen werden heutzutage in der klassischen Röntgendiagnostik nur wenig verwendet, sie kommen jedoch bei der Durchleuchtung im Herzkatheterlabor zum Einsatz.
Bei der **RAO** (right anterior oblique, 1. schräger Durchmesser, Fechterstellung) steht der Patient um 60° zur Filmebene gedreht mit der rechten Schulter zum Film. Dies erlaubt eine gute Beurteilung des linken Vorhofs.
Bei der **LAO** (left anterior oblique, 2. schräger Durchmesser, Boxerstellung)

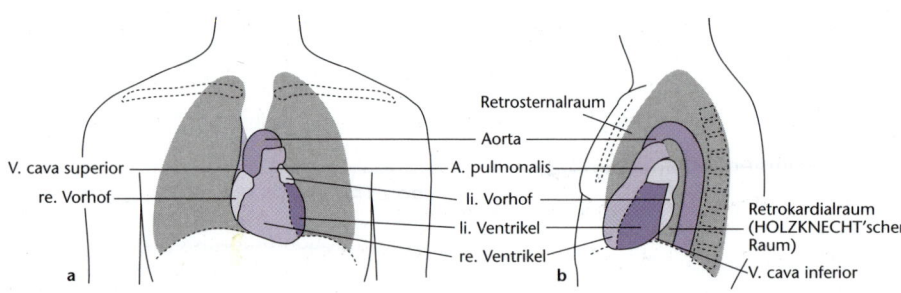

▮ Abb. 2: Herzkontur in der Thoraxübersichtsaufnahme (Schema). a) P. a. Aufnahme. b) Seitbild. [1]

P.a.-Aufnahme	Rechts		Links
	V. cava superior, Aorta ascendens, rechter Vorhof, V. cava inferior		Aortenbogen und Aorta descendens, A. pulmonalis, linker Vorhof, linker Ventrikel
Seitaufnahme	Ventral		Dorsal
	Aorta ascendens, Truncus pulmonalis, rechter Ventrikel		Aa. pulmonales, Aorta descendens, linker Vorhof, linker Ventrikel, V. cava inferior

▮ Tab. 1: Randbildende Strukturen des Herzschattens.

ist der Patient ebenfalls um 60° gedreht, diesmal ist die linke Schulter dem Film zugewandt. In dieser Position kann der linke Ventrikel gut beurteilt werden.

Beurteilung der Thoraxübersichtsaufnahme

Um keine auffälligen Befunde zu übersehen, muss jeder Abschnitt des Röntgenbildes sorgfältig gemustert werden. Dabei sollte man sich eine Grundsystematik angewöhnen, z. B. von außen nach innen. Folgende Kriterien sind zu beachten:

▶ **Position des Patienten:** Die korrekte Position ist am beidseitig gleichen Abstand der Sternoklavikulargelenke zu den Dornfortsätzen der Wirbelsäule erkennbar.
▶ **Belichtung:** Die Wirbelsäule sollte gerade durch den Herzschatten sichtbar sein. Eine Unterbelichtung betont die Lungengefäße, es kann aber nicht mehr „hinter" Herz und Zwerchfell gesehen werden. Eine Überbelichtung führt zu einer vorgetäuschten Transparenzerhöhung der Lunge.
▶ **Inspirationstiefe:** Die Zwerchfellkuppe sollte auf Höhe des dorsalen Anteils der zehnten Rippe stehen. Bei ungenügender Inspiration erscheint das gestauchte Herz vergrößert, die basalen Lungenabschnitte sind nicht einsehbar.

▶ **Periphere Weichteile:** Abdomen, Hals und Weichteilmantel des Thorax. Beachte, dass der Mammaschatten als Lungenverschattung fehlgedeutet wird und Mamillen einen Rundherd vortäuschen können.
▶ **Skelett:** In Hartstrahltechnik stellen sich knöcherne Strukturen, besonders die Rippen, nur kontrastarm dar. Dennoch muss auf Alterationen der Wirbelsäule (soweit abgebildet), Rippen (dorsaler Anteil verläuft horizontal, ventraler Anteil verläuft nach medial unten), Klavikula und Skapula geachtet werden. Für besondere Fragestellungen des knöchernen Thorax wie der Suche nach Rippenfrakturen werden spezielle Aufnahmen in Weichstrahltechnik angefertigt.
▶ **Zwerchfell:** nach kranial abgrenzbar? Zwerchfellstand? Seitendifferenzen? Freie abdominelle Luft als subphrenische Sichel sichtbar?
▶ **Pleura:** normalerweise nicht erkennbar; allseitig anliegend? Verdickungen? Läuft der Sinus phrenicocostalis nach kaudal spitzwinklig aus?
▶ **Lunge:** seitengleich strahlentransparent? Verschattungen oder Rundherde? Kaliber der Lungengefäße?
▶ **Hili:** Form? Größe? Stand?
▶ **Mediastinum:** Breite? Kontur? Trachea verlagert oder imprimiert?
▶ **Herz und große Gefäße:** Form? Lage? Größe? Verkalkungen?

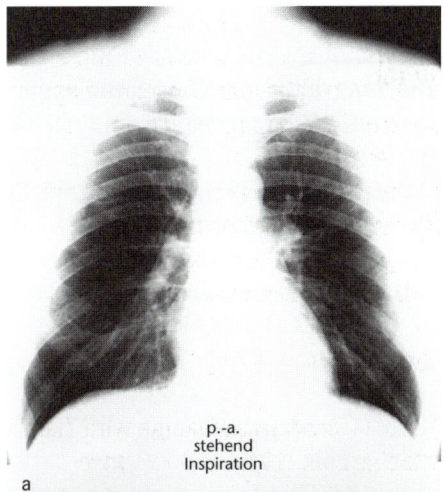

p.-a.
stehend
Inspiration

a

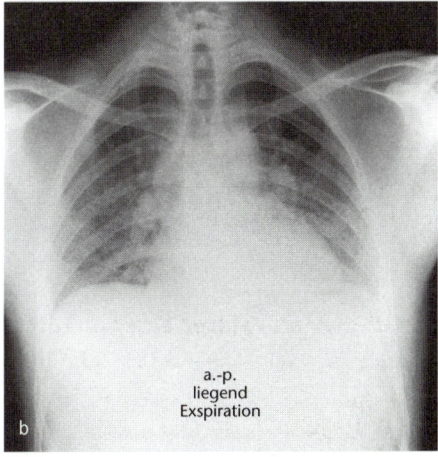

a.-p.
liegend
Exspiration

b

▮ Abb. 3: Verschiedene Techniken der Thoraxaufnahme im Vergleich. a) Normalbefund einer p. a. Aufnahme im Stehen. b) Zweite Aufnahme desselben Patienten im Liegen (a. p.) und in Exspiration: Durch Summationseffekte von Lagerung, Projektion und Atmung ist der Herzschatten nun verbreitert und es zeigt sich eine starke Lungengefäßzeichnung. Dies könnte als Zeichen einer Herzinsuffizienz fehlgedeutet werden. [4]

Zusammenfassung

✖ Die Thoraxübersichtsaufnahme in zwei Ebenen ist eine Basisuntersuchung zur Darstellung von Herz, Lunge und mediastinalen Strukturen. Es werden ein posterior-anteriorer und ein seitlicher Strahlengang verwendet.

✖ Die Röntgenaufnahme erfolgt bei tiefer Inspiration mit einem Film-Fokus-Abstand von 2 m in Hartstrahltechnik (120 – 150 kV bei 5 mAs).

✖ Um nichts zu übersehen, muss das Bild systematisch befundet werden.

Das Herz in der Bildgebung

Herz und Gefäße im Normalbefund (Rö.-Thorax)

Der Schatten von **Herz** und Gefäßen imponiert im Röntgenbild als homogene Fläche im Mediastinalraum. Lage und randbildende Strukturen fassen ■ Abbildung 2 und ■ Tabelle 1 (s. S. 18|19) zusammen.

Die p. a. Aufnahme ermöglicht eine Bestimmung der Herzgröße anhand des Transversaldurchmessers. Beim stehenden Patienten in tiefer Inspiration sollte die Herzbreite, gemessen an der größten Ausladung des Herzschattens rechts und links von der Mittellinie, höchstens halb so groß wie der Thoraxdurchmesser sein (Herz-Thorax-Quotient, CT-Quotient < 0,5, ■ Abb. 1).

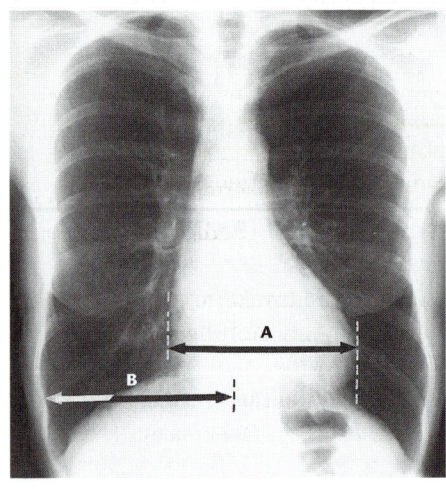

■ Abb. 1: Vermessung der Herzgröße. Der Transversaldurchmesser eines normal großen Herzens (A) sollte die halbe Breite des Thorax (B) nicht überschreiten. [4]

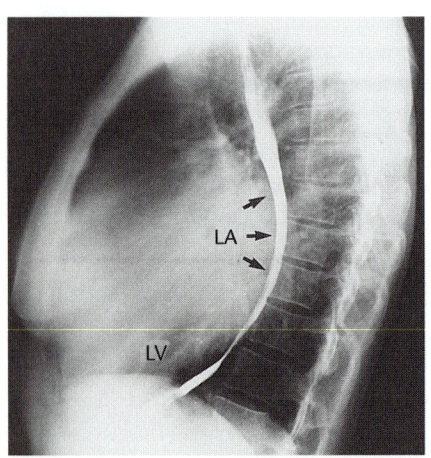

■ Abb. 2: Verkleinerung des Retrokardialraums. In der Seitaufnahme ist ein vergrößerter linker Vorhof zu erkennen, der die mit Barium kontrastierte Speiseröhre nach dorsal abdrängt. Dies könnte Zeichen einer Mitralstenose sein. [4]

Ein CT-Quotient > 0,5 ist ein Zeichen für eine pathologische Herzvergrößerung.

Auf Seitbildern kann der Herztiefendurchmesser bestimmt werden. Zur besseren Differenzierung der dorsalen Herzkontur kann der Ösophagus mittels Barium kontrastiert werden (Ösophagus-Breischluck). Den Retrosternalraum begrenzen in der Seitaufnahme vordere Herzwand und Thoraxwand bzw. Sternum. Der Retrokardialraum ist durch die hintere Herzwand und die Wirbelsäule definiert (■ Abb. 2).

Eine Verkleinerung des Retrosternalraums weist auf eine Vergrößerung des rechten Ventrikels hin. Eine Verkleinerung des Retrokardialraums wird meist durch eine Vergrößerung des linken Ventrikels oder des linken Vorhofs hervorgerufen.

Das **Perikard** ist normalerweise im Röntgenbild vom übrigen Herzschatten nicht abzugrenzen. Schalige, röntgendichte Verkalkungen des Herzschattens können Hinweise auf verkalkte Perikardschwielen sein, wie sie bei einer Pericarditis constrictiva (Panzerherz) vorkommen.
Die **Aorta** ist bei älteren Patienten häufig dilatiert und elongiert. Der Abstand des Aortenbogens zur linken Klavikula ist dann verringert.
Hat das Gefäßlumen einen Durchmesser > 4 cm, spricht man von einer Aortendilatation, größere Erweiterungen weisen auf ein Aortenaneurysma hin.

Weitere bildgebende Verfahren

Echokardiographie und **Herzkatheter mit Koronarangiographie** sind sehr wichtige und etablierte bildgebende Standarduntersuchungsverfahren, die überwiegend von Kardiologen angewandt werden.

CT/MRT

Voraussetzung für eine Herzdiagnostik mittels Schnittbildgebung ist eine EKG-Synchronisation (EKG-Triggerung) der Bildakquisition. Dabei werden die

Aufnahmen nur während definierter Phasen des Herzzyklus erstellt.
Native **CT-Aufnahmen** eignen sich zur Erfassung von Verkalkungen in Peri- und Myokard bzw. einer Koronarkalkquantifizierung. Kontrastmittelverstärkt kann die Morphologie von Herz, Perikard und großen Gefäßen beurteilt werden. Häufigste Indikation zur computertomographischen Untersuchung des Herzens sind kardiale und perikardiale Tumoren (■ Abb. 3 und 4).
Die CT-Koronarangiographie hat sich in den letzten Jahren rasch fortentwickelt und könnte die Katheterangiographie bei rein diagnostischen Fragestellungen ablösen.

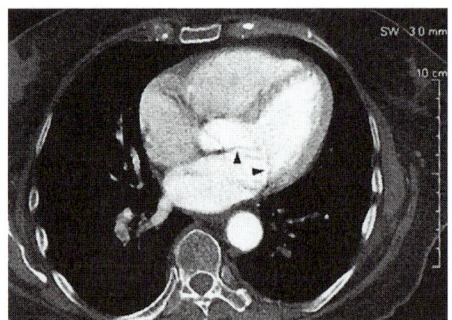

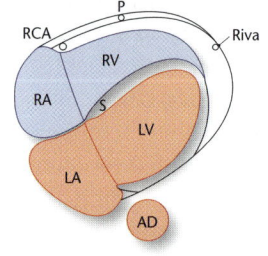

■ Abb. 3: CT-Darstellung aller vier Herzkammern (KM-verstärkter, axialer Schnitt). [3]

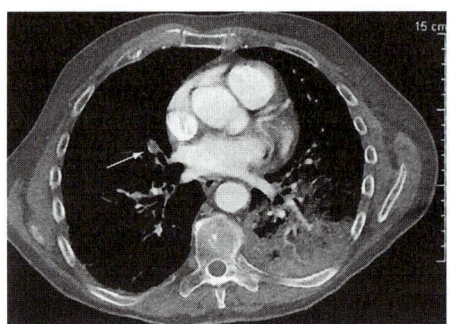

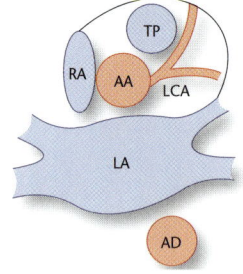

■ Abb. 4: CT-Darstellung des Herzens auf Höhe des linken Vorhofs (KM-verstärkter, axialer Schnitt). [3]

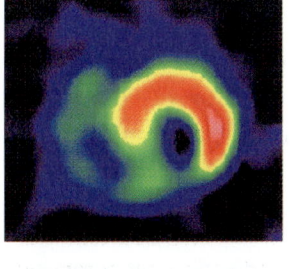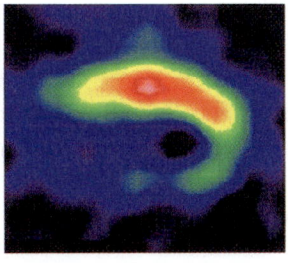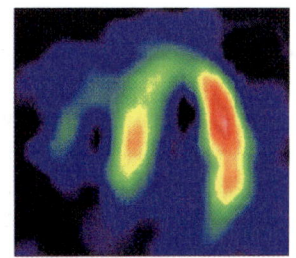
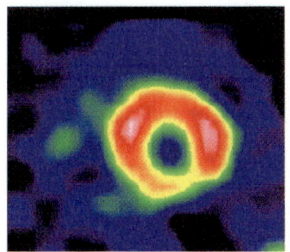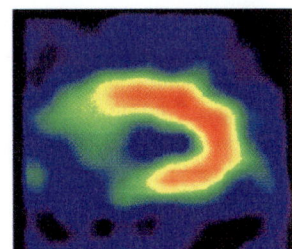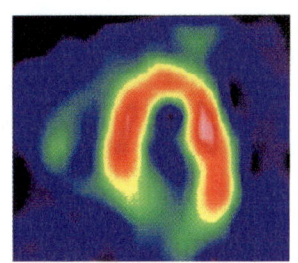

▌ Abb. 5: Myokardszintigramm mit ^{201}Thallium-Chlorid. Dargestellt sind Kurzachsenschnitte (1. Spalte), vertikale (2. Spalte) und horizontale (3. Spalte) Längsachsenschnitte. Bei Belastung (obere Reihe) ist die Myokardperfusion entsprechend der Tracer-Aufnahme in der Hinterwand stark reduziert. Dies ist beweisend für ischämisches Geschehen. In Ruhe (untere Reihe) findet sich ein Normalbefund. [1]

Auch die **MRT** ermöglicht eine Darstellung der Herzmorphologie. Sie eignet sich zur Diagnostik von muralen und intrakardialen Raumforderungen sowie von myo- und perikardialen Erkrankungen. Kongenitale Herzfehler können nachgewiesen und beurteilt werden. Darüber hinaus ist eine Funktions- und Flussdiagnostik zur Beurteilung der Kontraktilität des Herzens und der Myokardperfusion möglich. Eine absolute Kontraindikation zur MRT ist ein Herzschrittmacher!

Herzszintigraphie

Die nuklearmedizinische Untersuchung des Herzens mittels **Emissionscomputertomographie** wird zur nicht-invasiven Darstellung und Beurteilung von Funktion und Stoffwechsel des Herzens eingesetzt. Dabei wird die Aktivitätsverteilung der Radionuklide in Ruhe bzw. Belastung dokumentiert und schichtweise dargestellt (▌ Abb. 5). Dies ermöglicht eine Aussage bezüglich folgender Faktoren:

▶ **Perfusionsverhältnisse:** ^{201}Thallium-Chlorid und ^{99m}Technetium-MIBI reichern sich als Tracer im durchbluteten Myokard an. So kann vital perfundiertes von nekrotisch infarziertem Myokard-gewebe differenziert werden. Hauptindikation sind koronare Herzerkrankungen.

▶ **Ventrikelfunktion:** Nach i. v. Applikation von ^{99m}Technetium-markierten Erythrozyten oder Albumin werden die Herzkammern in ihrer Bewegung durch die radioaktiv markierten Herzbinnenräume dargestellt (**Radioventrikulographie**). Dabei können linksventrikuläre Ejektionsfraktion, regionale Wandbewegungsstörungen und Herzklappenfehler beurteilt werden.

▶ **Myokardvitalität:** Zur Beurteilung der Vitalität des Myokards wird ^{18}Fluorodesoxyglucose (^{18}FDG) verwendet. Die Anreicherung des Tracers entspricht der Glukosestoffwechselaktivität des Muskelgewebes.

Zusammenfassung

✖ Die p. a. Aufnahme ermöglicht primär eine Beurteilung der Herzgröße. Dabei sollte der CT-Quotient < 0,5 sein. In der Seitaufnahme kann der Tiefendurchmesser des Herzens bestimmt werden.

✖ Die CT eignet sich nativ zur Erfassung von Koronarverkalkungen, nach i. v. KM-Gabe kann die Morphologie von Herz, Perikard und großen Gefäßen dargestellt werden.

✖ Zusätzlich zur morphologischen Darstellung des Herzens ermöglicht die MRT eine Funktionsdiagnostik.

✖ Mittels nuklearmedizinischer Verfahren kann eine Aussage bezüglich Perfusion und Vitalität des Myokards sowie der Ventrikelfunktion gemacht werden.

Der vergrößerte Herzschatten

Neben einer globalen Vergrößerung des Herzens können sich auch einzelne Herzhöhlen in typischer Weise entsprechend ihrer räumlichen Anordnung ausdehnen. Volumenbelastungen führen zu einer Dilatation einer Herzkavität und damit zu fassbaren Form- und Größenänderungen im Röntgenbild. Druckbelastungen dagegen verursachen eine Myokardhypertrophie, die bei isoliertem Auftreten im konventionellen Röntgenbild praktisch nicht erkennbar ist.

> Da Dilatation und Herzhypertrophie meist gepaart auftreten und eine Unterscheidung im Röntgenbild allein nicht möglich ist, spricht man von einer „Vergrößerung" des Herzens (Kardiomegalie) oder einer Herzhöhle.

Differenzialdiagnostische Überlegungen sollten sich nicht allein auf die Beurteilung von Form und Größe des Herzens stützen. Gleichzeitige Veränderungen von Aorta und Lungengefäßen sind oft ausschlaggebende Befunde.

Globalvergrößerung des Herzens

Bei einer globalen Vergrößerung des Herzens findet sich ein zu allen Seiten vergrößerter Herzschatten. Ein Maß der Vergrößerung ist der Herz-Thorax-Quotient (CT-Quotient), der im Normalfall unter 0,5 liegen sollte. Ursächlich können Kardiomyopathien, globale Herzinsuffizienz oder ein Perikarderguss sein.

Vergrößerung der rechtsseitigen Herzhöhlen

	Röntgen (▮ Abb. 1)	Vorkommen
Rechter Vorhof	**P. a. Bild** ▶ Nach rechts konvexe Verlagerung der Herzkontur ▶ Evtl. verbreiterter Schatten der Hohlvenen, tritt nur selten isoliert auf, schwer zu beurteilen	Trikuspidalklappenfehler, ASD mit Links-rechts-Shunt, sekundäre Vergrößerung bei Rechtsherzinsuffizienz oder Pulmonalstenose
Rechter Ventrikel	**P. a. Bild** ▶ Rechter Ventrikel wird links randbildend mit Anhebung der Herzspitze **Seitbild** ▶ Einengung des Retrosternalraums	Cor pulmonale, Pulmonalstenose, Trikuspidalatresie, Fallot-Tetralogie, Herzfehler mit Links-rechts-Shunt

▮ Tab. 1: Vergrößerung der rechten Herzkavitäten.

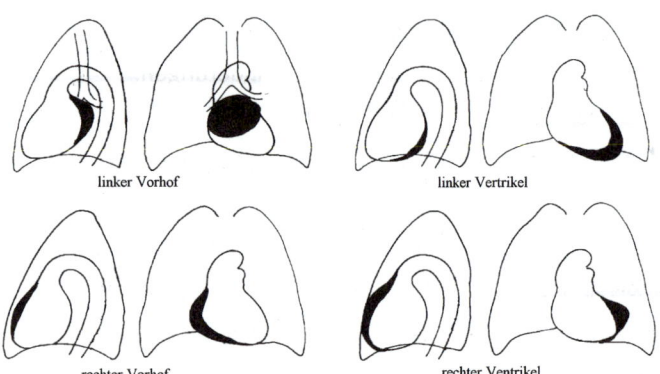

linker Vorhof · linker Vertrikel · rechter Vorhof · rechter Ventrikel

▮ Abb. 1: Vergrößerung einzelner Herzkammern. [2]

Vergrößerung der linksseitigen Herzhöhlen

	Röntgen (▮ Abb. 1)	Vorkommen
Linker Vorhof	**P. a. Bild** Vergrößerung nach: ▶ Links lateral mit prominentem linkem Herzohr ▶ Rechts lateral mit Doppelkontur am rechten Herzrand ▶ Kranial: Spreizung der Trachealbifurkation > 90° **Seitbild** ▶ Einengung des Retrokardialraums ▶ Dorsalverlagerung des Ösophagus (Bariumbreischluck)	Mitralklappenfehler, ASD, VSD, offener Ductus Botalli, Tumoren des linken Vorhofs
Linker Ventrikel	**P. a. Bild** Aortal konfiguriertes Herz: ▶ Herzspitze nach links lateral und kaudal ausladend ▶ Links betonte Zunahme des Transversaldurchmessers ▶ Vermehrt gerundete linke Herzkontur **Seitbild** ▶ Einengung des Retrokardialraums und Verlagerung des Ösophagus nach dorsal	Linksherzinsuffizienz, chronische arterielle Hypertonie, Aortenklappenfehler, Mitralklappeninsuffizienz, Kardiomyopathie, Sportlerherz, Aortenisthmusstenose

▮ Tab. 2: Vergrößerung der linken Herzkavitäten.

Herzinsuffizienz

Der klinische Syndrombegriff „Herzinsuffizienz" beschreibt die Unfähigkeit des Herzens, das vom Organismus benötigte Herzzeitvolumen trotz ausreichenden venösen Blutangebots und ausreichender Füllungsdrücke zu fördern. Wichtigste Ursachen sind KHK, arterielle Hypertonie und Klappenfehler. Es wird zwischen Links- und Rechtsherzinsuffizienz unterschieden. Bei globaler Herzinsuffizienz besteht eine allseitige Vergrößerung des Herzens.

Linksherzinsuffizienz

Radiologische Veränderungen in der **Thoraxübersichtsaufnahme** sind (▮ Abb. 2):

▶ **Größenzunahme:** Es findet sich ein links verbreitertes Herz mit einem CT-Quotient über 0,5. Meist fällt in der p. a. Aufnahme eine sog. Holzschuhform (oder aortale Konfiguration) auf. Im Seitbild zeigt sich eine Zunahme des Herztiefendurchmessers, der Retrokardialraum ist eingeengt.

▶ **Pulmonale Stauungszeichen:** Bei Rückwärtsversagen mit Stauung vor dem linken Ventrikel finden sich pulmonale Stauungszeichen. Dazu gehören vergrößerte Hili, unscharfe Gefäßzeichnung, dilatierte Lungenoberlappenvenen, Kerley-A- und -B-Linien, Bronchialwandverdickung mit peribronchialer Manschette und evtl. ein bevorzugt rechtsseitig lokalisierter Pleuraerguss.

> Allgemein gilt, dass es keine feste Beziehung zwischen dem Grad der Vergrößerung und der Leistungsfähigkeit des Herzens gibt. Nicht jedes auf dem Röntgenbild vergrößerte Herz ist insuffizient, ein normal großes Herz schließt eine Insuffizienz nicht aus.

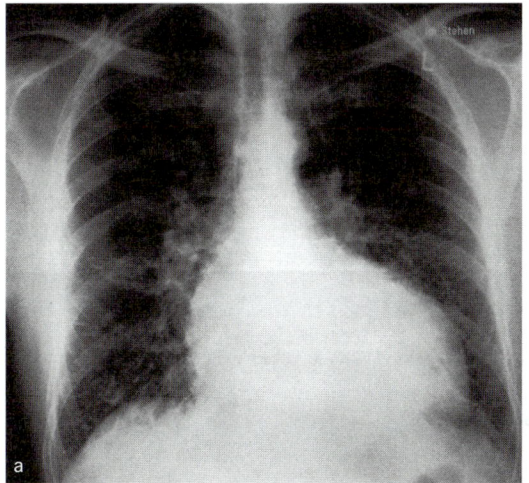

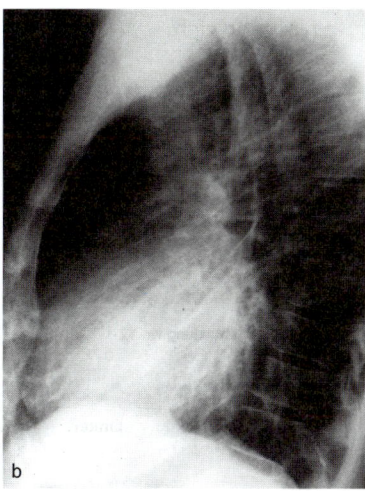

Abb. 2: Linksherzinsuffizienz. Beachte die nach links verbreiterte Herzsilhouette als Ausdruck einer linksventrikulären Dilatation (Holzschuhform), in der Seitaufnahme ist der Retrokardialraum verkleinert. Als Zeichen der Lungenstauung finden sich eine unscharfe Gefäßzeichnung der Hili und angedeutete Kerley-B-Linien. [2]

Rechtsherzinsuffizienz

Die Diagnose einer Rechtsherzinsuffizienz ist im **Röntgenbild** unsicherer als die der Linksherzinsuffizienz. In der p. a. Aufnahme fällt eine rechtsatriale Herzvergrößerung auf, das mediastinale Gefäßband rechts der Trachea, bestehend aus V. cava superior und V. azygos, ist verbreitert. Es können sich basale Pleuraergüsse, aber keine Zeichen einer Lungenstauung finden.

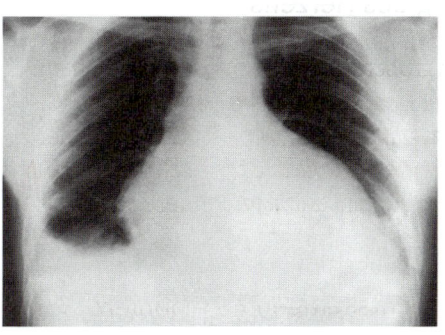

Abb. 3: Perikarderguss. In der p. a. Aufnahme ist das Herz zu beiden Seiten vergrößert (Bocksbeutelform). Zudem finden sich beidseitig Pleuraergüsse (re > li). [2]

Perikarderguss

Übersteigt das Volumen der Perikardflüssigkeit die physiologische Mengenmarke von 50 ml, spricht man von einem Perikarderguss. Mögliche Ursache ist eine exsudative Perikarditis. In der konventionellen **Röntgenaufnahme** sind erst größere Ergussvolumina von über 200–300 ml fassbar. Dabei bekommt das vergrößerte Herz eine kugelige, dreieckige oder bocksbeutelartige Form, die normale Gliederung der Herzsilhouette geht verloren (Abb. 3). Vor allem in der **Sonographie**, aber auch in der **Schnittbildgebung** sind kleinere Ergussmengen (> 50 ml) nachweisbar.

Zusammenfassung

✖ Vergrößerungen des gesamten Herzens oder einer Herzkavität sind in der Thoraxübersichtsaufnahme nachzuweisen. Je nach betroffener Herzhöhle kommt es zu charakteristischen Größen- und Formveränderungen.

✖ Charakteristische Zeichen einer linksventrikulären Herzinsuffizienz sind eine aortale Herzkonfiguration (Holzschuhform) und pulmonale Stauungszeichen.

✖ Das konventionelle Röntgenbild kann einen Perikarderguss bei Volumina > 200–300 ml nachweisen. Das Herz bekommt eine bocksbeutelartige Form. Die Sonographie ist beim Nachweis eines Perikardergusses dem Röntgenbild deutlich überlegen.

Erworbene Herzklappenfehler

Häufige Ursachen für erworbene Herz-klappenfehler sind rheumatisches Fieber und bakterielle Endokarditiden.

Sind mehrere Klappen gleichzeitig ge-schädigt, spricht man von multivalvären Vitien. Typische Kombinationen sind Trikuspidal- und Mitralklappenfehler (mit oder ohne Aortenbeteiligung) bzw. Mitral- und Aortenfehler.

Das **Röntgenthoraxbild** ermöglicht eine Einschätzung der Beteiligung von Herzhöhlen und Aorta sowie einer mög-lichen Belastung des Lungenkreislaufs. Treten Stenose und Insuffizienz einer Klappe zusammen auf, finden sich Mischbilder der Röntgenbefunde. Man spricht dann von einem **kombinierten Klappenvitium**.
Der direkte bildgebende Nachweis der Vitien dagegen ist eine Domäne von **Echokardiographie** und **Herzka-theter**.

Aortenstenose

Durch Einengung der Öffnungsfläche der Aortenklappen entsteht eine Druck-belastung des linken Ventrikels mit kon-zentrischer Hypertrophie und Koronar-insuffizienz.
In der Frühphase spielt das konventio-nelle **Röntgenbild** eine untergeordnete Rolle. Erst im fortgeschrittenen Stadi-um, mit zunehmender Dilatation des linken Ventrikels, kommt es zu einer linksbetonten Vergrößerung des Trans-versaldurchmessers und einer Abrun-dung der Herzspitze (aortale Konfi-guration). Charakteristisch ist ein pro-minenter Aortenbogen infolge einer poststenotischen Dilatation. Mitunter sind Verkalkungen der Klappe sichtbar.

Aorteninsuffizienz

Bei insuffizientem Schluss der Aorten-klappe kommt es zum diastolischen Blutrückfluss aus der Aorta und damit verbunden zu einer Volumenbelastung des linken Ventrikels.
Zunächst ist das p. a. **Röntgenbild** lange unverändert, erst bei Dilatation des linken Ventrikels wird das Bild eines „Holzschuhherzens" mit einer

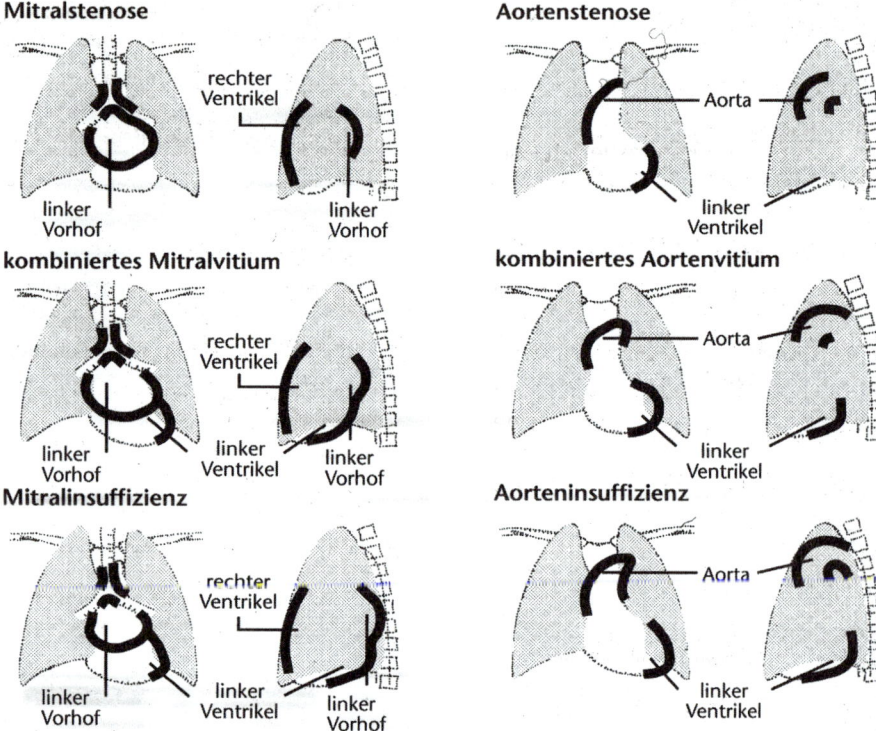

Abb. 1: Schematische Darstellung der Herzveränderungen im Röntgenbild bei Klappenfehlern. [2]

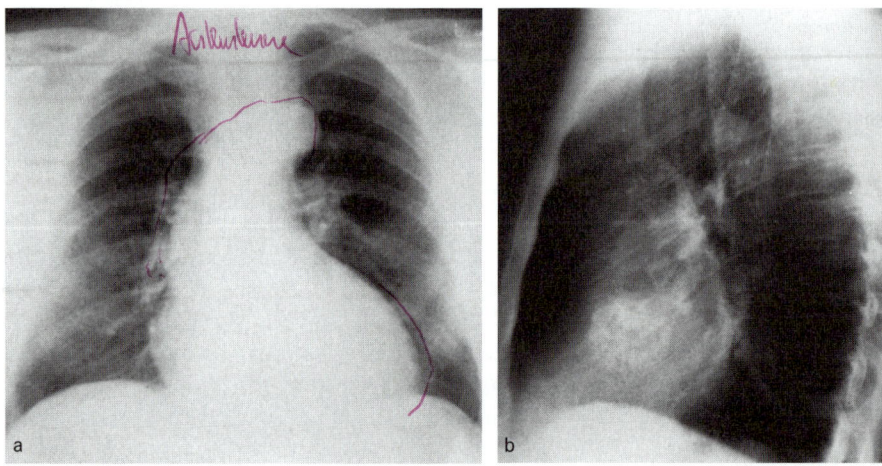

Abb. 2: Aortalkonfiguriertes Herz. a) In der a. p. Aufnahme finden sich Linksverbreiterung der Herz-silhouette, abgerundete Herzspitze und Dilatation der Aorta ascendens. b) Beachte im Seitbild den ein-geengten Retrosternalraum und Verkalkungen in Projektion auf die Aortenklappe. Dies spricht für eine Aortenstenose. Die sklerotische Aorta ist elongiert. [2]

ausgeprägten Herztaille sichtbar. Der Retrokardialraum ist im Seitbild einge-engt. Mit zunehmendem Schweregrad kommt es zu Dilatation und Elongation der volumenbelasteten Aorta ascendens und Aortenbogen.

Mitralklappenstenose

Die Mitralklappenstenose ist der häufigs-te erworbene Herzklappenfehler. Durch die verengte Klappenöffnungsfläche ist

der diastolische Bluteinstrom in den linken Ventrikel erschwert und führt zu Druckbelastungen des linken Vorhofs und des Lungenkreislaufs. Der Druckan-stieg im linken Vorhof verursacht eine Hypertrophie und Dilatation der Kavität. Im **p. a. Thoraxübersichtsbild** zeigt sich dies in einer Anhebung und Sprei-zung der Trachealbifurkation über 90°. Der rechte Rand des linken Vorhofs er-scheint als Doppelkontur im Schatten des rechten Vorhofs (sog. Kernschatten) und kann sogar rechtsseitig randbildend werden. Linksseitig ist die Herztaille verstrichen.

Im **Seitbild** verdrängt der dilatierte Vorhof den bariumkontrastierten Ösophagus. Der linke Ventrikel hat dagegen eine normale Größe, kann sogar infolge des verringerten Blutzuflusses etwas verkleinert sein. Des Weiteren finden sich Zeichen einer Lungenstauung, die mit dem Ausmaß der Stenose korrelieren. Bei längerem Bestehen der Stenose entwickelt sich eine Lungenhämosiderose, die mit zahlreichen Fleckschatten bevorzugt im Mittel- und Unterfeld imponiert.

Mitralklappeninsuffizienz

Durch Schlussunfähigkeit der Mitralklappe kommt es zu einem Rückfluss von Blut aus dem linken Ventrikel in den Vorhof. Dieses Pendelvolumen führt zu Volumenbelastung des linken Atriums und Ventrikels.

Mit zunehmendem Schweregrad der Insuffizienz findet sich in der **p.a. Thoraxübersichtsaufnahme** ein erweiterter linker Vorhof, der die Herzbucht zunehmend ausfüllt und rechtsseitig zu einer Doppelkontur im Schatten des rechten Vorhofs führt. Die Karina ist über das physiologische Maß gespreizt. Durch die zusätzliche Dilatation des linken Ventrikels findet sich eine Linksverbreiterung des Herzschattens.

Im **Seitbild** ist der Ösophagus auf Vorhof- und Ventrikelebene nach dorsal verdrängt, der Retrokardialraum eingeengt. Bei Fortleitung der linksventrikulären systolischen Druckwelle bis in die Lunge kommt es zu Lungenstauung mit konsekutiver pulmonaler Hypertonie und Hypertrophie des rechten Ventrikels. Im Röntgenbild imponieren dann ein prominentes Pulmonalissegment und ein vergrößerter rechter Ventrikel.

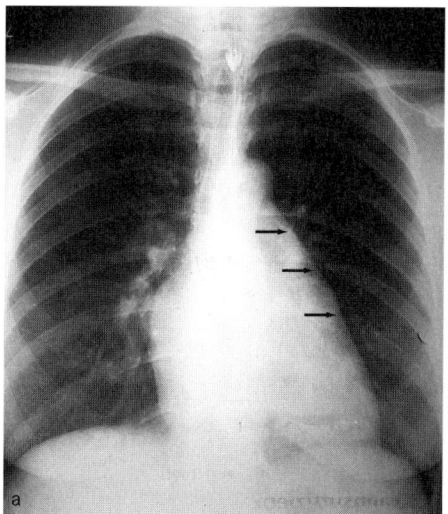 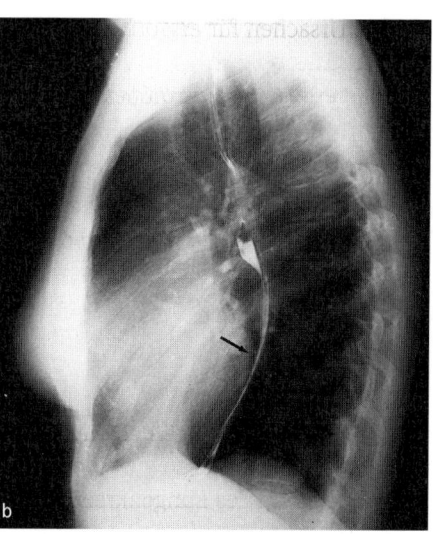

■ Abb. 3: Mitralklappenstenose. a) Das prominente linke Atrium (LA) füllt in der p. a. Aufnahme die Herzbucht, damit ist die Herztaille verstrichen (→). Beachte, dass der linke Ventrikel normal groß ist (wichtiges differenzialdiagnostisches Kriterium zur Mitralinsuffizienz). b) Seitlich ist der kontrastmittelgefüllte Ösophagus in Vorhofebene nach dorsal verlagert (→), der Retrokardialraum eingeengt. [1]

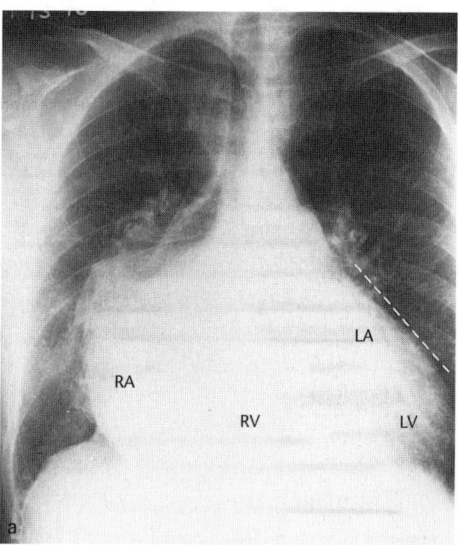 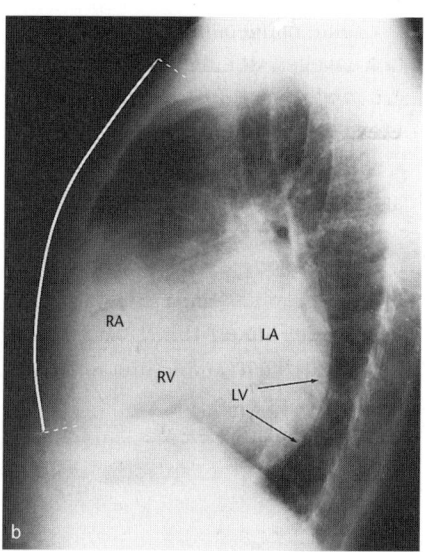

■ Abb. 4: Kombinierte Mitral- und Trikuspidalklappeninsuffizienz. In der p. a. Aufnahme sind infolge der Mitralinsuffizienz linker Vorhof (LV) und linker Ventrikel (LA) stark vergrößert. Auch die rechte Seite ist dilatiert, besonders der rechte Vorhof (RA), der den rechten Herzrand vorwölbt. b) In der Seitaufnahme erkennt man, wie die Wirbelsäule vom LV überlagert wird, RA und rechter Ventrikel (RV) füllen den Retrosternalraum breit aus. [4]

Zusammenfassung

✖ Aortenklappenfehler verursachen im Röntgenbild eine Vergrößerung des linken Ventrikels und eine Dilatation der Aorta ascendens. Verkalkungen der Klappe sind bei Aortenstenose wesentlich häufiger zu finden als bei Klappeninsuffizienz. Häufig treten die beiden Klappenfehler gemeinsam oder in Kombination mit Mitralfehlern auf.

✖ Mitralvitien vergrößern den linken Vorhof (Kernschatten). Differenzialdiagnostisches Kriterium ist die zusätzliche Dilatation des linken Ventrikels bei einer Mitralinsuffizienz.

Normalbefund und Leitsymptome der Lunge I

Bronchialsystem, Hili und Lunge im Normalbefund

Bronchialsystem

Die **Trachea** verläuft als helles Aufhellungsband in der Mitte des oberen Mediastinums. Dabei ist eine leichte Verlagerung nach rechts durch den benachbarten Aortenbogen physiologisch. Mit der **Trachealbifurkation** teilt sich die Trachea in den linken und rechten Hauptbronchus. Der Winkel der Bifurkation sollte zwischen 50 und 70° liegen, Vergrößerungen > 90° sind Hinweis auf eine Vergrößerung des linken Vorhofs oder der Lymphknoten. Aus dem etwas steiler absteigenden rechten **Hauptbronchus** entwickeln sich drei Lappenbronchien, der linke Hauptbronchus teilt sich in zwei Lappenbronchien. Die weiter in der Peripherie liegenden Segmentbronchien sind im Röntgenbild nicht mehr zu identifizieren.

Lungenhilus

Das Bild der Lungenhili wird durch die **Pulmonalarterie** und **Hauptbronchien** geformt und hat eine nach lateral konkave Kontur. Dabei steht der linke Hilus meist 1 – 2 cm höher als der rechte. Die auch im Lungenhilus verlaufenden **Lungenvenen** sind meist nur schwer zu erkennen. Ebenso sollten die **Lymphknoten** der Mediastinal- und Hilusregion auf einer Thoraxaufnahme nicht sichtbar sein.

Lunge

Hauptvolumenanteil des **Lungenparenchyms** ist Luft, sodass es im Normalfall weitgehend strahlendurchlässig ist. Die bestehende Lungenzeichnung ist also überwiegend durch kleine **Gefäße** bedingt, die sich bis 2 – 3 cm an die Lungenoberfläche als feine Streifenschatten verfolgen lassen. Dabei nimmt die Summe der Gefäßquerschnitte entsprechend der Schwerkraft beim kardiopulmonal Gesunden vom Unterfeld zum Oberfeld ab. Werden Gefäße orthograd getroffen, zeigen sie sich als kleine, runde homogene Verschattung.
Längs getroffene **Bronchien** haben dagegen das Bild eines kleinen Ringschattens. **Interlobulärsepten** sind Pleuraduplikaturen zwischen den **Lungen-**

lappen. Sie werden nur sichtbar, wenn sie tangential getroffen werden. Weiter lässt sich die Lunge anatomisch und funktionell in **bronchopulmonale Segmente** unterteilen, wobei ein Segment jeweils von einem Segmentbronchus versorgt wird. Diese Baueinheiten sind in der Bildgebung von Interesse, da sich bronchogene Erkrankungen auf ein Segment beschränken können (❚ Abb. 1).

Lokalisation

Für eine Ätiologiediagnostik ist die genaue örtliche Bestimmung von Veränderungen auf dem Röntgenbild notwendig. Folgende zwei Röntgenzeichen sind bei der Lokalisationsdiagnostik hilfreich:

Silhouettenphänomen

Liegen zwei Strukturen gleicher Dichte nebeneinander, kommt es zum **Verlust der normalen Randkontur.** So ist der rechte Herzrand maskiert, wenn pneumonische Infiltrate mit der gleichen Dichte im Mittellappen auf gleicher Ebene direkt der Herzkontur anliegen. Die Konturen dagegen bleiben scharf, wenn sich zwei Strukturen gleicher Dichte zwar aufeinander projizieren, aber nicht auf derselben Ebene liegen. Ein pneumonisches Infiltrat im rechten Unterlappen (posterior gelegen) kann sich zwar direkt neben den rechten Herzrand projizieren, trotzdem bleibt

aber die Grenze zum Herz (anterior gelegen) röntgenologisch sichtbar (s. S. 34, ❚ Abb. 1).

Bronchopneumogramm

Die intrapulmonalen Bronchien sind auf der normalen Thoraxübersichtsaufnahme nicht sichtbar. Liegen sie aber innerhalb einer Verschattung, wie einem pneumonischen Infiltrat, können die luftgefüllten Lumen zur Darstellung kommen. Man spricht dann von einem **positiven Bronchopneumogramm** (❚ Abb. 2). Das Auftreten eines positiven Bronchopneumogramms besagt also, dass es sich bei der Verschattung

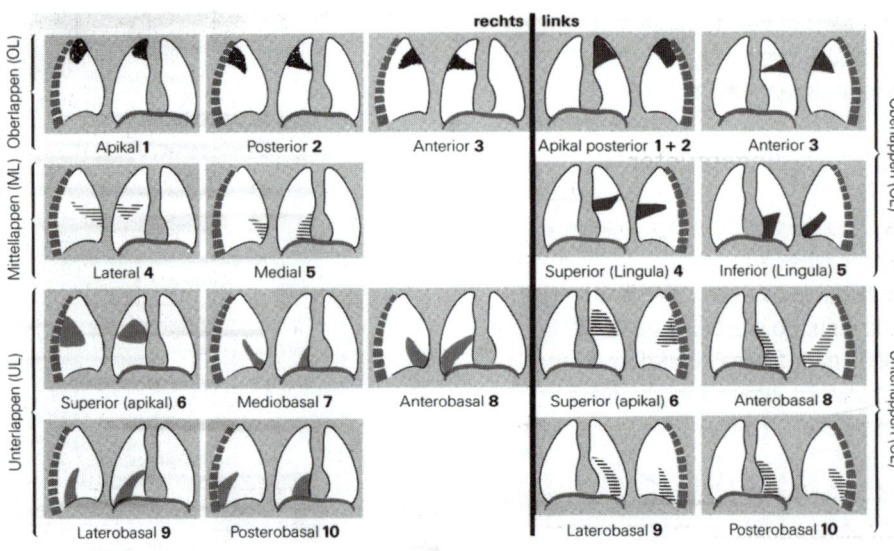

❚ Abb. 1: Einteilung der Lungenlappen und -segmente mit Verschattung einzelner bronchopulmonaler Segmente. [2]

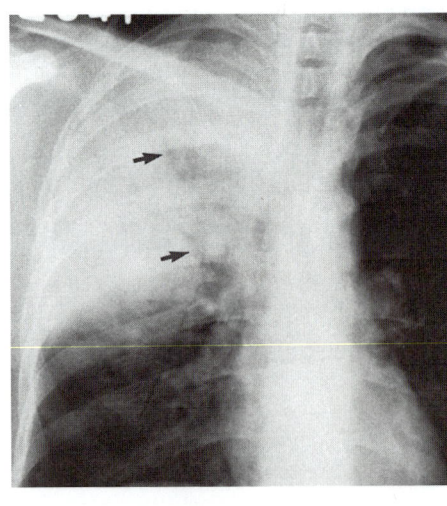

❚ Abb. 2: Positives Bronchopneumogramm bei alveolärer Verschattung. Ein alveoläres Infiltrat hat zur Verschattung des rechten Oberlappens geführt. Innerhalb des Prozesses erkennt man die noch Luft führenden Bronchien (→). [4]

um einen in den terminalen Luftwegen, also Azini bzw. Alveolen, lokalisierten Parenchymprozess handelt.

Verschattungsmuster

Pathologische Veränderungen des Lungengewebes können primär in den terminalen Luftwegen oder im Interstitium auftreten. So werden Verschattungen (also „helle" Areale auf dem Röntgenfilm) vereinfachend in alveoläre und interstitielle Verschattungen eingeteilt:

▶ **Alveoläre Verschattungen** zeigen sich als großflächige, unscharf berandete Fleckschatten, die konfluieren können. Sie zeigen das Vorhandensein von Flüssigkeit (Wasser, Blut, Eiter) oder Zellen (Tumoren) in den Alveolen an. Bei Vorliegen muss differenzialdiagnostisch u. a. an Pneumonien oder Atelektasen gedacht werden (▮ Abb. 2).
▶ **Interstitielle Verschattungen** imponieren als punkt- bis streifenförmige Verdichtungen, die das normale Gefäßbild überlagern (▮ Abb. 3). Sie sind Anzeichen einer Flüssigkeits- oder Gewebsvermehrung im Interstitium und treten bei chronischer Lungenstauung, Sarkoidose, interstitiellen Pneumonien und Lymphangiosis carcinomatosa auf.

Kerley-Linien

Kerley-Linien sind verdickte, interlobäre Septen, die charakteristisch für interstitielle Erkrankungen sind (v. a. Lungenödem, entzündliche Prozesse, Lymphangiosis carcinomatosa).
▶ **Kerley-A-Linien** sind hilifugal in den Oberlappen ziehende, 4–5 cm lange, zarte Linien.

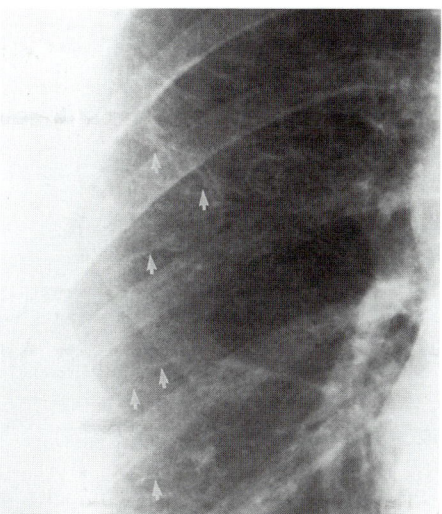

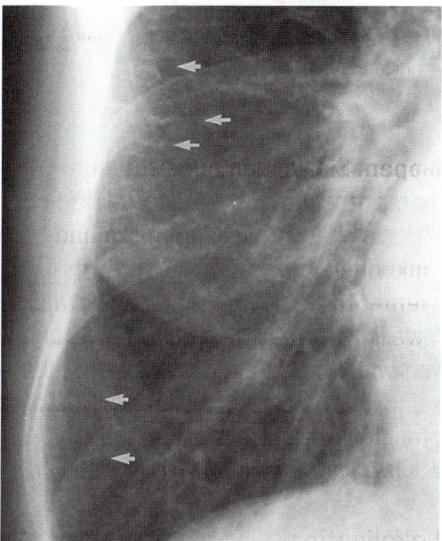

▮ Abb. 3: Interstitielle Verschattungen. Ein interstitielles Infiltrat führt zu Verdichtungen im Bindegewebe, die im Röntgenbild das normale Gefäßbild überlagern. So sind hier bis in die äußerste Lungenperipherie zahlreiche dünne, röntgendichte Linien zu erkennen. [4]

▮ Abb. 4: Kerley-B-Linien. In der Zielaufnahme sind in den basalen peripheren Lungenabschnitten kleine horizontale Linien zu erkennen, die durch Flüssigkeit aufgetriebenen Interlobulärsepten entsprechen. [4]

▶ **Kerley-B-Linien** verlaufen horizontal in der Lungenperipherie der basalen Lungenabschnitte und sind 1–2 cm lang (▮ Abb. 4).
▶ **Kerley-C-Linien** entsprechen einer diffus in den zentralen Lungenabschnitten lokalisierten, feinmaschigen Netzzeichnung.

Ringschatten

Ringschatten sind luftgefüllte Hohlräume unterschiedlicher Größe, die von belüftetem Lungengewebe umgeben sind. Dabei werden angeborene **Zysten** (häufigste bronchopulmonale Malformation), **Blasen** (dünnwandige Emphysembullae) und **Kavernen** (z. B. bei Tbc auftretend) unterschieden.

Zusammenfassung

✖ Das Silhouettenzeichen beschreibt eine Aufhebung normalerweise vorhandener Konturen von Herz, Zwerchfell und Aorta.
✖ Sichtbare Bronchiallumina innerhalb eines Verschattungsbezirks werden als positives Bronchopneumogramm bezeichnet.
✖ Es wird zwischen alveolären (großflächigen) und interstitiellen (punktförmigen bis streifigen, netzartigen) Verschattungen der Lunge unterschieden.

Normalbefund und Leitsymptome der Lunge II

Lungenrundherde

Lungenrundherde sind annähernd kugelförmige, weniger transparente Strukturen im Lungenparenchym. Sie können solitär oder multipel auftreten und verschiedenste Ursachen haben (▮ Tab. 1). Folgende radiologische Merkmale ermöglichen eine Abschätzung der Dignität:

▶ **Benigne Lungenrundherde:** bei Vergleich mit vorhergehenden Aufnahmen keine Größenprogredienz, regelmäßig und scharf begrenzt, häufig grobschollige, zwiebelschalen- oder popcornartige Verkalkungen (▮ Abb. 5).
▶ **Maligne Lungenrundherde:** solitär oder multiples Auftreten, rasches Größenwachstum, unregelmäßig begrenzt, Corona radiata (multiple strahlige Ausläufer), Pleurafinger (strangartige Verdichtung der Interlobs zur Pleura), Rigler-Nabelzeichen (Gefäßhilus), selten feinfleckige Verkalkungen.

Zur artdiagnostischen Einordnung und Detektion weiterer, v. a. kleiner Rundherde kann eine **CT** als weiterführende Maßnahme hilfreich sein. Dabei gelten die gleichen Kriterien wie in der Röntgenthoraxaufnahme. Bei Rundherden mit Dichtewerten > 160 HE ist eine maligne Genese unwahrscheinlich.

Atelektasen

Atelektasen sind Lungenabschnitte mit reduziertem oder fehlendem Luftgehalt.

Entzündliche Erkrankungen	Tuberkulom, chronische Pneumonie, Abszess, Echinokokkuszyste
Benigne Neoplasien	Hamartom, Adenom, Lipom
Maligne Neoplasien	Peripheres Bronchialkarzinom, Metastasen
Kongenital	Bronchogene Zyste, Sequestration
Vaskulär	Lungeninfarkt, Hämatom
Autoimmunerkrankungen	Rheumaknötchen, Wegener-Granulomatose
Varia	Orthograd getroffenes Gefäß, Rundatelektase, Interlobulärerguss

Rundherde können auch Schatten extrapulmonal liegender Strukturen sein: Mamille, Fremdkörper, EKG-Elektroden, Hauttumoren etc.

▮ Tab. 1: Mögliche Ursachen von Lungenrundherden.

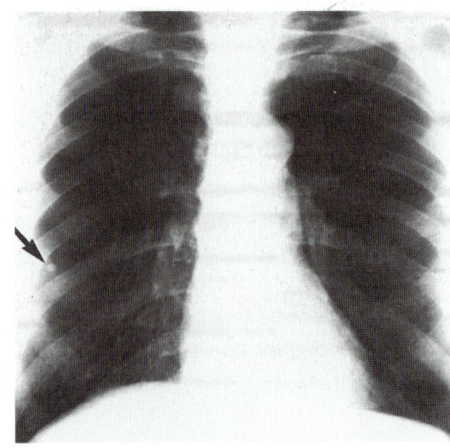

Dabei kann ein ganzer Lungenflügel (Totalatelektase, ▮ Abb. 7), Lappen oder nur ein Segment betroffen sein. Je nach Ursachen werden verschiedene Formen unterschieden:

▶ **Obstruktionsatelektasen:** entwickeln sich bei Obstruktion des Lumens eines Bronchus; die poststenotische Luft wird resorbiert. Ursächlich können Fremdkörper, Tumoren, Schleimpfropfen oder von außen komprimierende Raumforderungen (z. B. Lymphknoten) sein. Eine Sonderform ist die Adhäsionsatelektase bei Surfactant-Mangel.
▶ **Kompressionsatelektasen:** Durch Kompression von außen (z. B. Pleuraerguss, Pneumothorax) wird die Luft in den peripheren Atemräumen aus der Lunge gedrückt.
▶ **Kontraktionsatelektasen:** Sie werden durch chronisch schrumpfende Lungenprozesse (z. B. Tbc, Fibrose) und konsekutive Volumenminderung verursacht.

Je nach Ausprägung der Atelektase sind in der **Thoraxaufnahme** folgende Veränderungen zu finden:

> Röntgenologische Kennzeichen einer Atelektase ist eine homogene Verschattung des betroffenen Areals und Zeichen einer Volumenminderung (▮ Abb. 6).

Die **Verschattungsfigur** wird durch die anatomische Form des betroffenen Segments oder Lappens definiert. Die Volumenminderung durch den verminderten Luftgehalt führt zu einer konkavbogigen Einziehung des Verschattungsrandes. Übrige Lungen- und Mediastinal-

strukturen verlagern sich zur Atelektase hin, es findet sich ein Zwerchfellhochstand auf der betroffenen Seite. Kompensatorisch sind benachbarte Lungenanteile emphysematös überbläht. Die Interkostalräume können verkleinert sein.

Dystelektasen stellen eine Vorstufe der Atelektase mit einer inkompletten Minderbelüftung dar. **Plattenatelektasen** resultieren aus einem kollabierten Lobulus und zeigen das Bild einer meist basal liegenden plattenförmigen Verdichtung (▮ Abb. 8).

▮ Abb. 5: Solitäres verkalktes Granulom. In der p. a. Aufnahme sieht man ein dichtes, scharf begrenztes Knötchen im peripheren, rechten Mittelfeld. Da es deutlich verkalkt ist (dichter als die umgebenden Rippen!) kann es mit Sicherheit als Granulom bezeichnet werden und Bedarf keiner weiteren Abklärung. [4]

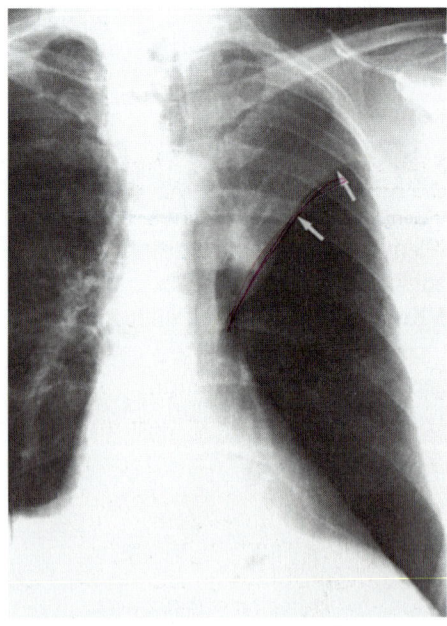

▮ Abb. 6: Atelektase des linken Oberlappen. Die Atelektase führt im Röntgen-Thorax zu einer homogenen Dichtezunahme des linken Oberlappens. Der Volumenverlust ist an der konkav zur Atelektase gebogenen kleinen Fissur (→) zu erkennen. Der Hilus ist zur betroffenen Seite angehoben. Infiltrate, die auch Verschattungen verursachen, zeigen dagegen Zeichen einer Volumenzunahme! [4]

■ Abb. 7: Totalatelektase nach Aspiration. Die ganze linke Lunge ist homogen verschattet mit Auslöschung der linken Herzkontur (Silhouettenphänomen). Der kontralaterale Lungenflügel zeigt als Zeichen der kompensatorischen Überblähung scheinbar rarefizierte Gefäße. Herz und Trachea sind zur Atelektase verlagert, Zwerchfellhochstand links. Beachte den Abbruch des linken Hauptbronchus. [2]

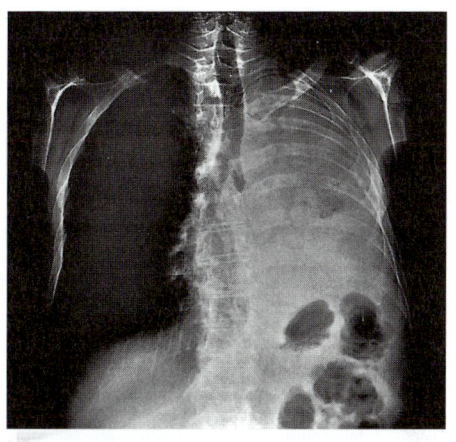

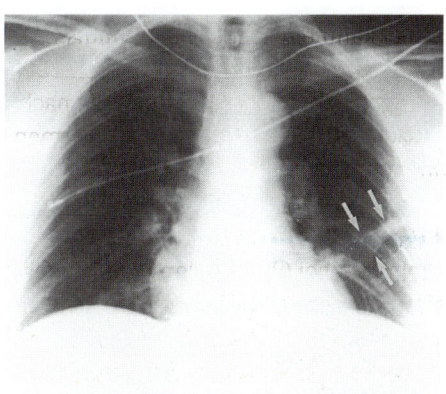

■ Abb. 8: Plattenatelektase. Geradlinige Verschattung im linken Unterfeld. [4]

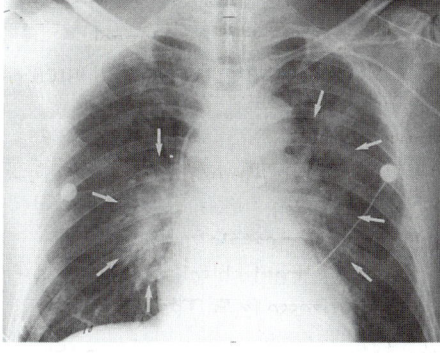

■ Abb. 9: Lungenödem. Die p. a. Aufnahme zeigt eine vermehrte Gefäßzeichnung in den Oberfeldern, perihilär findet sich die typische schmetterlingsförmige, bilaterale Verdichtung. [4]

Transparenzerhöhung

Ursache einer Transparenzerhöhung eines oder beider Lungenflügel ist meist ein höherer Luftgehalt im Parenchym, der verschiedenste pathologische Ursachen haben kann (■ Tab. 2).

Lungenödem

Bei einem Lungenödem kommt es zu einem massiven Austritt von Flüssigkeit aus den Lungenkapillaren zunächst in das Interstitium (**interstitielles Lungenödem**), später in die Alveolen (**alveoläres Lungenödem**). Meist ist es kardial (z. B. Linksherzinsuffizienz) bedingt, kann aber auch Folge eines herabgesetzten onkotischen Drucks (z. B. Überwässerung bei Niereninsuffizienz) oder einer Permeabilitätssteigerung der Lungenkapillaren (z. B. toxisch) sein.

Röntgenologisch imponieren vermehrt Lungengefäße, die erweitert und unscharf sind. Es kommt zu einer Perfusionsumverteilung nach kranial mit Erweiterung der Oberfeldgefäße, die vermehrt zu sehen sind (vgl. Normalbefund). Um die Hili zentriert sich ein schmetterlingsförmiges Infiltrat mit dem Bild einer perihilären Unschärfe (■ Abb. 9). Durch ein Schleimhautödem erscheinen orthograd getroffene Bronchien als verdickte Ringschatten (peribronchiale Manschette). Weitere Zeichen sind Kerley-A- und -B-Linien sowie verbreiterte Lappenspalten.

Bilateral	Unilateral, örtlich begrenzt
Lungenemphysem, Asthma bronchiale, Trachealkompression	Pneumothorax, bullöses Emphysem, Lungenembolien, Z. n. Lobektomie, Fremdkörperaspiration mit Air-Trapping
Sonstige Ursachen: defokussierter Röntgenstrahl, verdrehte Aufnahmeposition, Thoraxasymmetrien oder Z. n. Mastektomie	

■ Tab. 2: Mögliche Ursachen einer Transparenzerhöhung der Lunge.

Zusammenfassung

✖ Lungenrundherde sind rundlich bis ovale, homogene Verdichtungen unterschiedlichster Ätiologie, die sich in der Thoraxaufnahme auf die Lunge projizieren. Ihre Dignität muss zweifelsfrei geklärt werden. Dafür ist die CT Mittel der Wahl.

✖ Atelektasen sind Lungenabschnitte mit einem verminderten oder fehlenden Luftgehalt. Ihr radiologisches Korrelat ist ein homogen verdichteter und volumengeminderter Parenchymbezirk.

✖ Ein erstes Zeichen eines Lungenödems sind um die Hili zentrierte, schmetterlingsförmige Infiltrate.

Normalbefund und Leitsymptome der Lunge III

Zwerchfell

Bei tiefer Inspiration projiziert sich die Zwerchkuppel in der p. a. Aufnahme auf den dorsalen Anteil der 10. Rippe. Es steht rechts bis zu 4 cm höher und zeigt eine Atemverschieblichkeit von 3–7 cm.
Veränderungen des Zwerchfellstandes (Hoch- oder Tiefstand) können von thorakalen, abdominellen und zwerchfelleigenen Prozessen verursacht werden (▶ Tab. 3). Steht das linke Zwerchfell ebenso hoch wie das rechte, gilt dies bereits als einseitiger linker Zwerchfellhochstand.

> Ein subpulmonaler Pleuraerguss kann einen einseitigen Zwerchfellhochstand vortäuschen. Aufnahmen in Seitenlage mit dann auslaufender Ergussflüssigkeit oder eine Sonographie ermöglichen eine Unterscheidung.

Zur Evaluation der **Zwerchfellbeweglichkeit** werden Aufnahmen unter Durchleuchtung angefertigt. Zwerchfellparesen können durch Schädigungen des N. phrenicus, beispielsweise bei Infiltration durch ein Ösophagus- oder Bronchialkarzinom, auftreten. Das paretische Zwerchfell zeigt dann eine paradoxe Atmung: Bei Inspiration bewegt es sich passiv nach kranial.

Mediastinum

Das Mediastinum ist der intrathorakale Extrapleuralraum zwischen den Lungenflügeln. In der p. a. Aufnahme erscheint es als Mittelschatten, in dem das Herz, große Gefäße, Schilddrüse und Nebenschilddrüse, Thymus, mediastinale Lymphknoten und Ösophagus liegen.

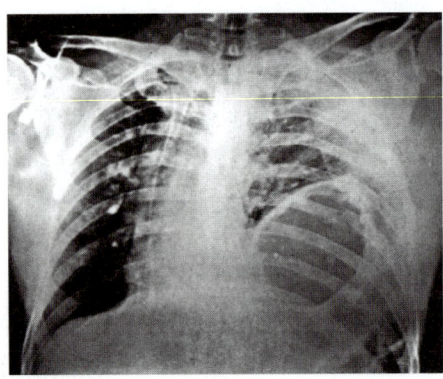

▶ Abb. 10: Zwerchfellruptur. In der p. a. Thoraxaufnahme liegt ein Teil des luftgefüllten Magens intrathorakal und komprimiert die linke Lunge. Das Mediastinum ist zur rechten Seite verlagert. Meist ist eine Zwerchfellruptur traumatisch bedingt (vgl. auch „Zwerchfellhernien", S. 48). [2]

Die luftgefüllte Trachea und großen Bronchien können von den übrigen Weichteilen in der Übersichtsaufnahme abgegrenzt werden. Das aortopulmonale Fenster bezeichnet eine Nische des Mediastinums zwischen Aortenbogen und Truncus pulmonalis. Beurteilungskriterien sind Mediastinalbreite und -kontur sowie der Verlauf der Trachea.
Mediastinalverbreiterungen lassen sich oft schon auf Thoraxaufnahmen nachweisen, zur näheren Klassifikation eignen sich aber v. a. CT und MRT. Mediastinale Raumforderungen können verschiedenste Ursachen haben (▶ Tab. 4).

> Häufigste Raumforderung ist die retrosternal liegende Struma.

Weitere bildgebende Verfahren

CT/MRT

Die **CT** nimmt eine zentrale Stellung bei der weiterführenden Diagnostik fast aller Erkrankungen von Lunge und Mediastinum ein. Ihr Vorteil gegenüber der konventionellen Thoraxaufnahme liegt klar in der um ein Vielfaches höheren Kontrastauflösung und der überlagerungsfreien Darstellung der anatomischen Strukturen. Die i. v.-Applikation von Kontrastmitteln verbessert die Abgrenzung von Mediastinalstrukturen und Lungengefäßen. Da die Dichteunterschiede im Thorax eine sehr große Breite haben (Luft in der Lunge: −1000 HE, Knochen: +1000 HE), werden für eine optimale Beurteilung von Lunge oder Mediastinum verschiedene Fenster gewählt (Lungen- bzw. Weichteilfenster).
Die **MRT** mit einem höheren Weichteilkontrast bietet Vorteile in der Darstellung von Pleura sowie Thoraxwand und wird zunehmend zur Klärung unsicherer Befunde im Mediastinum, v. a. bei Gefäßanomalien wie Aneurysmen, eingesetzt. Nachteil ist die zur Bilderstellung benötigte längere Untersuchungs-

Zwerchfellhochstand		
Einseitig		**Beidseitig**
▶ Zwerchfellparese bei Phrenikusaffektion, Zwerchfellruptur (▶ Abb. 10)		▶ Exspirationsstellung
▶ Abdominelle Raumforderungen (Hepatomegalie, Überfüllung von Magen/Darm, Pankreatitis, subphrenischer Abszess)		▶ Abdominelle Raumforderungen (Aszites, Tumor, Schwangerschaft, Adipositas)
▶ Verkleinerung der Lunge (Pneumothorax, pleurale Fixierung bei Schwielen, Atelektasen, Lungenembolie, Lungenfibrose)		▶ Restriktive Ventilationsstörungen (Ödem, Lungenfibrose, Pneumonie)
Zwerchfelltiefstand		
Einseitig		**Beidseitig**
▶ Einseitige Lungenüberblähung (z. B. nach Fremdkörperaspiration mit Air-Trapping)		▶ Beidseitige Lungenüberblähung (z. B. Emphysem, Status asthmaticus)
▶ Spannungspneumothorax		▶ Asthenischer Habitus

▶ Tab. 3: Ursachen für einen veränderten Zwerchfellstand.

Vorderes Mediastinum	Mittleres Mediastinum	Hinteres Mediastinum
▶ Thyreoidea (Struma)	▶ Thorakales Aortenaneurysma	▶ Neurogene Neoplasien: (z. B. Neuroblastome, Ganglionneurone)
▶ Thymom	▶ Hämatome	
▶ Teratom	▶ Maligne Lymphome (▶ Abb. 11)	▶ Aneurysma der Aorta descendens
▶ (Terrible) malignes Lymphome	▶ Lymphadenopathien anderer Genese, z. B. Sarkoidose	▶ Hämatome
▶ „Tortuous Artery": Aneurysma der Aorta ascendens (und der supraaortalen Äste)	▶ Zwerchfellhernien	▶ Extramedulläre Blutbildung
Merke: Die fünf „T"!	▶ Mesenchymale Tumoren	▶ Zwerchfellhernien

▶ Tab. 4: Häufige Differenzialdiagnosen mediastinaler Raumforderungen.

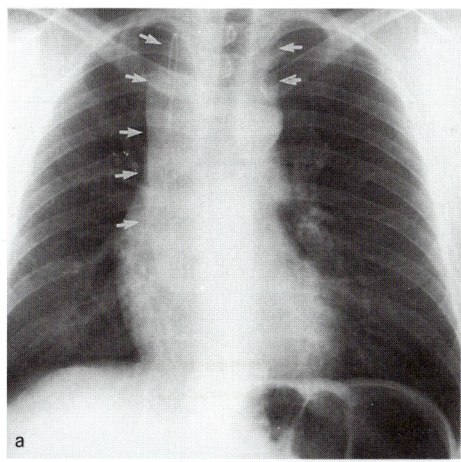

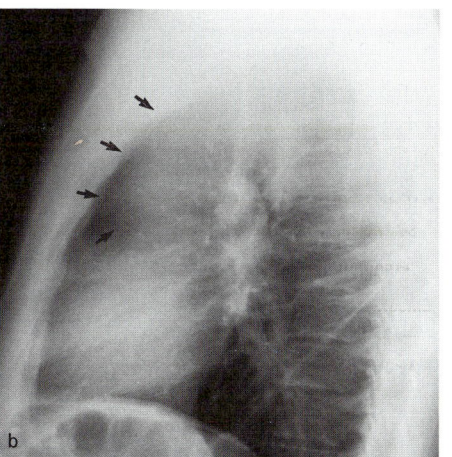

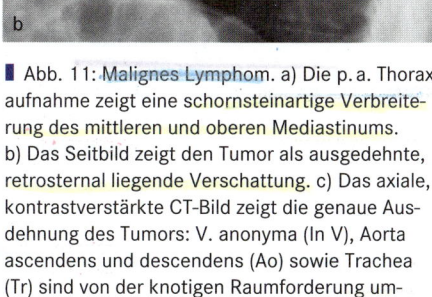

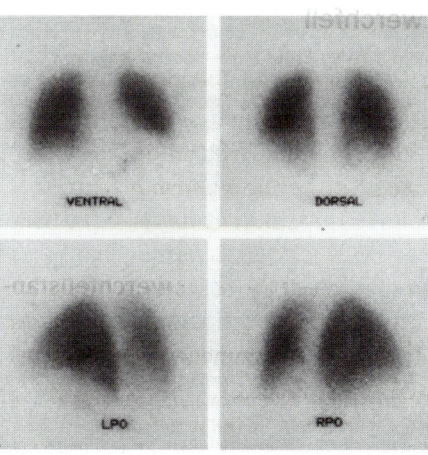

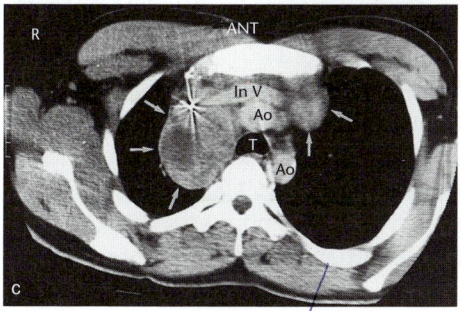

■ Abb. 11: Malignes Lymphom. a) Die p. a. Thorax-aufnahme zeigt eine schornsteinartige Verbreite-rung des mittleren und oberen Mediastinums. b) Das Seitbild zeigt den Tumor als ausgedehnte, retrosternal liegende Verschattung. c) Das axiale, kontrastverstärkte CT-Bild zeigt die genaue Aus-dehnung des Tumors: V. anonyma (In V), Aorta ascendens und descendens (Ao) sowie Trachea (Tr) sind von der knotigen Raumforderung um-wachsen. [4]

■ Abb. 12: Normalbefund einer Lungen-Perfusi-onsszintigraphie. Die beiden Lungenflügel zeigen sich als zwei schwarz dargestellte Schatten. Dabei reichern die Lungenspitzen im Oberfeld infolge des hydrostatischen Drucks etwas weniger gut an als die Lungenunterfelder. Die Aufnahmen wurden von ventral, dorsal und zwei schrägen Projektionen an-gefertigt (LPO/RPO = links bzw. rechts posterior oblique). [2]

zeit, aus der Bewegungsartefakte (At-mung, Pulsation von Herz und Gefäßen) resultieren können.

Bronchographie

Die Darstellung des mit einem jodhal-tigen Kontrastmittel gefärbten Bron-chialsystems mittels konventioneller Röntgentechnologie ist weitgehend von der Schnittbildgebung abgelöst worden. Mögliche Indikation ist die Darstellung von Bronchiektasen oder peripherer endobronchialer Tumoren.

Lungenszintigraphie

Nuklearmedizinische Untersuchungen der Lunge ermöglichen die Dokumenta-tion von regionaler Lungendurchblutung (Perfusionsszintigraphie) und Lungen-belüftung (Ventilationsszintigraphie).

▶ **Perfusionsszintigraphie:** Es werden ^{99m}Tc-Pertechnetat-markierte Albumin-partikel mit einem Durchmesser von $10-40$ µm i. v. appliziert, die das Kapil-larbett primär nicht passieren können. Die Anreicherung kann detektiert wer-den, dabei entspricht die Verteilung der Perfusion des Parenchyms (■ Abb. 12). Hauptindikation ist der V. a. auf eine Lungenembolie.

▶ **Ventilationsszintigraphie:** Der Patient inhaliert radioaktive Edelgase (^{133}Xenon) oder ^{99m}Tc-markierte Aero-solpartikel, die sich an der Schleimhaut von Bronchien und Lunge niederschla-gen. Hier entspricht die detektierte Verteilung der regionalen Belüftung der Lunge. Die Ventilationsszintigraphie ist v. a. bei obstruktiven Lungenerkrankun-gen indiziert.

Zusammenfassung

✳ Bei einem einseitigen Zwerchfellhochstand liegt entweder eine abdomi-nelle oder eine thorakale Ursache vor. Dabei sollte neben der seltenen Phrenikusparese bevorzugt an eine Atelektase oder Lungenembolie ge-dacht werden.

✳ Lymphknotenvergrößerungen sind die häufigste Ursache einer mediasti-nalen Raumforderung. Ursächlich können entzündliche Erkrankungen wie Tbc oder Sarkoidose sowie neoplastische Prozesse wie Metastasen oder Lymphome sein.

✳ In der weiterführenden Diagnostik von fast allen Lungenerkrankungen und Veränderungen des Mediastinums ist die CT das Verfahren der Wahl.

Erkrankungen des Lungenkreislaufs

Lungenembolie

Die akute Lungenembolie ist in der Allgemeinbevölkerung die dritthäufigste, bei hospitalisierten Patienten sogar die häufigste Todesursache. Es kommt dabei zu einem embolischen Verschluss der A. pulmonalis oder einer ihrer Äste durch Einschwemmen eines Thrombus, der meist aus den tiefen Bein- und Beckenvenen stammt. Je nach Ausmaß der Verlegung ist das klinische Bild variabel: Es reicht von diskreten Verläufen über respiratorische Symptome mit akuter Dyspnoe, Thoraxschmerz und Hämoptoe bis zum Herz-Kreislaufstillstand.

Radiologische Diagnostik

Nur in der Minderzahl der Fälle zeigt die **Thoraxaufnahme** Hinweise auf eine Embolie. Dabei sind die meisten Anomalien unspezifisch:

▸ Gefäßveränderungen wie ein Kalibersprung einer Pulmonalarterie mit Erweiterung vor und Reduktion des Lumens distal des Verschlusses („knuckle sign"). Eine umschriebene, regionale Minderdurchblutung mit Reduktion der Gefäßkaliber und sekundärer Transparenzerhöhung entspricht dem „Westermark-Zeichen".
▸ Zeichen der Rechtsherzbelastung mit Vergrößerung des Herzschattens und des Truncus pulmonalis.
▸ Ipsilateraler Zwerchfellhochstand, Plattenatelektase und Pleuraerguss.
▸ Mit einer Latenzzeit können der Pleura aufsitzende keilförmige Verschattungen mit abgerundeter, zum Hilus zeigender Spitze auftreten („Hampton's Hump", ▮ Abb. 1). Sie entsprechen ödematösem oder infarziertem Lungengewebe.

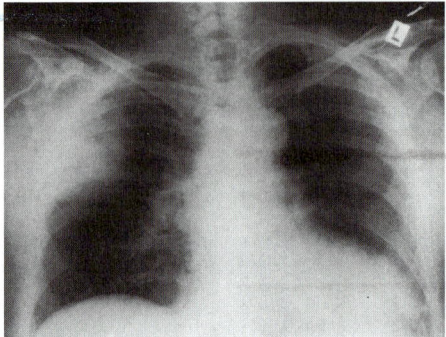

▮ Abb. 1: Lungeninfarkt. Im rechten Oberfeld ist ein keilförmiger, der Pleura aufsitzender Verschattungsbezirk zu erkennen (Hampton's Hump). [2]

Der sichere Nachweis einer Lungenembolie erfolgt szinti- oder computertomographisch oder in der Pulmonalisangiographie.

Die **CT-Angiographie** ist die Methode der ersten Wahl, mit der sich pulmonal-arterielle Thromben direkt bis auf das Niveau der Segmentarterien darstellen lassen. Dabei finden sich hypodense Raumforderungen im Gefäßlumen.
Einen indirekten Nachweis des Thrombus ermöglicht die **Perfusios-Ventilations-Szintigraphie:** Dabei werden Perfusion und Ventilation der Lunge verglichen (▮ Abb. 2). Bei einer Lungenembolie findet sich ein keilförmiger Ausfall im Perfusionsbild, der im Ventilationsszintigramm nicht zu sehen ist. Diese Methode spielt im klinischen Alltag aber aufgrund der Fortschritte der CT-Angiographie keine Rolle mehr.
Die **Pulmonalisangiographie** (▮ Abb. 4) gilt als das sicherste Nachweisverfahren einer Lungenembolie, wegen der höheren Komplikationsrate wird aber meist die CT-Angiographie vorgezogen (▮ Abb. 3). Zeichen einer Embolie ist ein Füllungsdefekt oder Abbruch der Kontrastmittelsäule im Gefäß und

Inhalationsszintigramm

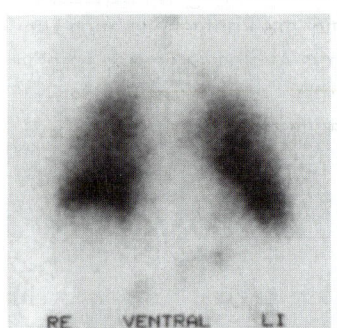
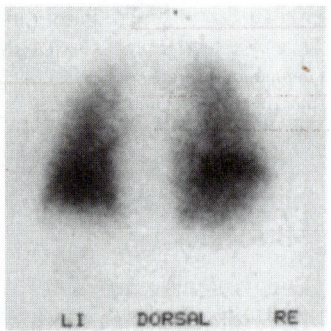

RE   VENTRAL   LI   LI   DORSAL   RE

Perfusionsszintigramm

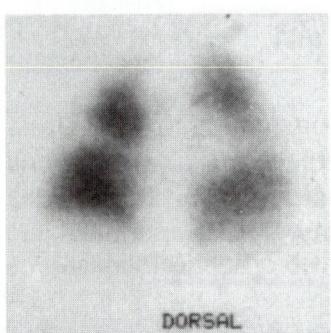
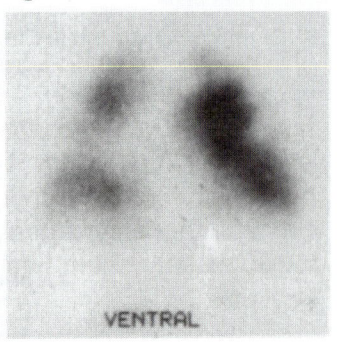

DORSAL   VENTRAL

▮ Abb. 2: Im Vergleich von Inhalations- und Perfusionsszintigramm lassen sich beidseitig multiple Perfusionsausfälle nachweisen, die multiplen Lungenembolien entsprechen. [2]

Pulmonale Hypertonie
>20 mmHg Ruhe   >32 unter Belast-
chron Cor pulmonale
↳ Hypertrophie m/od Dilatation des rechten Ventrikels

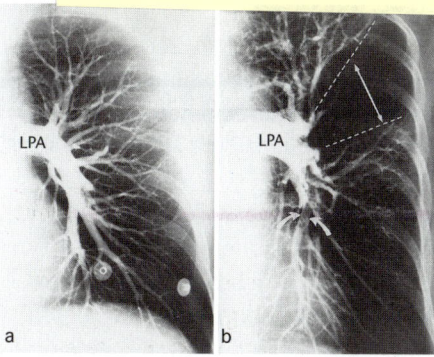

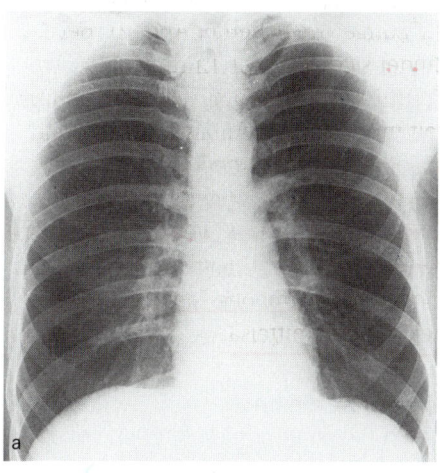

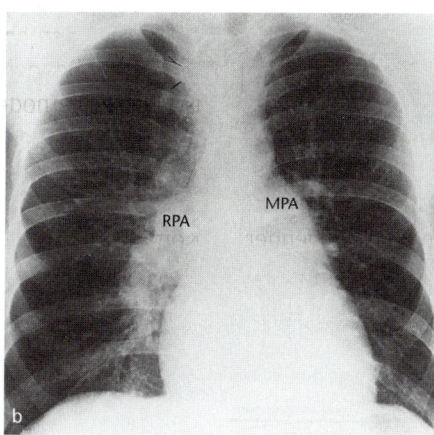

...fäßdilation vor der Stenose. Aller-
...ietet die Angiographie therapeu-
...nterventionsmöglichkeiten wie
...ch dosierte, lokale Lysetherapie
...e Embolusfragmentation.

...onalarterielle Hypertonie
...or pulmonale

...er Erhöhung des pulmonalarteri-
...Mitteldrucks auf > 20 mmHg in
Ruhe spricht man von pulmonalarte-
rieller Hypertonie. Infolge der Druckbe-
lastung kann sich das Bild eines Cor
pulmonale zunächst mit einer Hypertrophie und später mit einer Dilatation
des rechten Ventrikels entwickeln.
Dabei wird die durch eine akute Wider-
standserhöhung im kleinen Kreislauf
(meist Lungenembolien) verursachte
akute Rechtsherzbelastung vom chronischen Cor pulmonale unterschieden.
Ursächlich für Letzteres sind verschiedenste Struktur-, Funktions- oder Zirku-
lationsstörungen der Lunge.
In der **Thoraxübersicht** imponieren
als erstes Zeichen dilatierte zentrale Pulmonalarterien mit abrupten Kalibersprün-
gen beim Übergang zu den Segmentarterien. Das Cor pulmonale zeichnet sich
durch eine Kardiomegalie mit rechts-
ventrikulärer Hypertrophie und verbreiterten Kavaschatten aus (Abb. 5). Des
Weiteren sind Pleuraergüsse zu erkennen. Oft gibt das Röntgenbild auch Hinweise auf die Ätiologie wie eine emphysematöse, überblähte Lunge bei der
COPD (häufigste Ursache einer sekundären pulmonalarteriellen Hypertonie).

Abb. 4: a) Normalbefund einer Pulmonalisangiographie. b) Es zeigt sich ein großer, nicht
perfundierter Bereich (↔). Dieser Befund spricht
für eine Lungenembolie, ist aber nicht so spezi-
fisch wie der direkte Nachweis des Thrombus
als sichtbarer Füllungsdefekt im kontrastierten
Gefäß – hier in der Unterlappenarterie (ge-
krümmte →). [4]

Abb. 5: Progrediente pulmonale Hypertonie. a) Erstaufnahmen mit unauffälligem Befund. b) Mehrere
Jahre später ist das Herz deutlich größer geworden. Die rechte A. pulmonalis principalis dexter (RPA) und
der Truncus pulmonalis (MPA) sind deutlich dilatiert. Beachte weiter den raschen Kaliberverlust der zentralen Arterien zur Peripherie hin. [4]

Zusammenfassung

✖ Lungenembolie: Methode der Wahl ist die Angio-CT. In der konventionellen
Thoraxaufnahme fehlen oft trotz massiver Embolie pathologische Befunde.

✖ Zeichen einer pulmonalarteriellen Hypertonie und des Cor pulmonale in der
Thoraxübersichtsaufnahme: dilatierte zentrale Pulmonalarterien, abrupte
Kalibersprünge, rechtsventrikuläre Hypertrophie.

Entzündliche Lungenveränderungen I

Pneumonien

Pneumonien sind durch infektiöse Agenzien ausgelöste Erkrankungen des Lungenparenchyms. Sie treten in einer Vielzahl von Erscheinungsformen auf und können nach morphologischen und radiologischen Kriterien eingeteilt werden (■ Tab. 1). Der genaue Erregernachweis erfolgt im Bronchialsekret.

▶ **Lobärpneumonie:** Die Lobärpneumonie ist die Pneumonie des Alveolarraums eines gesamten Lappens/Segments. Sie wird überwiegend durch Pneumokokken verursacht. Der klinische Verlauf ist hochfebril mit Husten, Auswurf und Thoraxschmerzen (■ Abb. 1).

▶ **Bronchopneumonie:** Hier sind multilobulär Alveolen und Bronchiolen betroffen, die Entzündung rufen meist Staphylokokken oder Streptokokken hervor. Die Bronchopneumonie verläuft milder mit subfebrilen Temperaturen (■ Abb. 2).

▶ **Interstitielle Pneumonie:** Von der Entzündungsreaktion ist das bindegewebige Lungengerüst betroffen. Zum Erregerspektrum zählen Viren, Mykoplasmen, Rickettsien und Chlamydien. Klinisch charakteristisch ist ein langsamer Verlauf mit subfebrilen Temperaturen und trockenem Reizhusten. Häufig kommt es zu einer sekundären bakteriellen Superinfektion der terminalen Luftwege (■ Abb. 3).

Merkmale im Röntgenthorax	
Lobärpneumonie	Großflächige, homogene Verschattung mit positivem Bronchopneumogramm; scharf begrenzt auf Lappen/Segment; evtl. begleitender Pleuraerguss (s. a. S. 26, ■ Abb. 2)
Bronchopneumonie	Multifokaler Befall mit konfluierenden Fleckschatten
Interstitielle Pneumonie	Streifige, netzartige Zeichnung, meist beidseitig symmetrisch hilifugal verlaufend; zusätzliche unscharf begrenzte kleinfleckige Schatten durch Exsudationen (s. a. S. 26, ■ Abb. 3)

■ Tab. 1: Radiologische Kennzeichen von Pneumonien.

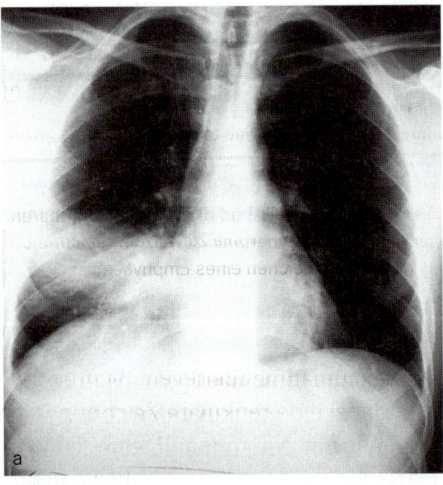

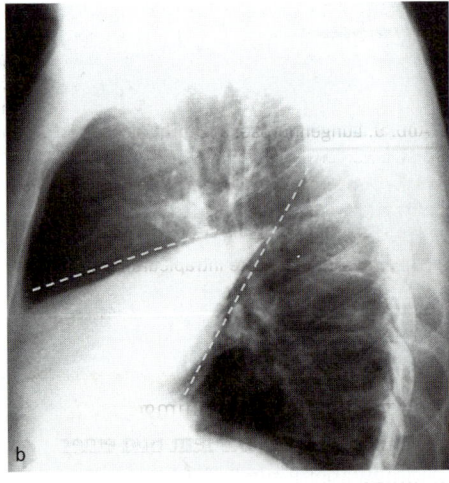

■ Abb. 1: Lobärpneumonie. a) In der a. p. Aufnahme maskiert das segmental gut abgrenzbare Infiltrat den rechten Herzrand. Dieses Silhouettenzeichen ist typisch für einen pathologischen Prozess im Mittellappen. b) Die Seitaufnahme bestätigt dies. Gestrichelt eingezeichnet sind kleine und große Fissur. [4]

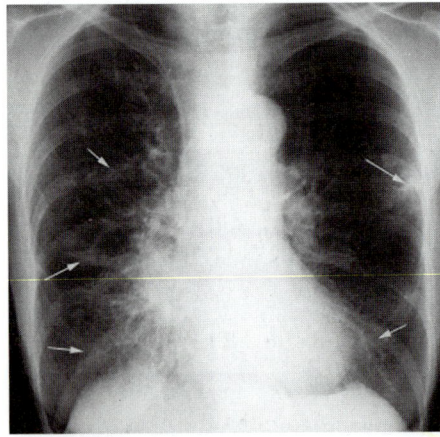

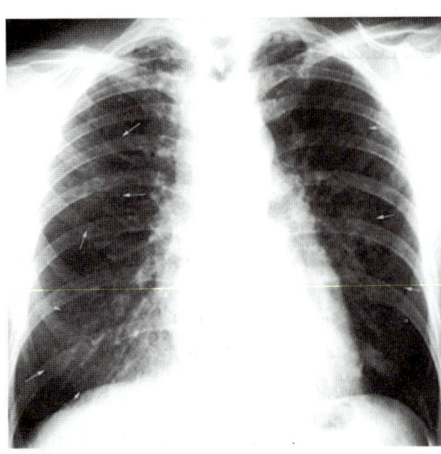

■ Abb. 2: Bronchopneumonie. In der Thoraxaufnahme zeigen sich multilokuläre Verschattungen (→) in der rechten und linken Thoraxhemisphäre, die sich an keine anatomischen Grenzen halten. [1]

■ Abb. 3: Interstitielle Pneumonie. Es sind flächige, dystelektatische Infiltrate im Mittellappen rechts und diskrete, milchglasartige Infiltrate in den übrigen Abschnitten zu erkennen. [1]

Pneumocystis-carinii-Pneumonie

Die Infektion der Lunge mit Pneumocystis carinii ist eine opportunistische Erkrankung bei immungeschwächten Patienten. Klinisch imponiert eine uncharakteristische Symptomatik mit Dyspnoe, Fieber und unproduktivem Husten.

Radiologisch zeigt sich zunächst eine interstitielle Zeichnungsvermehrung, dann eine milchglasartige Eintrübung. Später dominieren fleckförmige bis flächige Infiltrate das Bild, wobei die Lungenperipherie meist ausgespart wird. Typischerweise fehlt ein begleitender Pleuraerguss.

Pilzpneumonien

Auch Pilzpneumonien werden bevorzugt bei immunsupprimierten Patienten beobachtet. Dabei ist die Aspergillose (Aspergillus fumigatus) die häufigste Form.

Im **Röntgenbild** erscheint das Aspergillom als homogener Rundschatten bevorzugt innerhalb von präformierten Höhlen wie tuberkulösen Kavernen. Charakteristisch ist eine halbmondförmige Luftansammlung zwischen Infiltrat und Höhlenwand.

Lungenabszess

In der Mehrzahl entstehen Lungenabszesse als pneumonische Komplikation. Sie können aber auch Folge von Aspirationen, Infarkten oder Bronchiektasen sein.

Solange die eitrige Einschmelzung keinen Anschluss an das Bronchialsystem hat, stellt sich der Abszess **röntgeno-**

Inhalative Noxen	Silikose (Quarzstaubexposition), Asbestose (Asbestexposition), organische Stäube
Nicht-inhalative Noxen	Arzneimittelinduziert (z. B. Bleomycin), ionisierende Strahlung (Strahlenpneumonitis)
Systemerkrankungen	Sarkoidose, Kollagenosen
Kreislaufbedingte Lungenschäden	Chronische Stauungslunge, akutes Lungenversagen (ARDS)

▎ Tab. 2: Mögliche Ursachen einer Lungenfibrose.

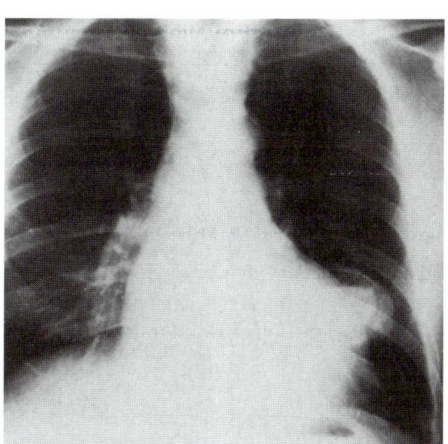

▎ Abb. 4: Lungenabszess. Im linken Unterfeld zeigt die Thoraxaufnahme eine rundliche Verdichtung mit einem Luft-Flüssigkeitsspiegel. [2]

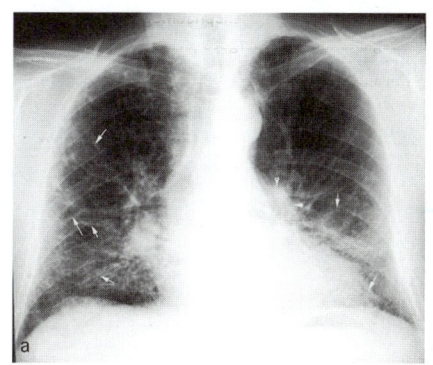 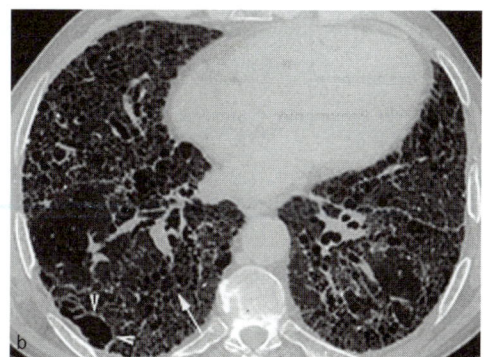

▎ Abb. 5: Lungenfibrose. a) Die Thoraxübersichtsaufnahme zeigt beidseitig eine ausgeprägte grobretikuläre Strukturvermehrung im Mittel- und Unterfeld (→). Der Conus pulmonalis ist aufgeweitet (Pfeilspitzen). b) Der axiale CT-Schnitt in Höhe der Unterfelder weist eine mittelgrobe, netzartige, z. T. honigwabenförmige (→) Lungenfibrose nach. Die Aufweitung des Conus pulmonalis und die in der CT sichtbaren Kalibersprünge der Lungenarterien sind als Zeichen einer pulmonalen Hypertonie zu werten. Beachte die mit Pfeilspitzen markierte intrapleurale Luftansammlung („Bleb") als Zeichen eines Emphysems. [1]

logisch als rundliche, homogene Verschattung dar. Ein Luft-Flüssigkeitsspiegel entsteht nach Anschluss der Abszesshöhle an einen Bronchus oder bei gasbildenden Bakterien (▎ Abb. 4). In der **CT** stellt sich die Abszessmembran nach i. v. KM-Gabe als anreichernde Struktur um den zentral hypodensen Herd ggf. mit Lufteinschlüssen dar.

Lungenfibrose

Verschiedenste interstitielle Lungenerkrankungen verursachen durch chronische Entzündungen des Lungeninterstitiums einen narbigen Umbau mit Vermehrung des Bindegewebes. In nur rund der Hälfte der Fälle ist die Ätiologie der Fibrose bekannt (▎ Tab. 2). Die **Thoraxübersichtsaufnahme** zeigt zunächst eine retikulo-noduläre Zeichnungsvermehrung.
Im chronischen Stadium hat die Elastizität des Parenchyms abgenommen, es besteht eine Volumenminderung der Lunge mit einem Zwerchfellhochstand. Infolge von fokalen Überblähungen entstehen multiple, meist basal gelegene

zystische Veränderungen, die von fibrotisch verdickten Septen umgeben sind: Man spricht hier von dem Bild einer „Honigwabenlunge" (▎ Abb. 5). Im Endstadium kann zusätzlich eine pulmonalarterielle Hypertonie mit Cor pulmonale vorliegen.
Die **CT** ist hinsichtlich der Bestimmung von Lokalisation und Ausprägung der

Thoraxaufnahme überlegen. Sichtbar sind dabei eine retikuläre Zeichnungsvermehrung, Mikronoduli, eine milchglasartige Lungendichteanhebung sowie destruktive Veränderungen (Emphysem oder Bronchiektasen). Dabei ist die topographische Anordnung der pathologischen Veränderungen mitunter hinweisgebend für bestimmte Ursachen.

Zusammenfassung

✱ Pneumonien werden nach dem radiologischen Befund unterschieden: Lobärpneumonie (scharf begrenzte, großflächige Verschattung), Bronchopneumonie (konfluierende Herde) und interstitielle Pneumonie (diffuse interstitielle Zeichnungsvermehrung).

✱ Bestes bildgebendes Verfahren zur Darstellung einer Lungenfibrose ist die CT. Kennzeichen sind eine interstitielle Zeichnungsvermehrung und im Endstadium eine „Honigwabenlunge".

Entzündliche Lungenveränderungen II

Lungentuberkulose (Tbc)

Auch wenn Morbidität und Mortalität in den Industrieländern seit Anfang des letzten Jahrhunderts stark zurückgegangen sind, ist weltweit rund ein Drittel der Bevölkerung mit Tbc infiziert. So gehört die Erkrankung, die meist durch eine Infektion mit Mycobacterium tuberculosis hervorgerufen wird, in Entwicklungsländern zu den häufigsten Infektionskrankheiten. Der Verlauf der Lungentuberkulose lässt sich in Stadien einteilen:

Primärstadium

Die Primärperiode entspricht einer Erstinfektion und verläuft meist asymptomatisch. Fakultative Symptome können subfebrile Temperaturen, Husten und Nachtschweiß sein. Das radiologische Korrelat der Erstinfektion ist der Primärherd („Ghon-Herd"), der überall in der Lunge liegen kann. Er lässt sich im **Röntgenbild** als erbsen- bis haselnussgroßes, flau sichtbares und unscharf berandetes Infiltrat nachweisen (■ Abb. 6). Bei zusätzlich vergrößerten ipsilateralen Lymphknoten spricht man auch von einem Primärkomplex. Komplikationen des Primäraffekts sind:

▶ **Primärtuberkulose:** Nach Einbruch in die Bronchien kann die Erkrankung bronchogen streuen. Dabei sind im Röntgenbild eine segmentale Verschattung als Zeichen einer Bronchopneumonie und bei Ausbildung von Kavernen Ringschatten zu erkennen.

▶ **Simon-Spitzenherde:** Bei einer hämatogenen Streuung des Erregers entwickeln sich häufig sog. Simon-Spitzenherde. Sie imponieren als diskrete Reflexschatten in den Lungenspitzen.

▶ **Pleuritis exsudativa:** Der einseitige Pleuraerguss ist im Röntgenbild als Verschattung im Sinus phrenicocostalis nachzuweisen.

> Häufig ist der Pleuraerguss das einzige radiologische Zeichen eines Primäraffekts. Daher muss bei Vorliegen eines einseitigen Pleuraergusses unklarer Genese differenzialdiagnostisch auch an eine Tbc gedacht werden.

Postprimäre Lungentuberkulose

Die Postprimärperiode entsteht durch endogene oder exogene Reinfektion und tritt meist nur im Erwachsenenalter auf. Die Postprimärperiode ist immer symptomatisch (Fieber, Nachtschweiß, Abgeschlagenheit). Dabei heilt die Postprimär-Tbc nicht spontan aus und ist daher immer behandlungsbedürftig. Die Postprimär-Tbc betrifft fast immer die Lungenspitzen. Es treten verschiedene Gewebsreaktionen auf:

▶ **Exsudative Form** mit unscharf begrenzten, z. T. konfluierenden Fleckschatten, entsprechend einer Bronchopneumonie.

▶ **Produktive Form** mit scharf begrenzten, z. T. verkalkten Rundherden. Kleine Rundherde mit einem Durchmesser von 1 – 2 mm werden als Tuberkel bezeichnet. Die größeren

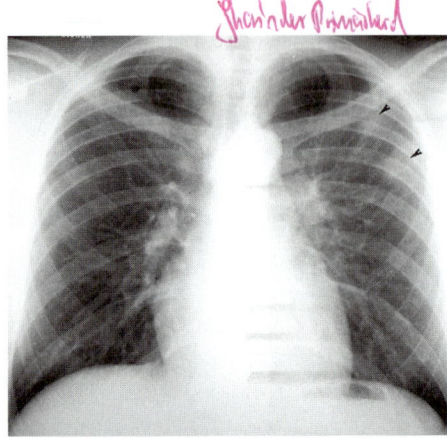

■ Abb. 6: Tuberkulose. Im linken Oberfeld zeigt die p. a. Thoraxaufnahme zwei flaue, knotige Verschattungen, die Primärherden einer Oberlappentuberkulose entsprechen. [1]

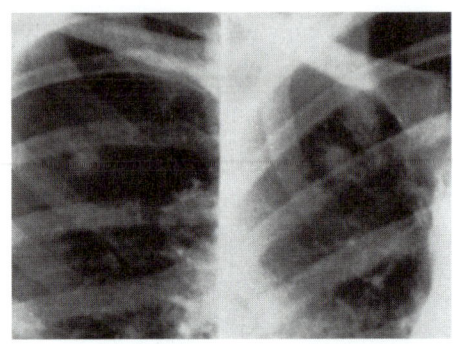

■ Abb. 7: Tuberkulom. In der Zielaufnahme des rechten Lungenoberfeldes ist eine rundliche Verdichtung mit streifigen, zum Hilus ziehenden Ausläufern zu erkennen. [2]

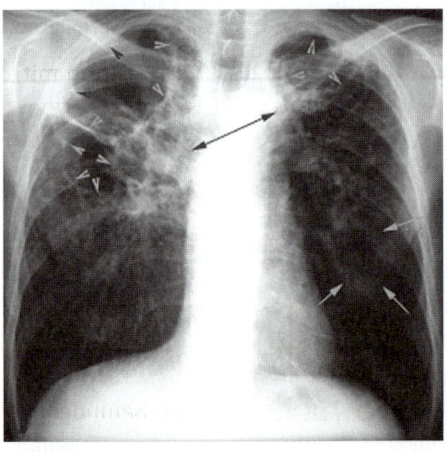

■ Abb. 8: Tuberkulose. Thoraxaufnahme eines Patienten mit einer rasch progredienten Verlaufsform. Es finden sich beidseitig große Kavernen (Pfeilspitzen und →), die von großflächigen pulmonalen Infiltraten umgeben sind. Der Hilus ist asymmetrisch durch narbige Schrumpfung hochgezogen (↔). [1]

(0,5 – 4 cm) entsprechen Tuberkulomen und weisen häufig Verkalkungen auf (■ Abb. 7).

▶ **Kavernöse Form** mit unscharf begrenzten fleckigen Verdichtungen, die konfluieren und unter Ausbildung einer Kaverne in einen Bronchus einbrechen können. Kavernen imponieren als lufthaltige, scharf begrenzte Ringschatten. In der **CT** ist der abführende Bronchus mit verdickter Wand gut nachzuweisen (■ Abb. 8).

Bei hämatogener Streuung des Erregers entsteht das Bild einer **Miliar-Tbc**, die sich durch hirsekorngroße (1 – 2 mm), über beide Lungen diffus verteilte Fleckschatten auszeichnet (■ Abb. 9). Nach **Abheilen** können eine kalkdichte kleine Verschattung als Residuum, evtl. auch verkalkte Hiluslymphknoten zurückbleiben. Weitere radiologische Zeichen sind Pleurakuppenschwielen mit apikalen Narbensträngen, kraniale Verziehung der Hili und vom Hilus nach kranial verlaufende Streifenzeichnung (fibrozirrhotische Tbc).

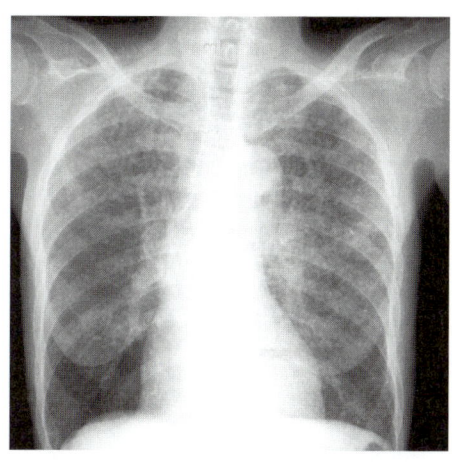

■ Abb. 9: Miliartuber-
kulose. Es finden sich
beidseitig noduloretiku-
läre Infiltrate mit hirse-
kerngroßen, scharf
begrenzten Knötchen.
[6]

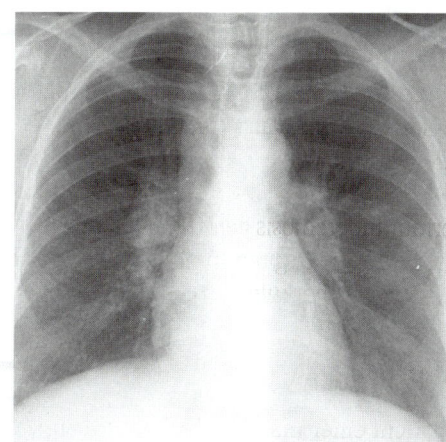

■ Abb. 10: Sarkoidose
Stadium I. In p. a. Tho-
raxaufnahme beidseitig
größensymmetrische,
polyzyklische Hili.
Rechts zusätzlich para-
tracheale Lymphadeno-
pathie. [7]

In der **CT** lassen sich Kavernen als unterschiedlich große,
lufthaltige Hohlräume mit einem wandverdickten, abführen-
den Bronchus nachweisen. Da frische Infiltrate von narbigen
Residuen unterschieden werden können, ermöglicht die CT
zusätzlich eine Beurteilung der Krankheitsaktivität.

Sarkoidose

Bei der Sarkoidose (auch M. Boeck) handelt es sich um eine
granulomatöse Systemerkrankung unbekannter Ätiologie,
die jedes Organ befallen kann, sich aber in über 90 % in der
Lunge manifestiert. Klinisch wird die akute Verlaufsform mit
Arthritis, Erythema nodosum und bihilärer Adenopathie von
der chronischen Sarkoidose unterschieden. Letztere ist häufig
ein röntgenologischer Zufallsbefund und wird erst spät mit
Belastungsdyspnoe und Reizhusten symptomatisch.

Radiologische Diagnostik
Die Einteilung in drei Stadien orientiert sich am Befund der
Thoraxaufnahme (■ Tab. 3).
Die **CT** kann Lymphadenopathie und interstitielle Lungenver-
änderungen sicher nachweisen, ist aber – da die Befunde im
Röntgenbild sehr typisch sind – nur von zweitrangiger Bedeu-
tung.

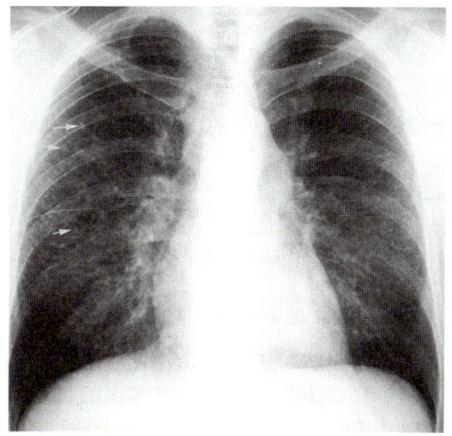

■ Abb. 11: Sarkoidose
Stadium II. Die p. a. Thoraxaufnahme zeigt fein-
noduläre, überwiegend
scharf begrenzte Herde,
die v. a. im Mittelfeld
dicht gestreut sind (→).
Die Hili sind verdichtet,
der Mediastinalschatten
verbreitert. [1]

	Röntgenologischer Befund
Stadium I	▸ Beidseitig polyzyklisch vergrößerte Hili infolge einer intrathorakalen Lymphadenopathie (■ Abb. 10) ▸ Unauffälliges Lungenparenchym
Stadium II	▸ Evtl. Rückgang der Lymphadenopathie ▸ Beteiligung des Lungenparenchyms, sichtbar an interstitieller Zeich-nungsvermehrung mit netzförmigem oder feinnodulärem Muster (■ Abb. 11) ▸ bevorzugt perihilär oder in den Mittelfeldern
Stadium III	▸ Ausbildung einer Lungenfibrose (s. a. S. 35)

■ Tab. 3: Stadien der Sarkoidose.

Zusammenfassung

✖ Den tuberkulösen Primärkomplex kennzeichnen in
der Thoraxübersichtsaufnahme Ghon-Herd und hiläre
Lymphknotenkomplexe.

✖ Wichtige radiologische postprimäre Veränderungen
sind vergrößerte und verkalkte Lymphknoten, Tuberkulome, Kavernen, streifig-fibröse Verdichtungen und
Verziehungen in den Oberfeldern sowie die Kranial-
raffung der Hili.

✖ Charakterischer Befund einer Sarkoidose sind symmetrisch vergrößere Hiluslymphknoten, später eine
feinnoduläre Lungenzeichnung und Fibrose.

Obstruktive Lungenveränderungen

Lungenemphysem

Die WHO definiert das Lungenemphysem als eine irreversible Überblähung der belüfteten Räume distal der terminalen Bronchiolen mit Substanzverlust der Alveolarwände. Dabei kann das Lungenemphysem Folge einer primären altersbedingten Atrophie sein. Sekundär entsteht es u. a. als Komplikation einer COPD, bei angeborenem Alpha-1-Antitrypsin-Mangel, einer Überdehnung des Parenchyms (z. B. nach Lungenresektion) oder schrumpfenden fibrotischen Narben. Klinisch werden zwei Typen unterschieden:

▶ **„Pink Puffer":** hagerer Patient mit deutlicher Dyspnoe, kaum Zyanose und einem eher trockenen Husten.
▶ **„Blue Bloater":** übergewichtiger Patient mit deutlicher Zyanose, kaum Dyspnoe und eher produktivem Husten.

Radiologische Diagnostik

Das **radiologische Bild** im Röntgen-Thorax bestimmen folgende Emphysemzeichen:

Zeichen der pulmonalen Überblähung
▶ **Zwerchfelltiefstand** (erstes Zeichen eines Emphysems) mit flach ausgespannten Zwerchfellkuppen, Aufweitung des kostophrenischen Winkels und eingeschränkter Atemexkursion.
▶ **Fassthorax:** Zunahme des sagittalen Thoraxdurchmessers, vermehrte Kyphosierung der BWS, eine Verbreiterung der Interkostalräume und horizontale Ausrichtung der dorsalen Rippenanteile.

Gefäßalteration
Die Rarefizierung der peripheren Lungengefäßzeichnung ist das einzige direkte Emphysemzeichen. Sie äußert sich in einer verminderten Anzahl von Gefäßschatten pro Flächeneinheit und dünneren Gefäßlinien.

> Da es keine Normwerte für die Lungengefäßzeichnung gibt, ist dieses Kriterium nur bei vorliegenden Voraufnahmen zu verwerten.

Durch Tiefertreten des Herzens (Zwerchfelltiefstand) findet sich das Bild eines „Tropfenherzens" (▮ Abb. 1). Des Weiteren können als Zeichen einer pulmonalarteriellen Hypertonie ein vorspringender Pulmonalisbogen sowie Kalibersprünge in die peripheren arteriellen Lungengefäße auftreten.

Veränderung des Lungenparenchyms
Die Transparenzerhöhung des peripheren Lungenparenchyms ist die Folge von Oligämie und vermehrter alveolärer Luft. Dabei ist die erhöhte Strahlentransparenz ein unsicheres Zeichen, da sie von multiplen Faktoren beeinflusst wird (Untersuchungstechnik, Konstitution des Patienten etc.). **Bullae** sind luftgefüllte Hohlräume, die sich als rundlich ovale Transparenzerhöhungen darstellen. Als **Blebs** werden dagegen intrapleurale Luftansammlungen bezeichnet, die sich bei kollabierter Lunge als luftgefüllte Blase ohne Epithel über das Niveau der Pleura erheben (s. S. 35, ▮ Abb. 5).

> Beachte, dass sich das radiologische Erscheinungsbild begleitender Lungenerkrankungen bei Vorliegen eines Emphysems ändert. Die betroffen, kapillararmen Bezirke sind beispielsweise bei Pneumonien weniger stark in Mitleidenschaft gezogen, sodass sich die bildmorphologischen pneumonischen Veränderungen inhomogen über die Lunge verteilen.

In der **CT** stellt sich das Ephysem als unscharf begrenztes Areal mit luftäquivalenten Dichtewerten dar. Benachbarte Bindegefäßsepten und Gefäße sind destruiert oder verlagert. Mittels CT lässt sich ein Emphysem früher erfassen als in der Thoraxaufnahme und der Schweregrad zuverlässig einschätzen (▮ Abb. 2). Ebenso ist eine Zuordnung des histopathologischen Subtyps möglich (**zentrilobuläres, panlobuläres und paraseptales Emphysem**).

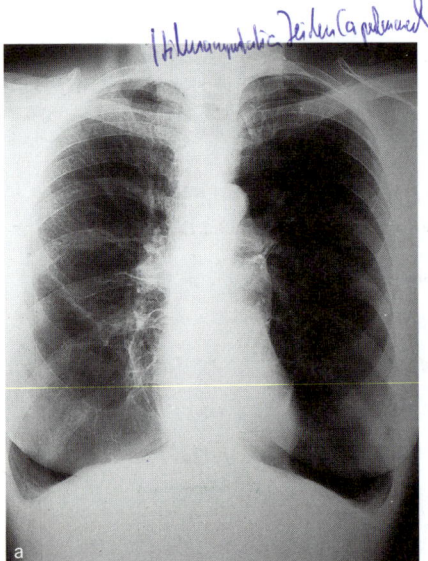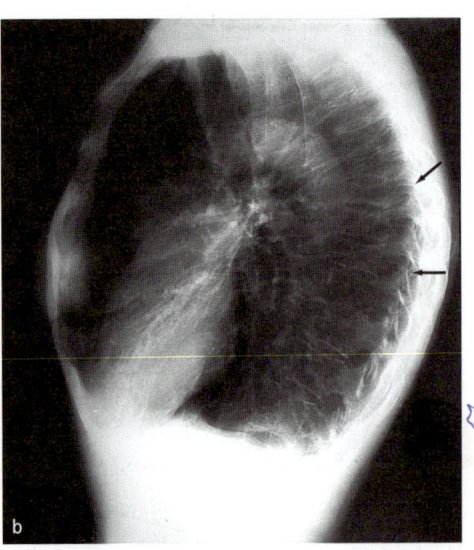

▮ Abb. 1: Lungenemphysem bei einem Patienten mit einer COPD. a) Die p. a. Thoraxaufnahme zeigt Zeichen eines Lungenemphysems: Zwerchfelltiefstand bis auf Höhe der dorsalen 12. Rippe, Tropfenherz, vermehrte Transparenz. b) Seitlich imponiert das typische Bild eines Fassthorax. [1]

Bronchiektasen

Bronchiektasen sind umschriebene, irreversible Erweiterungen der mittleren und kleinen Bronchien. Sie entstehen primär auf dem Boden von frühkindlichen Infektionen oder sekundär als Folge von Strikturen, eingedicktem Schleim (Mukoviszidose!) oder langsam wachsenden Tumoren. Sie liegen bevorzugt dorsolateral und können eine zylindrische, sackförmige oder variköse Form haben. Die Patienten berichten anamnestisch über rezidivierende bronchopulmonale Infekte.

Radiologische Diagnostik

Die **Thoraxaufnahme** wird meist von Zeichen der Grunderkrankung dominiert. Zylindrische Bronchiektasen können als schienenartige Schatten vom Hilus in die Peripherie ziehen (auch „Tram Lines"). Sackförmige zystische Bronchiektasen führen zu Ringschatten mit gelegentlichem Luft-Flüssigkeitsspiegel (▊ Abb. 3).
Mittels **CT** lassen sich die aufgeweiteten, teilweise wandverdickten Bronchien z. B. an einer fehlenden Verjüngung in die Peripherie gut nachweisen (▊ Abb. 4).

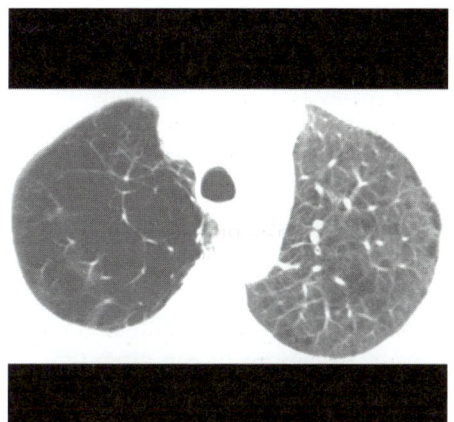

▊ Abb. 2: Schweres zentroazinäres Lungenemphysem. Infolge des durch langjähriges Rauchen verursachten Lungenemphysems ist der rechte Oberlappen nahezu gänzlich zerstört. Links finden sich zahlreiche Emphysembullae, die typischerweise keine sichtbare Wandung haben. [7]

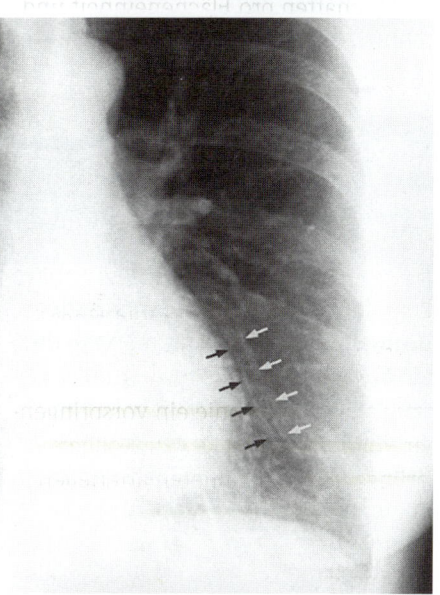
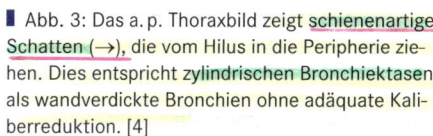

▊ Abb. 3: Das a. p. Thoraxbild zeigt schienenartige Schatten (→), die vom Hilus in die Peripherie ziehen. Dies entspricht zylindrischen Bronchiektasen als wandverdickte Bronchien ohne adäquate Kaliberreduktion. [4]

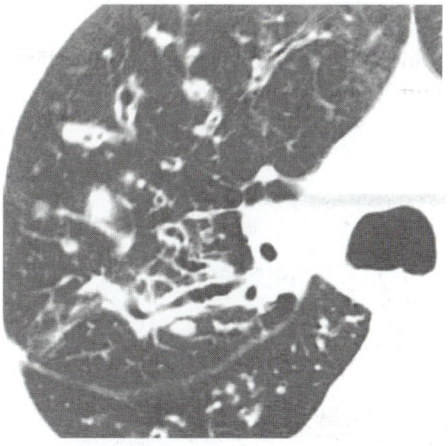

▊ Abb. 4: Bronchiektasen. In der CT-Aufnahme eines Patienten mit gesicherter zystischer Fibrose zeigen sich bis in die Lungenperipherie aufgeweitete Bronchien mit verdickter Bronchialwand. [7]

Zusammenfassung

✖ Wichtigste radiologische Zeichen eines Emphysems sind Gefäßrarefizierung mit erhöhter Strahlentransparenz des Parenchyms, Zwerchfellabflachung und vergrößerter Sagittaldurchmesser des Thorax.

✖ Schlüsselzeichen von Bronchiektasen in der Thoraxaufnahme sind „Tram Lines" und Ringschatten.

Tumoren der Lunge

Bronchialkarzinom

Das vom Bronchialepithel ausgehende Bronchialkarzinom (BC) ist in Deutschland der zweithäufigste Tumor und macht 95% aller Lungenmalignome aus. Ein Großteil der Patienten raucht, damit ist Zigarettenrauch neben bestimmten beruflichen Karzinogenen wie Asbest die wichtigste karzinogene Noxe. Nach ihrer Lokalisation werden folgende Formen unterschieden:

▶ **Peripheres Bronchialkarzinom:** meist Adenokarzinome; Sonderform: Pancoast-Tumor der Lungenspitze mit früher Infiltration von Thoraxwand, Halssympathikus (Horner-Trias) und zervikalen Nervenwurzeln (Plexusneuralgie).

▶ **Zentrales Bronchialkarzinom:** hilusnah, histologisch meist Plattenepithel- oder kleinzelliges Karzinom.

▶ **Diffus wachsendes Bronchialkarzinom:** meist Alveolarzellkarzinome.

Unspezifische Symptome sind Husten, Dyspnoe und Thoraxschmerz. Hämoptyse ist oft ein Spätsymptom.

Radiologische Diagnostik

Je nach Lokalisation und Ausdehnung verursachen Bronchialkarzinome unterschiedliche Erscheinungsbilder in der Thoraxübersichtsaufnahme:

▶ Das **periphere Bronchialkarzinom** stellt sich als peripherer Rundschatten mit unscharfer Begrenzung und Corona radiata, einer radiär vom Tumor ausgehenden Streifenzeichnung (Krebsfüßchen), dar. Weitere Malignitätskriterien eines Rundherdes sind Rigler-Nabelzeichen (Gefäßhilus), exzentrische Einschmelzungen und unscharfe Konturen (▮ Abb. 1).

> Das periphere Adenokarzinom kann in der Thoraxübersichtsaufnahme ein entzündliches pneumonisches Infiltrat imitieren.

▶ Da die meisten **zentralen Karzinome** im Bronchus oder manschettenförmig um den Bronchus herum wachsen, ist die Bronchusstenose mit angrenzender Atelektase der häufigste Befund (▮ Abb. 2). Des Weiteren kann es zu poststenotischen Pneumonien mit segmentaler Fleck- oder Streifenzeichnung kommen. Eher selten ist eine hypertransparent imponierende poststenotische Überblähung durch Ventilwirkung des Tumors („Air-Trapping"). Der zentral wachsende Tumor muss in der Übersichtsaufnahme nicht unbedingt zu sehen sein. Manchmal aber ist ein zentraler Tumorschatten an einem nach lateral konvex vergrößerten, plumpen Hilus und hilifugaler Streifenzeichnung (Infiltration der Lymphangien) zu erkennen.

Zeichen einer **Metastasierung** sind ein maligner Pleuraerguss und vergrößerte hiläre oder mediastinale Lymphknoten. Sie verursachen ein verbreitertes Mediastinum, Ösophagusstenosen und Kompressionen der V. cava. Bei Infiltration des Tumors in den N. phrenicus kommt es zu einer ipsilateralen Zwerchfellparese mit Zwerchfellhochstand. Ein Pancoast-Tumor führt zu einer einseitigen Verschattung der Lungenspitzen und Rippendestruktionen.

Das **Staging** eines BC erfolgt mittels kontrastverstärkter **CT**: Dabei können die genaue Tumorausdehnung und Metastasierung in mediastinale oder hiläre

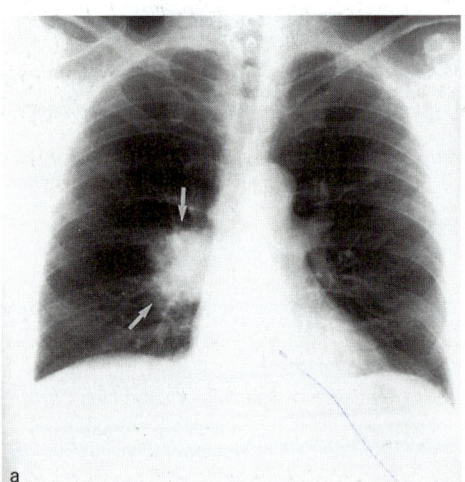

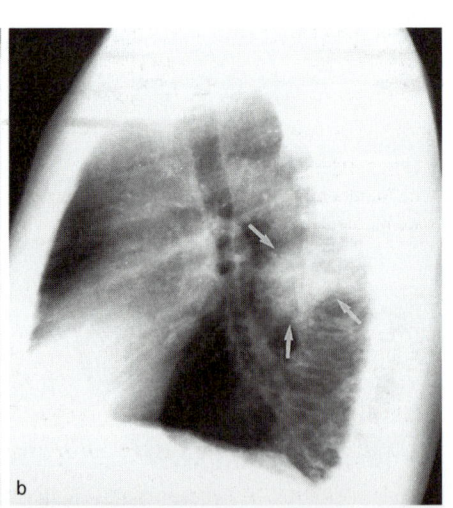

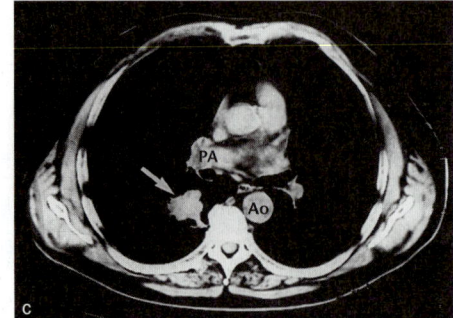

▮ Abb. 1: Peripheres Bronchialkarzinom.
a) In der p. a. Thoraxübersicht projiziert sich nah zum rechten Hilus eine unscharf begrenzte Verschattung mit radiären Ausläufern in die Umgebung (→). b) Die seitliche Aufnahme lokalisiert den Herd aber dorsal des Hilus in den rechten Unterlappen (apikal). c) Das transversale CT-Bild zeigt die Lagebeziehungen des inhomogen dichten Tumors zu den Mediastinalstrukturen. Beachte den Tumorstrang zur Pleura: Der sog. Pleurafinger ist ein Malignitätskriterium (PA = Pulmonalarterie, Ao = Aorta). [4]

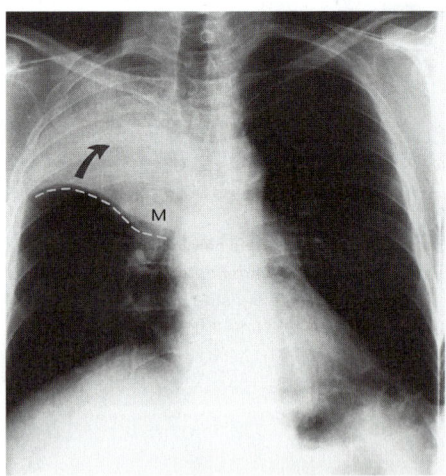

▮ Abb. 2: Zentrales Bronchialkarzinom. Infolge der Raumforderung im Hilusbereich ist der Oberlappenbronchus verlegt, die poststenotische Atelektase zeigt sich als homogener segmentaler Schatten. Als Zeichen der Volumenminderung kollabiert die Fissura minor nach kranial. Die hilusnahe Raumforderung (M) „beult" die sonst einfach nach kranial konvexe Fissur aus. [4]

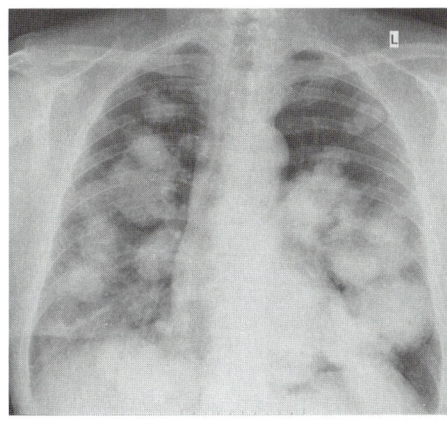

Abb. 3: Rundherdmetastasen. Die p. a. Aufnahme zeigt über beide Lungen verteilt multiple Metastasen. [6]

Lymphknoten bzw. andere Organe (Leber, Gehirn, Nebenniere, Skelett) dokumentiert werden. Das zentrale Bronchuskarzinom selber imponiert in der CT als weichteildichte, unscharfe Raum-

forderung mit Bronchusalteration. Periphere BC zeigen sich als unscharf begrenzte, periphere Rundherde mit radiärer Streifenzeichnung.

Lungenmetastasen

Fast jedes dritte Malignom streut Metastasen in der Lunge. Hämatogene Lungenmetastasen finden sich v. a. bei Primärtumoren der Niere, Mamma, Prostata und der Schilddrüse. Allerdings können besonders Magen-, Pankreas- und Mammakarzinome lymphogen in die Lunge metastasieren.
Röntgenologisch werden folgende Formen unterschieden:

▶ **Rundherdmetastasen:** Bei hämatogener Metastasierung lassen sich solitäre oder multiple, homogene, kugelförmig expansiv wachsende Herde unterschied-

licher Größe nachweisen. Meist sind sie scharf begrenzt (■ Abb. 3).
▶ **Lymphangiosis carcinomatosa/ Pleuritis carcinomatosa:** Der Tumor breitet sich strangartig in den Lymphspalten und dem pulmonalen Interstitium aus. Bei tumoröser Infiltration der Pleura zeigt sich ein Erguss oder eine strangartige Pleuraverdickung (■ Abb. 4).
▶ **Pneumonische Metastasen:** Ausbreitung des Tumors in den anatomisch präformierten intraalveolären und intrabronchialen Räumen (v. a. Ösophagus-, Mammakarzinome).

Zur Diagnose eignen sich sowohl **Röntgenübersichtsaufnahmen** als auch die **CT.** Dabei ist die Schnittbildgebung beim Nachweis von kleinen Rundherden und Lymphangiosis carcinomatosa überlegen (■ Abb. 5).

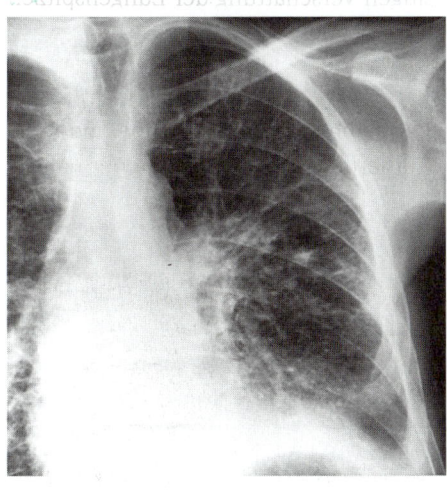

Abb. 4: Lymphangiosis carcinomatosa. Die streifige Zeichnungsvermehrung im Lungenparenchym ist Folge der strangartigen Ausbreitung des metastatischen Tumorgewebes in den Lymphangien. [4]

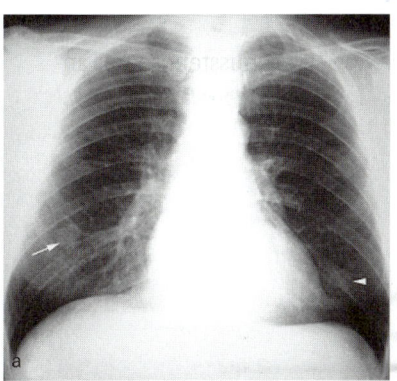
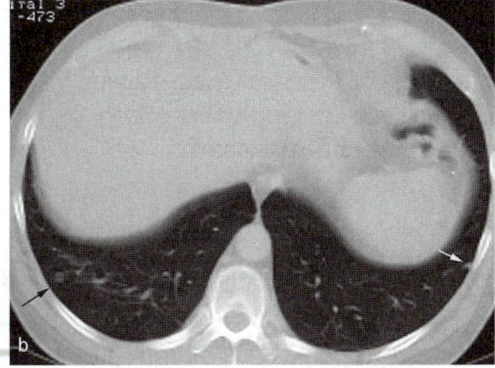

Abb. 5: Hämatogene Metastasen eines Nierenzellkarzinoms. a) Die Thoraxaufnahme zeigt nur wenige, flaue Rundherde (→). b) Im KM-verstärkten axialen CT-Schnitt dagegen sind multiple, über die Lunge verteilte Metastasen zu sehen (→). [1]

Zusammenfassung

✖ Bildgebende Verfahren zur Diagnose eines Bronchialkarzinoms sind die Röntgen-Thoraxaufnahme und die CT. Dabei gilt: Ein Rundherd bei Patienten über dem 40. Lebensjahr gilt als Karzinom, bis das Gegenteil bewiesen ist.

✖ Das zentrale Bronchuskarzinom imponiert in der CT als weichteildichte, unscharfe Raumforderung mit Bronchusalteration. Periphere BC zeigen sich als unscharf begrenzte periphere Rundherde mit radiärer Streifenzeichnung. *Corona radiata*

✖ Die Lunge ist häufiger Manifestationsort von Metastasen. Typisches radiologisches Zeichen sind multiple, scharf begrenzte Lungenrundherde.

Erkrankungen der Pleura

Pleuraerguss

Der Pleuraerguss ist eine pathologische Flüssigkeitsansammlung im Pleuraspalt. Ursächlich sind meist Herzinsuffizienz, Pneumonien oder Malignome. Dabei wird nach der Zusammensetzung der Flüssigkeit unterschieden:

▶ **Transsudat:** z. B. infolge einer Herzinsuffizienz.
▶ **Exsudat:** z. B. bei einer exsudativen Pleuritis.
▶ **Hämatothorax:** z. B. infolge eines Thoraxtraumas.
▶ **Chylothorax:** bei perioperativer oder traumatischer Läsion des Ductus thoracicus.

Nach operativen Eingriffen sowie bei entzündlichen und tumorösen Prozessen finden sich durch Verwachsungen der beiden Pleurablätter gekammerte Ergüsse (▮ Abb. 1).

> Sonographisch lassen sich Pleuraergüsse ab einem Volumen von 30 ml darstellen. Dagegen liegt die Nachweisgrenze in der Thoraxübersichtsaufnahme im Stehen bei rund 200 ml, im Liegen sogar bei 500 ml.

In der transdiaphragmalen oder transthorakalen **Sonographie** zeichnet sich der Erguss echoarm zwischen echoreichem Zwerchfell bzw. Thoraxwand ab. Nicht gekammerte Ergüsse verteilen sich nach Umlagern des Patienten.

▶ Beim aufrecht stehenden Patienten sammelt sich die Ergussflüssigkeit zunächst am tiefsten Punkt und wird in der **p. a. Thoraxaufnahme** als meniskusförmige, nach lateral ansteigende, homogene Verschattung im Recessus phrenicocostalis sichtbar. Da der dorsale Randsinus weiter kaudal als der laterale Randsinus liegt, ist ein Erguss in der Seitaufnahme eher zu erkennen: Er imponiert als nach kranial konkav begrenzte Verschattung im dorsalen Sinus (▮ Abb. 2).
▶ Bei „Bettlungen" läuft die Flüssigkeit über die gesamte dorsale Pleura aus, sodass erst größere Mengen ab 500 ml nachweisbar sind. Zeichen des Ergusses sind hier: eine nach kranial abnehmende verminderte Strahlentransparenz des gesamten Hemithorax und eine unscharfe Zwerchfellkontur.

In der CT lassen sich schon geringste Ergussmengen je nach Ergussart als Saum unterschiedlicher Dichte darstellen. Dabei sprechen Dichtewerte unter 10 HE für ein Transsudat, Werte über 25 HE für ein Exsudat oder hämorrhagische Flüssigkeit.

Pneumothorax

Je nach Ätiologie wird zwischen Spontanpneumothorax bei vorbestehenden Veränderungen (z. B. Emphysemblasen), iatrogenem (z. B. Pleurapunktion) oder traumatischem Pneumothorax unterschieden. Abhängig vom Volumen der sich im Pleuraraum befindenden Luft kann der Pneumothorax asymptomatisch sein, aber auch zu Dyspnoe und Schmerzen bis zum Schock führen. Folgende **röntgenologische Zeichen** können v. a. in der Exspirationsaufnahme zu sehen sein:

▶ Der lufthaltige Pleuraraum zwischen Thoraxwand und viszeraler Pleura, die sich als feine Haarlinie zeigt, ist strahlentransparenter als das Lungengewebe, es sind keine Lungengefäße erkennbar (▮ Abb. 3).

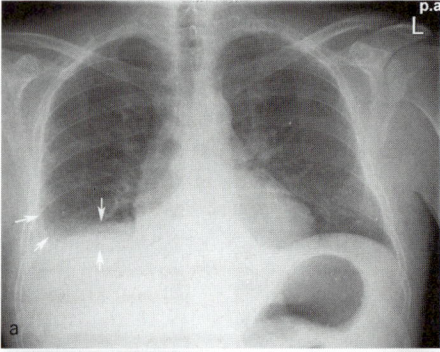
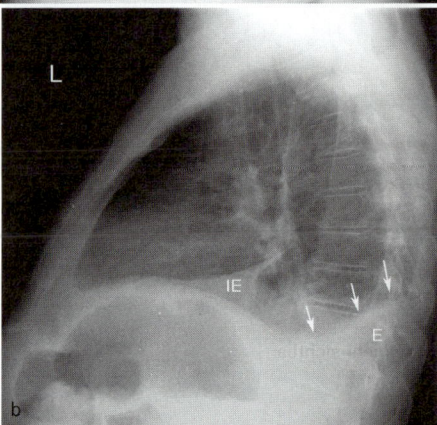
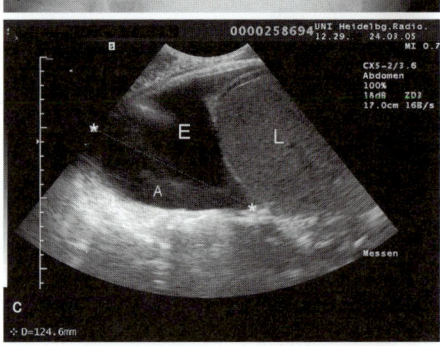

▮ Abb. 2: Pleuraerguss. a) p. a. Aufnahme: Der rechtsseitige Erguss zeigt sich als basale homogene Verschattung. b) Seitaufnahme: Der Erguss sammelt sich im dorsalen Recessus phrenicocostalis (→), das rechte Zwerchfell ist nicht mehr sichtbar. Zusätzlich findet sich ein interlobulärer Ergussanteil (IE). c) Sonographisches Bild eines ausgedehnten echofreien Ergusses (E) (L = Leber; A = Kompressionsatelektase). [1]

> Hautfalten können die feine Haarlinie der viszeralen Pleura imitieren. Eine Unterscheidung ist möglich, wenn sie über die Thoraxwand hinaus zu verfolgen und jenseits der Linie Lungengefäße zu sehen sind.

▶ Bei einem lebensbedrohlichen **Spannungspneumothorax** mit Ventilmechanismus finden sich eine kollabierte Lunge, ipsilateraler Zwerchfelltiefstand, Mediastinalverlagerung nach kontralateral und weite Interkostalräume (▮ Abb. 4).

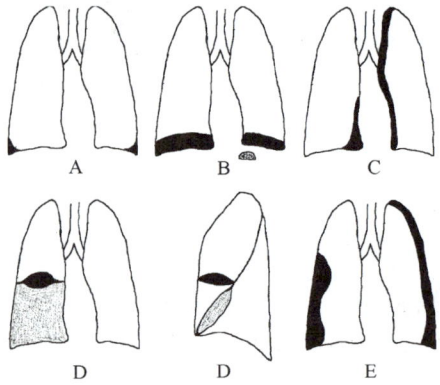

▮ Abb. 1: Formen des Pleuraergusses. A: phrenikokostal. B: subpulmonal: Ergussflüssigkeit sammelt sich zwischen Zwerchfell und Lungenbasis an, läuft dabei nicht in den Recessus phrenicocostalis aus, kann einen Zwerchfellhochstand vortäuschen. C: mediastinal. D: interlobulär: Verschattung in Spindelform oder als Rundherd. E: parietal: Ergussflüssigkeit kann sich bei Pleuraverwachsungen entlang der Thoraxwand ansammeln, imponiert als scharf begrenzte, zur Lunge konvexe Verschattung. [2]

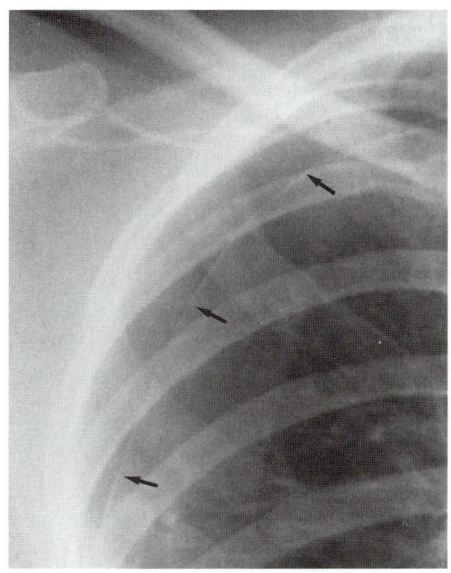

■ Abb. 3: Apikaler Pneumothorax. Die Pleura viscerale imponiert in dieser Thoraxaufnahme als feine, vom Thorax abgehobene und gebogene Linie (→). Jenseits der Linie ist keine Lungengefäßzeichnung mehr sichtbar. [4]

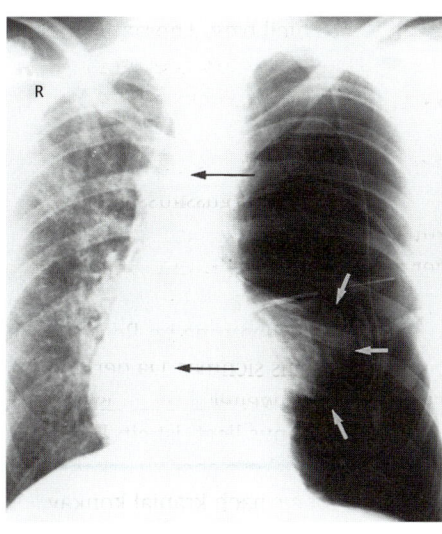

■ Abb. 4: Spannungspneumothorax. Die linke Lunge ist vollständig kollabiert (weiße →), der betroffene Hemithorax zeigt eine hohe Strahlentransparenz. Das linke Zwerchfell steht tief und ist abgeflacht, Herz und Mediastinum sind nach rechts verlagert (schwarze →). [4]

Pleuramesotheliom

In der Ätiologie dieses seltenen, vom Mesothel ausgehenden malignen Tumors spielt eine Asbestexposition eine entscheidende Rolle. Klinisch wird es mit eher unspezifischen Symptomen wie Thoraxschmerz, Dyspnoe und Gewichtsverlust auffällig.

Im **Röntgenthorax** kann ein Pleuraerguss der einzige Befund sein. Außerdem findet sich im fortgeschrittenen Stadium eine lobulierte, verbreiterte Pleura, die als ovale oder polyzyklische Verschattung imponiert. Ein weiteres typisches Zeichen ist die Verkleinerung des betroffenen Hemithorax bei sonst regelrecht belüfteter Lunge (■ Abb. 5). Mittels **CT** lässt sich neben dem Wesen des Tumors auch die Ausdehnung beurteilen.

Es ist eine sofortige Entlastung notwendig!
▶ Den Seropneumothorax mit zusätzlicher Flüssigkeit (z. B. Erguss) im Pleuraspalt zeichnet das oben beschriebene Erscheinungsbild mit einem Flüssigkeitsspiegel aus.

Pleuraschwielen/-schwarten

Pleuraschwielen entstehen als fibrösnarbige Verdickung der beiden Blätter meist sekundär nach vorausgegangen entzündlichen Prozessen (z. B. Pleuritis), einem Hämothorax oder einem chronischen Pneumothorax. Sie zeigen

sich in der **Thoraxaufnahme** meist basal im phrenikokostalen Randwinkel oder apikal im Bereich der Pleurakuppen lokalisierter Schatten. Der narbige Zug auf das umgebende Gewebe kann ein Hochziehen des Zwerchfells oder eine Verkleinerung der Interkostalräume verursachen.

> Differenzialdiagnostisch lassen sich Pleuraschwielen von einem nicht gekapselten Erguss durch Umlagern des Patienten unterscheiden: Während der Erguss in Seitenlage ausläuft, ändert die durch eine Pleuraschwarte verursachte Verschattung ihre Lage nicht.

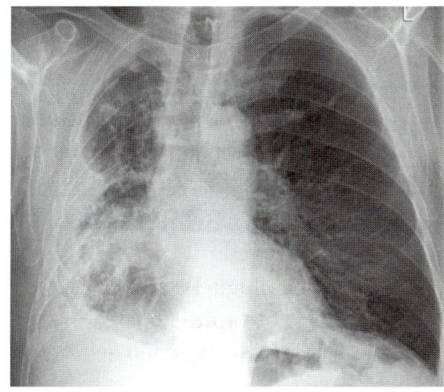

■ Abb. 5: Pleuramesotheliom. Der Tumor imponiert als diffus gelappte Pleuraverbreiterung im rechten Hemithorax, der verkleinert ist. [7]

Zusammenfassung

✖ Kleinste Ergussmengen lassen sich am besten sonographisch darstellen. Größere Volumina (> 200 ml) sind in der p. a. Thoraxaufnahme als Verschattung im Recessus phrenicocostalis nachweisbar.

✖ Zeichen eines Pneumothorax in der Thoraxübersichtsaufnahme (Exspirationsaufnahme!) sind:

– ein tief schwarzer Pleuraspalt, den eine feine Linie vom Lungenparenchym trennt,

– beim Spannungspneumothorax zusätzlich Mediastinalverlagerung nach kontralateral und ein ipsilateraler Zwerchfelltiefstand.

Die Aorta

Aortenisthmusstenose

Die Aortenisthmusstenose oder Coarctatio aortae ist eine angeborene Einengung im Aortenverlauf, die nahe der Einmündungsstelle des Ductus arteriosus Botalli auftritt. Typische klinische Zeichen der postduktalen Form der Aortenisthmusstenose sind abgeschwächte oder fehlende Femoralispulse mit Hypotonie der unteren bei gleichzeitiger Hypertonie der oberen Extremitäten.

Radiologische Diagnostik

Infolge des prästenotischen Hochdrucks können in der **Thoraxaufnahme** der linke Ventrikel vergrößert, die Aorta ascendens und die brachiozephalen Gefäße prominent sein. Die Isthmusstenose ist mitunter als Kerbe in der äußeren Kontur der Aorta, dem sog. 3-Zeichen, zu erkennen. Die untere Körperhälfte wird in Abhängigkeit vom transstenotischen Druckgradienten über Kollateralen der Aa. mammariae und Interkostalarterien versorgt, die kaudal der Stenose in die Aorta einmünden. Deren Aufweitung und Elongation führt zu Druckusuren an den Unterkanten der dorsalen Anteile der 3. bis 10. Rippe (■ Abb. 1). Die tatsächliche Engstelle lässt sich am besten in der konventionellen oder **CT**-Angiographie darstellen.

Aneurysma und Dissektion der Aorta

Aneurysmen sind abgegrenzte Erweiterungen des Lumens einer Arterie. Generell können Aneurysmen in allen Gefäßabschnitten vorkommen, besondere Bedeutung haben aber Aneurysmen der thorakalen und abdominellen Abschnitte der Aorta sowie der intrakraniellen Gefäße (s. S. 112). Nach ihrer Pathogenese werden arteriosklerotische, infektiöse, traumatische oder kongenitale Aneurysmen unterschieden. Nach morphologischen Gesichtspunkten können sie in drei Formen eingeteilt werden (■ Abb. 2):

▶ **Echtes Aneurysma** (Aneurysma verum): Das Lumen ist unter Beteiligung aller drei Wandschichten sack- oder spindelförmig aufgeweitet.

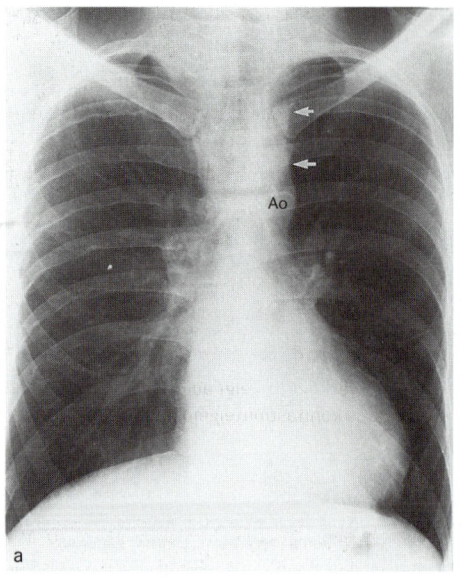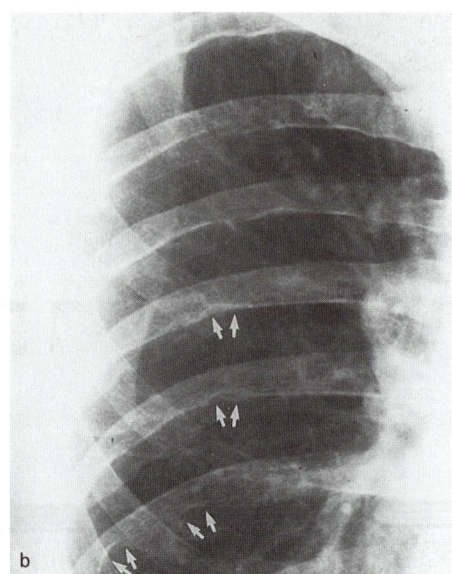

■ Abb. 1: Aortenisthmusstenose. a) Die p. a. Thoraxaufnahme zeigt einen prominenten linken Herzrand und eine aufgeweitete linke A. subclavia (→). b) Auf der Zielaufnahme sind an den Rippenunterkanten grübchenartige Arrosionen (Usuren) zu erkennen (→). [4]

▶ **Falsches Aneurysma** (Aneurysma spurium oder falsum): Es entsteht durch eine Gefäßverletzung, meist nach Punktionen oder OP, unter Ausbildung eines paravasalen Hämatoms (■ Abb. 4).

▶ **Aortendissektion** (Aneurysma dissecans): Durch einen Intimariss mit Trennung der Aortenwandschichten kann Blut zwischen Intima und Media fließen („Entry") und ein zweites Lumen bilden.

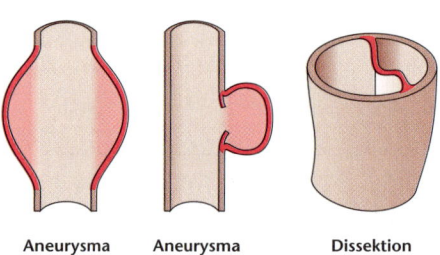

Aneurysma verum · Aneurysma spurium · Dissektion

■ Abb. 2: Schematische Darstellung der Aneurysmaformen. [8]

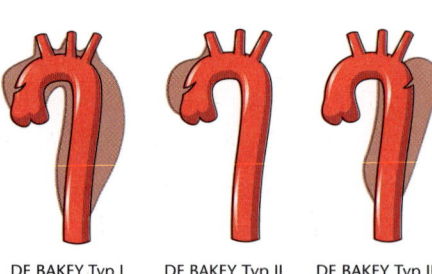

DE BAKEY Typ I Stanford Typ A · DE BAKEY Typ II Stanford Typ A · DE BAKEY Typ III Stanford Typ B

■ Abb. 3: Klassifikation der Aortendissektion. Typ A nach Stanford: Dissektion der Aorta ascendens, der Aortenbogen und die gesamte weitere Aorta können mit betroffen sein. Typ B: Dissektion der Aorta descendens. [1]

Das falsche Lumen kann weiter distal durch einen zweiten Intimariss wieder Anschluss zu dem echten Arterienlumen finden („re-entry"). Das Aneurysma dissecans tritt überwiegend in der thorakalen Aorta auf. Es wird nach Stanford oder DeBakey klassifiziert (■ Abb. 3 und 5).

> Wegen der drohenden Komplikationen wie einer Ruptur ist die Aortendissektion Typ Stanford A ein chirurgischer Notfall.

Radiologische Diagnostik

> Bildgebendes Mittel der Wahl ist – besonders in der Notfalldiagnostik – die kontrastverstärkte CT. Sie erlaubt eine exakte Bestimmung von Längenausdehnung und Relation von durchströmtem Lumen und Außendurchmesser. Grenzwerte für das Aortenlumen sind thorakal 4 cm und abdominal 3 cm. Eine Operationsindikation besteht ab einem Durchmesser von 5 cm.

Thrombotische Wandauflagerungen sind als ringförmige oder wandständige Hypodensitäten vom kontrastierten Restlumen zu differenzieren. Der Nachweis einer **Intimaabhebung** und eines kontrastierten **falschen Lumens** sind sichere Zeichen einer Dissektion. Bei Ruptur des Aortenaneurysmas sind die Wandaußenkonturen des Aneurysmas unscharf. Es

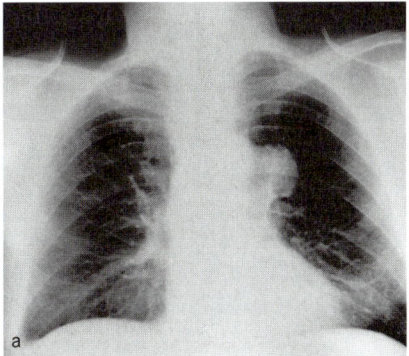
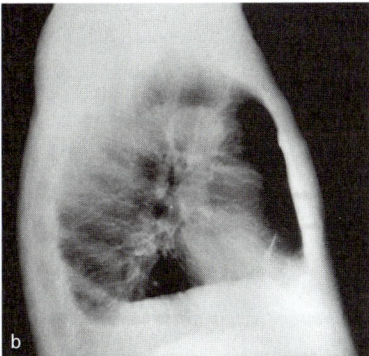
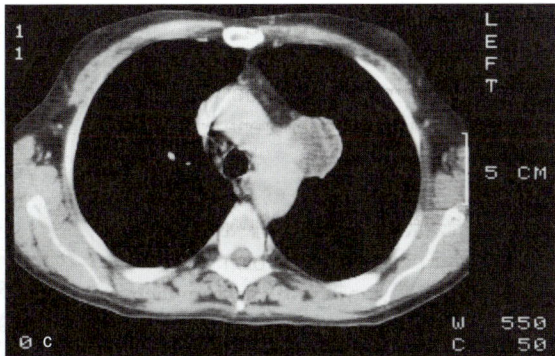

▌ Abb. 4: Aneurysma spurium. Die Röntgenthoraxaufnahme in zwei Ebenen zeigt auf Höhe des Aortenbogens eine kugelige, scharf begrenzte Verschattung mit Kalkeinlagerungen. Computertomographisch ist an der Spitze des kontrastmittelgefüllten Aortenbogens eine nicht vollständig thrombosierte, aneurysmatische Erweiterung mit äußerem Kalkring zu erkennen. [2]

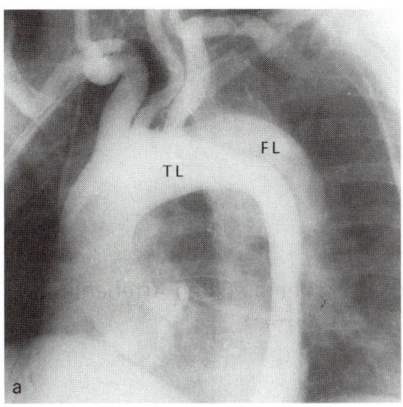
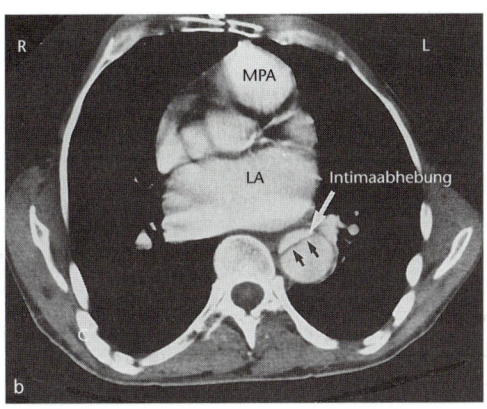
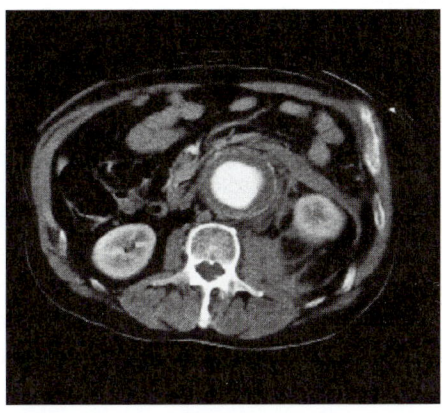

▌ Abb. 5: Aortendissektion (Stanford Typ B). a) Die Katheterangiographie zeigt in LAO-Projektion ein kontrastiertes echtes (TL) und falsches Lumen (FL), das distal der brachiozephalen Gefäße abgeht und innerhalb der Aortenwand einen Kanal bildet. b) Im axialen CT-Bild lässt sich nach KM-Gabe die zwischen echtem und falschem Lumen liegende Intimawand nachweisen (LA = linker Vorhof, MPA = Truncus pulmonalis). [4]

▌ Abb. 6: Rupturiertes infrarenales Aortenaneurysma. In der kontrastverstärkten Oberbauch-CT stellt sich eine aufgeweitete Aorta abdominalis mit verkalkten Wänden dar. Das durchflossene, gut kontrastierte Lumen ist von thrombosierten Abteilen umgeben. Um das Gefäß erkennt man schlierige Streifen, die ausgetretenem Blut entsprechen. [2]

breitet sich ein weichteildichtes Hämatom aus, nach KM-Gabe kann das Leck identifiziert werden (▌ Abb. 6).

Zeichen eines thorakalen Aneurysmas auf der konventionellen **Thoraxübersichtsaufnahme** sind Mediastinalverbreiterungen mit schalenförmigen Verkalkungen. Das Lumen ist ektatisch verbreitert. Mitunter verursacht die Aortendissektion das Bild einer doppelten Aortenkontur im Seitbild. Rupturzeichen sind neben der Mediastinalverbreiterung eine unscharf konturierte Aorta und Verlagerung von Trachea und Speiseröhre, evtl. Hämatothorax oder Perikardtamponade.

Auch **transösophageale Echokardiographie (TEE)** bzw. **Abdomensonographie** eignen sich zum direkten Nachweis von thorakalen bzw. abdominellen Aneurysmen.

Zusammenfassung

✖ Typische Zeichen einer postduktalen Aortenisthmusstenose im Röntgenbild sind das „3-Zeichen" und Rippenusuren.

✖ Verfahren der Wahl zur Darstellung eines Aortenaneurysmas ist die kontrastverstärkte CT. Morphologisch werden Aneurysma verum, Aneurysma spurium und Aortendissektion unterschieden. Die Aortendissektion muss nicht mit einer aneurysmatischen Erweiterung der Aorta einhergehen.

✖ Eine Aortendissektion ist ein Notfall.

Das akute Abdomen

Das klinische Bild des akuten Abdomens prägen

▶ starker, akuter Bauchschmerz und
▶ abdominelle Abwehrspannung.

Es gibt eine Vielzahl von möglichen Ursachen, v. a. aber kommen akute Entzündungen, Ileus, Organrupturen bzw. -perforationen und vaskuläre Perfusionsstörungen in Betracht.

> Das akute Abdomen kann (muss aber nicht) ein Notfall sein, der eine chirurgische Intervention verlangt. Deshalb sollte die Situation unverzüglich differenzialdiagnostisch geklärt werden.

Neben Anamnese, klinischer und laborchemischer Untersuchung ist der Einsatz bildgebender Verfahren zur Klärung der abdominalen Situation erforderlich. Dabei geben Sonographie und die Abdomenleeraufnahme in der Basisdiagnostik wichtige Hinweise.

Abdomenübersichtsaufnahme

Die Aufnahme wird nativ in Linksseitenlage mit horizontalem Strahlengang und im Stehen oder bei dem meist schlechten Allgemeinzustand des Patienten in Rückenlage angefertigt. Es soll das Abdomen von Zwerchfell bis Beckenboden dargestellt werden. Hierbei ist v. a. auf extraluminale Luft (■ Tab. 1), Dünn- und Dickdarmspiegel, erweiterte Darmabschnitte, Steine, Raumforderungen und Fremdkörper zu achten.

Ileus

Den **mechanischen Ileus** verursachen Obstruktionen (z. B. Tumoren, entzündliche Stenosen, Fremdkörper) oder Stran-

Lokalisation	Häufige Ursache
Freie Luft	Siehe bei Organperforation/-ruptur
Luft in der Darmwand	Darmnekrosen, Entzündungen und Abszesse, Pneumatosis intestinalis, posttraumatisch, Volvulus und Invagination
Luft im Gallengangssystem	Steinperforation bei Konkrementen, Tumoren, Cholezystitis, postoperativ (s. S. 58)
Luft im kleinen Becken	Douglas-Abszess, Kolon-Becken-Fistel

■ Tab. 1: Differenzialdiagnosen extraluminaler Luftansammlungen.

gulationen (z. B. Invagination, postoperative Briden, inkarzerierte Hernien) mit konsekutiver Durchblutungsstörung des Darms. Ein **paralytischer Ileus** kann reflektorisch (z. B. postoperativ), metabolisch (z. B. Diabetes mellitus) oder toxisch (z. B. Ischämie) bedingt sein.

Häufige Symptome, die aber in ihrer Ausprägung von Ursache und Lokalisation abhängen, sind abdominelle Schmerzen, Erbrechen, Stuhl- und Windverhalt.

In der **Abdomenübersichtsaufnahme** finden sich gashaltig geblähte Darmschlingen mit einem Flüssigkeitsspiegel. Das Verteilungsmuster kann auf die Verschlusslokalisation eines mechanischen Ileus hinweisen (■ Abb. 1 und 2). Zur Unterscheidung von mechanischen und paralytischen Prozessen ist darauf zu achten, ob die Luft-Flüssigkeitsspiegel zu beiden Enden einer Darmschlinge in gleicher (paralytisch) oder verschiedener Höhe (mechanisch) stehen (■ Abb. 3). Zusätzliche Informationen liefert die **Sonographie** (erweiterte Darmschlingen, Hyper-/Hypo- oder fehlende Peristaltik) oder je nach Lokalisation eine **Dünndarmuntersuchung nach Sellink** bzw. ein **retrograder KM-Einlauf** mit jodhaltigem, wasserlöslichem Kontrastmittel.

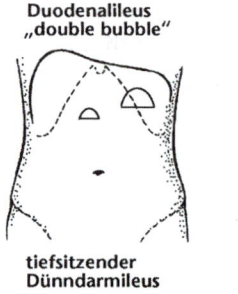
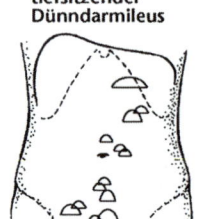
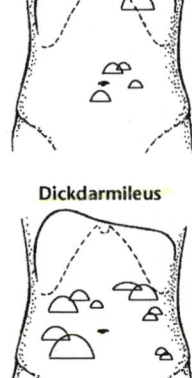

■ Abb. 1: Schematische Darstellung der Spiegelverteilung bei Dünn- und Dickdarmileus. Multiple Spiegel im mittleren Abdomen sind ein Zeichen eines Dünndarmileus. Der Kolonrahmen ist hier frei. Ein Dickdarmileus verursacht entsprechend dem Verlauf des Kolons lokalisierte Spiegel. [2]

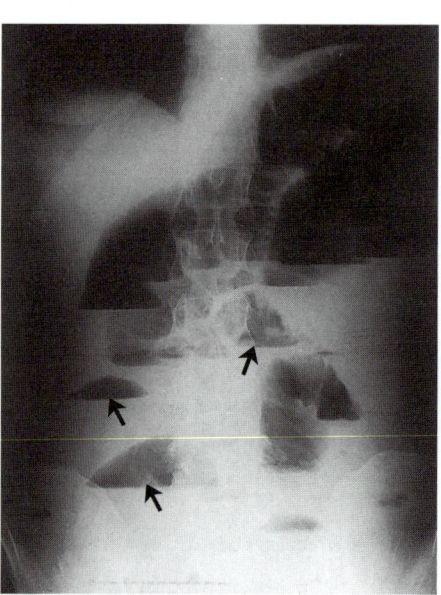

■ Abb. 2: Mechanischer Dickdarmileus. In der Abdomenübersichtsaufnahme im Stehen finden sich erweiterte Dünndarmschlingen und ein geblähter Kolonrahmen. [8]

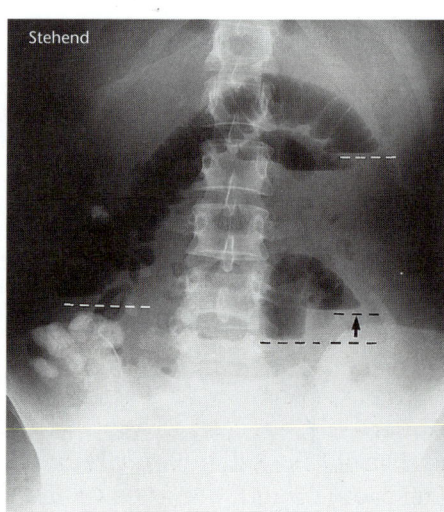

■ Abb. 3: Dünndarmverschluss. In der Abdomenübersichtsaufnahme im Stehen befinden sich die Luft-Flüssigkeitsspiegel in einer Schlinge auf unterschiedlicher Höhe. Das spricht mehr für eine mechanische Ursache des Ileus. Das Bild kommt infolge der beim mechanischen Ileus auftretenden Pendelperistaltik zustande. [4]

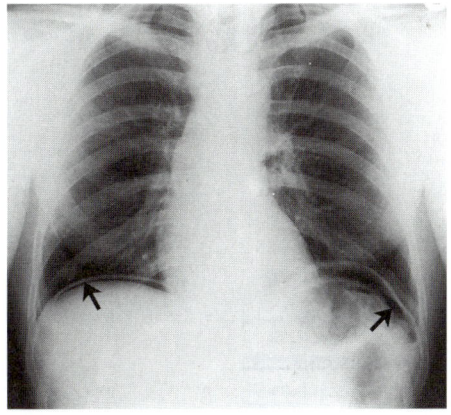

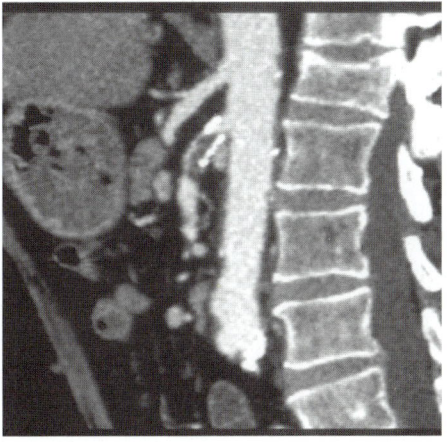

■ Abb. 4: Freie intraperitoneale Luft. In der Thoraxaufnahme ist freie Luft in Form von Luftsicheln unter dem rechten und linken Zwerchfell nachweisbar (→). Die Magenblase kommt unter dem linken Zwerchfell zur Darstellung. [8]

■ Abb. 5: Mesenterialarterienstenose. Die sagittale Rekonstruktion einer CT-Angiographie zeigt den großen Thrombus im Anfangsteil der A. mesenterica superior als KM-Aussparung im Lumen des Gefäßes. Darüber liegend ist der kontrastierte Truncus coeliacus zu sehen. [9]

Akute Entzündungen

Entzündungen intraabdominaler oder retroperitonealer Organe wie eine akute Pankreatitis, Cholezystitis oder Divertikulitis können das klinische Bild eines akuten Abdomens verursachen (siehe dort).

Organperforation/-ruptur

Perforationen eines abdominellen Hohlorgans infolge von Ulzerationen (bevorzugt in Magen und Duodenum), Divertikuliditen, Traumen etc. führen zum radiologischen Bild von freier abdomineller Luft. Dabei zeigt sich in der **Abdomenübersichtsaufnahme** (evtl. auch in der **Thoraxaufnahme**) freie Luft nach Lage des betroffenen Organs intra- oder retroperitoneal, immer aber am höchsten Punkt:

▶ **Freie intraperitoneale Luft** findet sich im Stehen unter dem Zwerchfell, in Linksseitenlage als Luftansammlungen

zwischen Leber, Zwerchfell und lateraler Bauchwand (■ Abb. 4).
▶ **Freie retroperitoneale Luft** zeigt sich als streifige Aufhellung entlang dem lateralen Psoasrand.

Differenzialdiagnostisch muss bei freier Luft in der Bauchhöhle auch an iatrogene Ursachen (nach Gastro-/Koloskopie als Komplikation, nach Laparotomie normal), Peritonitis oder an einen rupturierten Abszess gedacht werden.

Ischämische Darmerkrankungen

Akute oder chronische arterielle Perfusionsstörungen können zu ischämiebedingten Schäden des Darms führen. Die hochgradig stenosierte A. mesenterica inf. verursacht eine ischämische Kolitis, ein akuter Verschluss der A. mesenterica sup. führt zu einem Darminfarkt. Dabei kommt es zu heftigen abdominellen Schmerzen, paralytischem Ileus und Durchwanderungsperitonitis.

> Ein Mesenterialinfarkt ist ein akuter Notfall, der einer raschen Diagnostik und Therapie bedarf. Die Ischämietoleranz des Darms beträgt max. 6 Stunden.

Die **Abdomenübersichtsaufnahme** zeigt als Zeichen eines paralytischen (Sub-)Ileus Blähung und Spiegelbildung des Darms sowie eine Vergrößerung der Falten und eine Wandverdickung. In der **Abdomensonographie** finden sich stehende Darmschlingen und freie Flüssigkeit. Ein Verschluss der **Mesenterialgefäße** lässt sich rasch in der **Angio-CT** (■ Abb. 5) oder **Doppler-Sonographie** darstellen. **Angiographisch** zeigt sich ein umschriebener Abbruch der Kontrastmittelsäule im Gefäß. Die Angiographie liefert zwar die beste anatomische Gefäßdarstellung, verbietet sich aber häufig aus Zeitgründen.

Zusammenfassung

✖ Das akute Abdomen ist ein Notfall und bedarf einer raschen diagnostischen Klärung. Bildgebende Mittel der Wahl sind Sonographie und Abdomenübersichtsaufnahme.

✖ Leitzeichen des Ileus ist Spiegelbildung in erweiterten Darmschlingen (Abdomenübersichtsaufnahme).

✖ Freie Luft im Abdomen ist höchst verdächtig für eine Perforation/Ruptur.

✖ Infarkte der Mesenterialgefäße zeigen als indirektes Zeichen einen paralytischen Ileus. Doppler-Sonographie und Angio-CT können das verschlossene Gefäß nachweisen.

Ösophagus

Die radiologische Diagnostik bei Erkrankungen des Magen-Darm-Trakts spielt nur mehr eine additive Rolle zur überlegenen Endoskopie. Sie ermöglicht neben einer direkten morphologischen Beurteilung auch die histologische Aufarbeitung von Biopsien und interventionelle Maßnahmen. Zusätzlich bietet die Endoskopie über die **Endosonographie** die Möglichkeit einer transluminalen Wanddarstellung. Dazu wird ein Schallkopf oral oder rektal im Lumen des zu untersuchenden Darmabschnitts platziert.

Ösophagus-Breischluck

Standardverfahren zur radiologischen Darstellung des Ösophagus ist der sog. Breischluck unter Verwendung eines positiven Kontrastmittels. Indikationen sind morphologische oder funktionelle Störungen. Gewöhnlich wird als KM Bariumsulfat verwendet.

> Ausgetretenes oder aspiriertes bariumhaltiges KM kann schwerste Entzündungsreaktionen verursachen. Deshalb muss bei einem Verdacht auf Schluckstörungen oder ösophagotracheale Fisteln mit Aspirationsgefahr bzw. auf eine Perforation wasserlösliches, jodhaltiges KM verwendet werden.

Während der Untersuchung werden Bilder in zwei Ebenen (a. p. und seitlich) im Stehen und in Linksseitenlage angefertigt. Beurteilungskriterien sind Morphologie (Verlauf, Lumenweite und Faltenrelief) und Funktion (Passage) des Ösophagus. Die beste Schleimhautdarstellung gelingt im Doppelkontrast. Dazu schluckt der Patient Luft oder ein CO_2-haltiges Brausepulver. Im **Normalbefund** stellen sich Schleimhautfalten als paralleles Längsstreifenband dar.

> Physiologische Engen sind oberer Ösophagusmund, Kreuzungsstelle von Aortenbogen und linkem Hauptbronchus sowie Zwerchfelldurchtritt.

Achalasie

Die Achalasie ist eine seltene Innervationsstörung, bei der durch eine kongenitale Aplasie oder Dysfunktion des Auerbach-Plexus der distale Ösophagus dauerkontrahiert ist. Der Speisebrei bleibt so hängen und verursacht eine proximale Ösophaguserweiterung mit Dysphagie, retrosternalen Schmerzen und Aspiration.

Im **Breischluck** verjüngt sich die mäßig bis stark dilatierte Speiseröhre sektglasähnlich am ösophagogastralen Übergang (■ Abb. 1).

Ösophagusdivertikel

Umschriebene Ausstülpungen im Verdauungstrakt betreffen die gesamte Wand (echte Divertikel) oder nur die Mukosa, die durch Muskellücken tritt (Pseudodivertikel).

Pulsionsdivertikel treten links zervikal als Zenker-Divertikel innerhalb des Killian-Dreiecks oder epiphrenisch dicht oberhalb des Zwerchfells auf. Das Zenker-Divertikel kann faustgroß werden und verursacht Dysphagien mit Speiseregurgitation (■ Abb. 2). Ursache ist ein erhöhter intraluminaler Druck.

Traktionsdivertikel treten als echte Divertikel auf Höhe der Trachealbifurkation auf (Bifurkationsdivertikel) und sind meist asymptomatisch.

Der **Ösophagusbreischluck** zeigt eine KM-gefüllte Aussackung der Ösophaguswand an den oben beschriebenen Lokalisationen.

Zwerchfellhernien

Angeborene oder erworbene Lücken des Zwerchfells erlauben eine Verlagerung von Magenanteilen nach intrathorakal. Es werden verschiedene Formen unterschieden (■ Abb. 3 und 4). Kleine Hernien sind oft asymptomatische Zufallsbefunde, es können klinische Zeichen einer Refluxösophagitis mit retrosternalen Schmerzen bestehen.

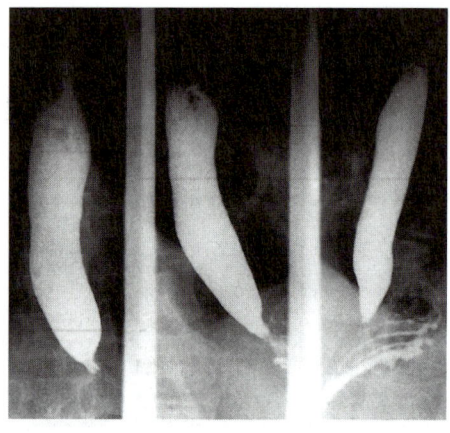

■ Abb. 1: Die Aufnahmen in verschiedenen Ebenen zeigen eine ausgeprägte Dilatation des Ösophagus. Die KM-Säule verjüngt sich auf Höhe der Kardia. Die glatt konturierte Wand spricht für eine Achalasie und gegen eine Tumorstenose. [2]

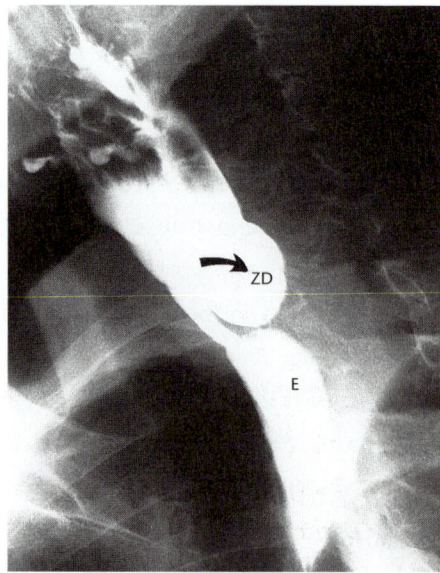

■ Abb. 2: Die seitliche Aufnahme zeigt ein Zenker-Divertikel. Man erkennt eine KM-gefüllte, sackförmige Ausstülpung (ZD) an der Hinterwand des zervikalen Ösophagus (E). [4]

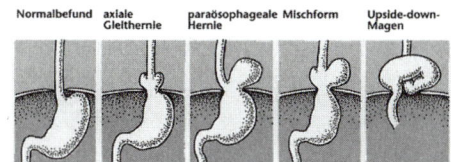

Abb. 3: Axiale Gleithernie: reversible Verlagerung des ösophagogastrealen Übergangs nach intrathorakal. Paraösophageale Hernie: Verlagerung des Magenfundus mit peritonealem Bruchsack neben die Speiseröhre in den Thorax. Extremform ist der Upside-down-Magen mit einem Totalprolaps nach intrathorakal. Außerdem können Mischformen aus axialer Gleit- und paraösophagealer Hernie auftreten. [2]

Die Darstellung der Hernien gelingt im **Röntgen-Breischluck,** bei großen Hernien ist in der nativen Thoraxübersichtsaufnahme eine rundliche, retrokardiale Verschattung mit Flüssigkeitsspiegel hinweisend.

Ösophaguskarzinom

Häufigster maligner Tumor des Ösophagus ist das Plattenepithelkarzinom, das meist im distalen, zweiten Drittel der Speiseröhre lokalisiert ist. Wichtige klinische Symptome sind Dysphagie und retrosternales Druckgefühl. Aussagekräftigste Untersuchung ist aufgrund der unterschiedlichen Echogenität von Tumor und Wand die **Endosonographie.**
Ergänzend dazu finden sich im **Ösophagus-Breischluck** als Zeichen des tumorösen Wanddefekts lokale Änderungen des Faltenreliefs mit unregelmäßigen KM-Depots (Ulzerationen) und Faltenabbrüchen. Bei einem vorwiegend intramuralen Wachstum erkennt man

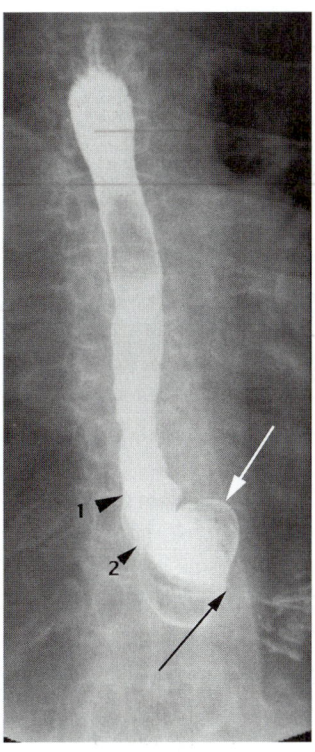

Abb. 4: Hiatushernie. Es findet sich ein Teil des Magens oberhalb des Zwerchfells (weißer →). Dabei sind drei Einschnürungen zu erkennen: Übergang von Ösophagus zum Vestibulum (1), Schatzki-Ring als Grenze von Ösophagus- zu Magenschleimhaut (2), Hiatus oesophageus (schwarzer →). [1]

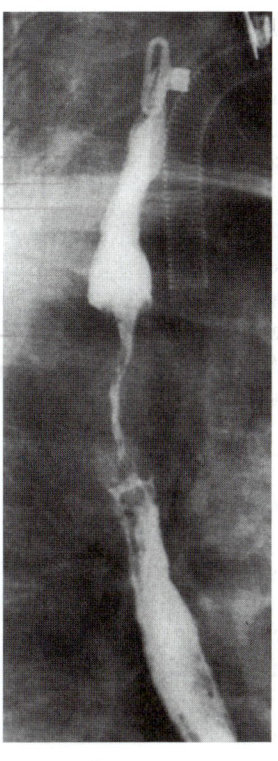

Abb. 5: Ösophaguskarzinom. Das Ösophagogramm zeigt im Einfachkontrast eine langstreckige, unregelmäßig konturierte Stenose im mittleren Drittel der Speiseröhre. Das Faltenrelief ist zerstört, prästenotisch ist der Ösophagus etwas dilatiert. [2]

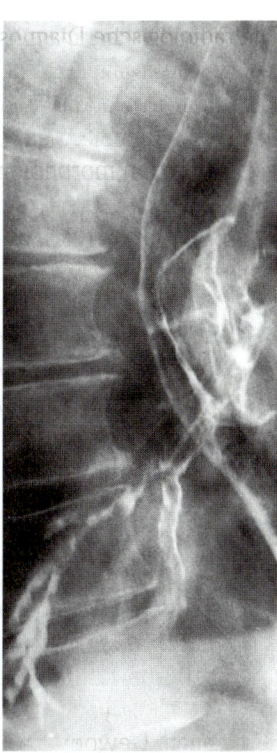

Abb. 6: Ösophaguskarzinom. Im Doppelkontrast zeigt sich ein Tumor im distalen Ösophagus mit einer unregelmäßigen, polypoiden Oberfläche. Das Lumen ist stenosiert, es findet sich eine Fistel zum Bronchialsystem, welches sich auch kontrastiert. [2]

zirkuläre, unregelmäßig konturierte Stenosierungen mit proximaler Dilatation und Wandstarre der Speiseröhre (**Abb. 5**). Fisteln zu Trachea oder Bronchus als Komplikation eines Ösophaguskarzinoms lassen sich leicht als extraluminale KM-Straßen dokumentieren (**Abb. 6**).

CT und **MRT** erlauben die Darstellung der genauen Tumorausdehnung, einen Nachweis von möglichen Tumoreinbrüchen in mediastinale Strukturen sowie eine mögliche Metastasierung in paraösophageale Lymphknoten.

Zusammenfassung

✖ Methoden der Wahl zur bildgebenden Ösophagus-Diagnostik: Endosonographie, Ösophagus-Breischluck, CT/MRT.

✖ Klassischer Aspekt einer Achalasie im Röntgen-Breischluck: „sektglasartig" verformte, dilatierte Speiseröhre mit distal liegender, glatter, symmetrisch konischer Enge.

✖ Das Ösophaguskarzinom zeigt dagegen eine fixierte, unregelmäßig konturierte Enge.

✖ Das Zenker-Divertikel imponiert in der Bildgebung als dorsal der zervikalen Speiseröhre gelegener bariumgefüllter Sack.

Magen und Duodenum

Magen-Darm-Passage (MDP)

Zur Darstellung von funktionellen Störungen und morphologischen Veränderungen kann eine orale Kontrastdarstellung des Magens und Duodenums (Magen-Darm-Passage/MDP) angefertigt werden (∎ Abb. 1 und 2). Die MDP wird in Mono- wie Doppelkontrast durchgeführt, dazu verwendet man ein bariumsulfathaltiges KM (positiver Kontrast) und ein CO_2-Granulat als Gasbildner (negativer Kontrast).

> Vor Applikation von bariumhaltigem KM sollte eine Abdomenleeraufnahme zum Ausschluss von Perforationen (freie Luft!) angefertigt werden. Bei V. a. auf Perforation oder Ileus muss jodhaltiges KM zur Anwendung kommen.

Zur besseren morphologischen Darstellung des Hohlorgans wird dem nüchternen Patienten zusätzlich ein Spasmolytikum (z. B. Butylscopolamin i. v.) appliziert. Vor Anfertigen der Aufnahmen dreht sich der liegende Patient mehrfach um die eigene Achse, so wird ein gleichmäßiger Beschlag der Wände mit dem KM erreicht.

Gastroduodenale Ulzera

Die umschriebenen Substanzdefekte der Schleimhaut sind bevorzugt an der kleinen Kurvatur auf Höhe des Angulus ventriculi bzw. an der Vorderwand des Bulbus duodeni lokalisiert. 95 % der Ulzera sind benigne, 5 % maligne und meist durch ein Karzinom bedingt.

> Ein Ulkus an der großen Magenkurvatur ist karzinomverdächtig.

Direktes Zeichen eines Ulkus in der **MDP** ist ein Wanddefekt, der in Profilansicht und Aufsicht (en face) dargestellt werden kann (∎ Tab. 1).

Benignes Ulkus	Malignes Ulkus
Aufsichtsbild (en face)	
▸ Scharf begrenztes KM-Depot (Ulkusnische), umgeben von einem Ulkusrandwall ▸ Konzentrisch auf das Ulkus zulaufende Schleimhauthalten ▸ Ulkusfinger: Einziehung der gegenüberliegenden Magenwand	▸ Irreguläre Begrenzung des Ulkus ▸ Unregelmäßige/abrupt abbrechende Magenfalten
Profilbild	
▸ Außerhalb der Magenkontur liegende Ulkusnische ▸ Glatter, strahlentransparenter Saum um das Ulkus (Ulkuskragen) ▸ Hampton-Linie: schmale, transparente Linie zwischen Ulkusnische und Ulkuskragen (∎ Abb. 3)	▸ Innerhalb des Magenlumens liegende Ulkusnische ▸ Keine Hampton-Linie (∎ Abb. 4)

∎ Tab. 1: Merkmale von benignen und malignen Ulzera in der MDP.

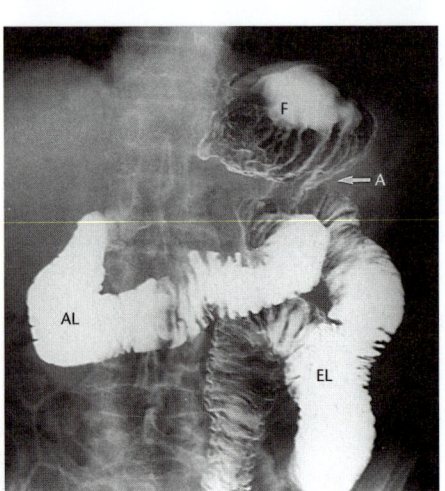

∎ Abb. 1: Normalbefund einer MDP. Bei Rückenlage sammelt sich KM im Fundus (F). Im Doppelkontrast sind außerdem Ösophagus (E), Korpus (B) und Antrum (A) des Magens zu erkennen. Die Magenschleimhautfalten verlaufen längs vom oberen Magenpol zum Pylorus (P). Das Schleimhautrelief des duodenalen C (DS) prägen die quer verlaufenden, ringförmigen Kerckring-Falten, die distal des Bulbus duodeni (DB) nachzuweisen sind. Weiter aboral liegt das Jejunum (J). [4]

∎ Abb. 2: Billroth-II-Magen. Die MDP eignet sich auch zur Beurteilung postoperativer Veränderungen des Magens. Dabei kann die Morphologie dargestellt und nach Anastomoseninsuffizienzen (austretendes KM), Stenosen, Rezidiven und Entleerungsstörungen gefahndet werden. Hier erkennt man den verbliebenen Magenfundus (F), die Anastomose (A) sowie zuführende (AL) und abführende Jejunumschlinge (EL). [4]

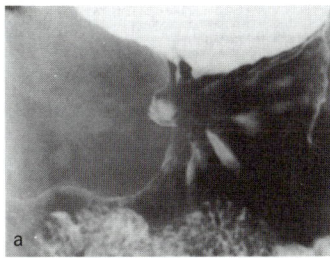
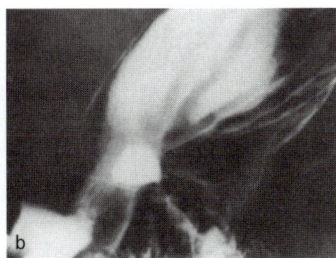

■ Abb. 3: Ulcus ventriculi. An typischer Lokalisation (kleine Magenkurvatur) findet sich ein Ulkus. Für seine Benignität spricht die außerhalb der Magenkontur liegende, glatt begrenzte Ulkusnische. Sie ist von einem weniger kontrastierten Ulkuswall umgeben. In der Profilansicht laufen die Schleimhautfalten regelmäßig auf die Läsion zu, beachte die transparentere Hampton-Linie. [2]

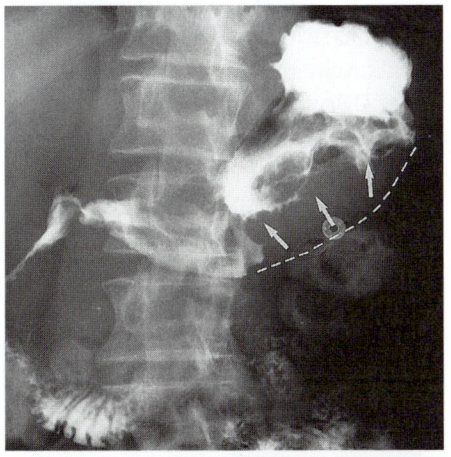

■ Abb. 4: Malignes Magenulkus infolge eines großen, ulzerierenden Magenkarzinoms. Längs der großen Magenkurvatur befinden sich mehrere, unregelmäßige, höckerig begrenzte Ulzera. Im Profil liegen sie im Magenlumen (gestrichelte Linie entspricht der gedachten großen Kurvatur), das Lumen des Magens ist also durch den Tumor eingeengt. [4]

Magentumoren

Bei den **benignen Raumforderungen** des Magens stehen Adenome und Polypen im Vordergrund. Sie zeigen sich in der **MDP** als Füllungsdefekt in der Prallfüllung, im Doppelkontrast ragen sie breitbasig oder gestielt in das Magenlumen hinein.

> Breitbasige Polypen sind malignomverdächtig.

Bei den **malignen Tumoren** werden die auf Mukosa und Submukosa beschränkten Frühkarzinome von tiefer infiltrierenden, fortgeschrittenen Tumoren unterschieden. Typische Röntgenzeichen in der **MDP** sind die Merkmale maligner Ulzera (s. oben), große Füllungsdefekte und Stenosen sowie eine Wandstarre (■ Abb. 5). Liegt eine ausgeprägte Stenose des mittleren Magenabschnitts vor, spricht man von einem Sanduhrmagen. Linitis plastica bezeichnet den Befall der gesamten Magenwand mit massiver, rigider Schrumpfung des Organs.
In der **CT** sind Malignome des Magens als umschriebene oder unregelmäßig begrenzte Wandverdickung mit streifiger Infiltration in das umliegende Fettgewebe erkennbar. Die Schnittbildgebung eignet sich außerdem zur Darstellung von Metastasen in den regionären Lymphknoten und Organen (bevorzugt Leber, Lunge, Nebenniere).

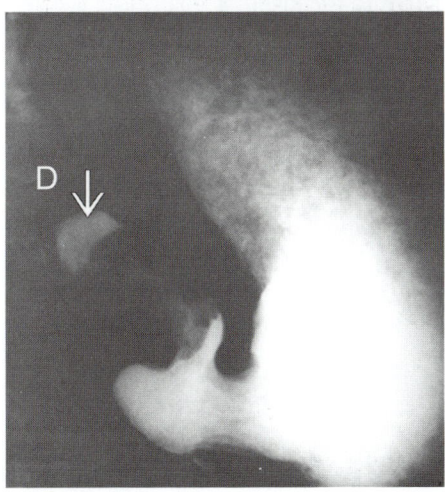

■ Abb. 5: Das zirkulär wachsende Magenkarzinom des Antrums verursacht einen unvollständigen Verschluss des Magenausgangs, es gelangt noch KM (MDP) in den Bulbus duodeni (D). [9]

Zusammenfassung

✖ Die MDP eignet sich zur Darstellung von morphologischen und funktionellen Veränderungen des Magens und Duodenums.

✖ Benigne Magenulzera zeichnen sich v. a. durch Hampton-Linie, Ulkuskragen und Ulkuswall aus.

✖ Klassischer Aspekt des Magenkarzinoms in der Bildgebung ist ein polypoider oder zirkulär wachsender, ulzerierter Tumor, durch den keine Peristaltik verläuft (Wandstarre).

Dünn- und Dickdarm I

Kontrastmitteldarstellung von Dünn- und Dickdarm

Dünn- wie Dickdarm lassen sich mittels kontrastverstärkter konventioneller Röntgentechnik beurteilen. Als Kontrastmittel wird i. d. R. eine Bariumsulfatlösung eingesetzt.

In der **Akutdiagnostik** mit Perforationsgefahr und präoperativ darf nur wasserlösliches, jodhaltiges KM verwendet werden.

Es werden Lumenweite und Darmwanddicke beurteilt. Zusätzlich sollte auf Füllungsdefekte, Einziehungen und Ausbuchtungen des Darmlumens geachtet werden. Weitere diagnostische Kriterien sind: Verziehung und Distanzierung von Darmschlingen (Dünndarm), Motilitätsstörungen und Veränderungen in der Umgebung des Darms wie Fisteln und Abszesse.

Kontrastmitteldarstellung des Dünndarms

Einfachste Methode zur Darstellung des Dünndarms ist die fraktionierte **MDP**, die allerdings in Jejunum und Ileum nur im Monokontrast möglich ist. So kann die Untersuchung lediglich zur Orientierung dienen, feine morphologische Details können nur im Doppelkontrast dargestellt werden. Dazu wird die **Dünndarmuntersuchung nach Sellink (Enteroklysma)** eingesetzt.

Dafür wird dem nüchternen Patienten unter Durchleuchtungskontrolle eine Dünndarmsonde bis zum duodenojejunalen Übergang (Treitz-Band) geschoben. Über die Sonde kann KM appliziert werden. Ein Doppelkontrast wird durch zusätzliches Verabreichen einer Methylzellulose-Lösung erzielt. In Übersichts- und Zielaufnahmen kann der Dünndarm dann abschnittsweise beurteilt werden.

Indikationen für eine Dünndarmdarstellung sind u. a. akute entzündliche Darmveränderungen und Obstruktionen.

Im **Normelbefund** verjüngt sich der Lumendurchmesser im Verlauf von rund 4,5 cm (Jejunum) auf 3 cm (Ileum). Die Wanddicke sollte 2 mm nicht überschreiten, der Abstand zweier Darmschlingen < 4 – 5 mm sein. Das Falten-

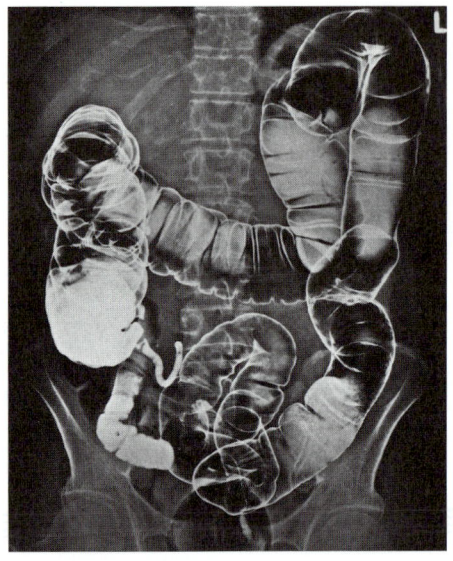

Abb. 1: Dickdarm im Doppelkontrast (retrograder KM-Einlauf). Im Normalbefund zeigt sich eine homogene, durchgehende Wandstruktur mit einer kräftigen Haustrierung. Die quer liegenden Ausbuchtungen verändern sich mit der Peristaltik und nehmen nach rektal ab. Ein Haustrenverlust in Colon descendens und Sigmoid ist physiologisch. [10]

relief prägen die feinen, gefiederten Kerckring-Falten, die an Höhe und Breite nach aboral abnehmen.

Kontrastmitteldarstellung des Dickdarms

Der **retrograde KM-Einlauf** erlaubt eine Beurteilung des Kolons in Einfach- und Doppelkontrast (Abb. 1). Nach gründlichem Abführen des Patienten über ein bis zwei Tage wird ein Katheter im Rektum platziert. Darüber läuft KM ein, es werden Aufnahmen im Einfachkontrast angefertigt. Nach Ablaufen des KM wird dann dosiert Luft insuffliert, es kommt zur Doppelkontrastdarstellung mit einem feinen KM-Beschlag der Darmwand.

Die Kontrastmitteldarstellung des Dickdarms ist v. a. dann indiziert, wenn wegen eines Passagehindernisses nicht das gesamte Hohlorgan endoskopisch untersucht werden kann.

Entzündliche Darmerkrankungen

Morbus Crohn

Morbus Crohn ist eine transmurale Entzündung nicht abschließend geklärter

Ätiologie, die bevorzugt im terminalen Ileum und Kolon, generell aber in jedem Abschnitt des Gastrointestinaltrakts auftreten kann. Dabei ist der Befall segmental: Zwischen den betroffenen Abschnitten („skip lesions") liegen unveränderte Areale. Zu den Komplikationen zählen Stenosen, Abszesse und Fisteln. Im akuten Schub beherrschen Abdominalschmerzen und Durchfälle das klinische Bild.

In der **Dünndarmuntersuchung nach Sellink** verursacht die entzündlichödematöse Darmschwellung eine Abnahme, Distanzierung und Verbreiterung der Kerckring-Falten. Die Darmwand ist verdickt. Aphthoide Ulzera imponieren als Vorwölbung mit zentralem KM-Depot („Schießscheibenaspekt"). Durch eine lymphonoduläre Hyperplasie entsteht das Bild des „Pflastersteinreliefs" (knötchenförmige KM-Aussparungen, Abb. 2).

> Leitzeichen des Morbus Crohn sind tiefe fissurale Ulzera, Fisteln (KM-Straßen) und der diskontinuierliche Befall.

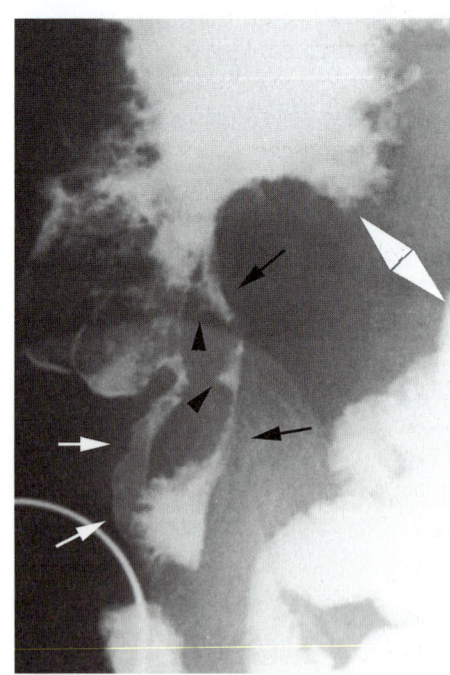

Abb. 2: Morbus Crohn. Im terminalen Ileum erkennt man eine langstreckige Stenose mit Pflastersteinrelief (schwarze →). Der stenotische Teil ist unscharf begrenzt und zeigt noduläre und tiefe ulzeröse Veränderung in Form von KM-Aussparungen (schwarze Pfeilspitzen). Außerdem finden sich eine interenterische Fistel zwischen terminalem Ileum und Kolon (weiße →) und eine Distanzierung der Darmschlingen (weiße Pfeilspitzen). [1]

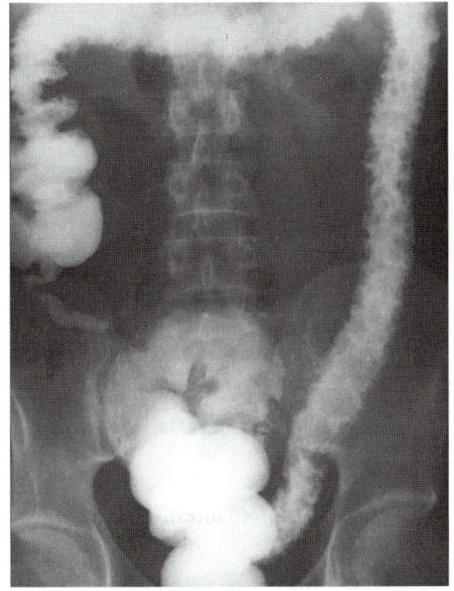

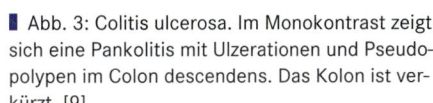

Abb. 3: Colitis ulcerosa. Im Monokontrast zeigt sich eine Pankolitis mit Ulzerationen und Pseudopolypen im Colon descendens. Das Kolon ist verkürzt. [9]

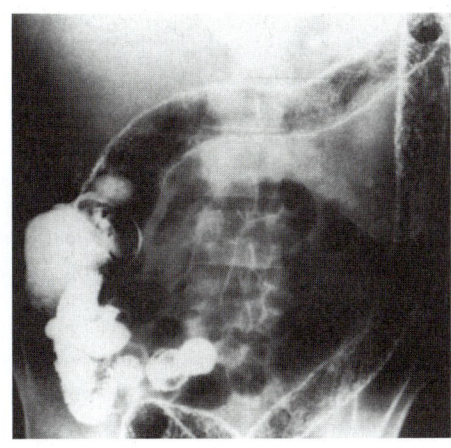

Abb. 4: Colitis ulcerosa. Das Kolon zeigt im Doppelkontrast einen totalen Verlust der Haustrierung und eine feingranuläre Zeichnung („Fahrradschlauch"). Die Tüpfelung der Schleimhaut verursachen oberflächliche, KM-ansammelnde Ulzerationen. Infolge des verkürzten Kolons ist der Ileozökalpol in den rechten Oberbauch verlagert. [2]

Morbus Crohn	Colitis ulcerosa
▸ Segmentärer Befall, vom terminalen Ileum ausgehend, mit antegrader Ausbreitungstendenz	▸ Kontinuierlicher Befall, vom Rektum ausgehend, mit retrograder Ausbreitungstendenz
▸ Aphthöse Ulzera	▸ Flache Ulzera
▸ Pflastersteinrelief, Pseudodivertikel	▸ Pseudopolypen
▸ Fisteln und Stenosen häufig	▸ Fisteln und Stenosen selten

Tab. 1: Wichtige radiologische differenzialdiagnostische Kriterien von Morbus Crohn und Colitis ulcerosa.

Von stenotischen „skip lesions" sind durch Hypersekretion spastisch eng gestellte Areale zu unterscheiden („string sign"). Mit Fortschreiten der Erkrankung entwickelt sich eine Fibrosierung der befallenen Abschnitte. Die Darmwand ist starr, das Lumen eingeengt und die Haustrierung geht verloren. Das Spätstadium charakterisieren Stenosen mit prästenotischer Dilatation, Pseudodivertikel und eine starke Distanzierung der Darmschlingen.
Der Schwerpunkt der Schnittbildgebung liegt bei der diagnostischen Klärung von Komplikationen. Fisteln lassen sich anhand der bandförmigen extraluminalen KM-Depots im **CT** nachweisen. Abszesse stellen sich als zentral hypodense Raumforderung mit einem umgebenden hyperdensen Randwall dar. Lufteinschlüsse sind für einen Abszess beweisend.

Colitis ulcerosa
Colitis ulcerosa ist eine auf Mukosa und Submukosa beschränkte Entzündung des Darms, die meist im Rektum beginnt und sich von dort nach proximal in Kolon und gelegentlich in das terminale Ileum ausbreitet. Die schubweise verlaufende Erkrankung verursacht Abdominalschmerzen und blutig-schleimige Durchfälle.

Patienten mit Colitis ulcerosa tragen ein erhöhtes Kolonkarzinomrisiko.

Akute Veränderungen im **Bariumeinlauf** sind ein samtartiger Beschlag des Reliefs und eine getüpfelte Mukosa (punktförmige KM-Depots) als Folge von feinen Schleimhautulzerationen. Im weiteren Verlauf entstehen kolbenartige, größere „Kragenkopfulzera". Das Schleimhautödem führt zu einer Abflachung der Haustrierung. Das Nebeneinander von erhaltenen Schleimhautinseln und Ulzera verursacht ein pseudopolypöses Bild (Abb. 3).

Die fulminante Verlaufsform der Colitis ulcerosa zeichnet ein toxisches Megakolon aus. Es kommt zu einer extremen Dilatation (> 5,5 cm) insbesondere des Colon transversum. Perforationsgefahr!

Charakteristisch für das chronische Stadium sind der Verlust der Haustrierung und die Ausbildung eines starren, engen Darmrohrs („Fahrradschlauchbild", Abb. 4).

Zusammenfassung
✖ Morbus Crohn: Im Bariumeinlauf werden aphthöse Ulzerationen, ein „Pflastersteinrelief" sowie Fissuren, Fisteln und Strikturen sichtbar. Der Befall ist diskontinuierlich und „überspringt" gesunde Abschnitte.
✖ Colitis ulcerosa: Zeichen der Erkrankung im Kolonkontrasteinlauf sind ein verkürztes Kolon mit feingranulärer Zeichnung der Mukosa und flach konfluierenden Ulzera. Im Spätstadium zeigt sich ein „Fahrradschlauch"-Aspekt.

Dünn- und Dickdarm II

Divertikel

Divertikel sind umschriebene Ausstülpungen der Darmwandschichten, die selten im Dünndarm und häufig im Kolon, bevorzugt im Sigma, lokalisiert sind. Es handelt sich in der Regel um Pseudodivertikel, bei denen sich die Schleimhaut durch eine Lücke in der Muscularis propria wölbt. Multiples Auftreten im Kolon wird als **Divertikulose** bezeichnet. Eine häufige Komplikation ist die **Divertikulitis** mit intermittierenden, linksseitig abdominellen Schmerzen und Fieber. Außerdem kann es zu Blutungen, Perforationen, Abszessbildung und Stenosen bis zum Ileus kommen.

In der **Kontrastmitteldarstellung** fallen Divertikel in der Profilansicht als kontrastierte, extramurale Aussackungen mit schmalem Hals zum Darmlumen auf. Orthograd getroffen, zeigen sie sehr scharfe Ränder (▮ Abb. 7). Im akuten Stadium einer Divertikulitis haben die Ausstülpungen einen eng gestellten Hals. Infolge einer Schleimhautschwellung ist die Darmwand verdickt. Die als Komplikation auftretenden Fisteln lassen sich als KM-Straße nachweisen, ein Abszess ver-

ursacht eine Pelottierung der Darmwand. Zur Evaluierung der Komplikationen eignet sich auch die mit rektalem und/oder i. v. Kontrastmittel verstärkte **CT** (▮ Abb. 6).

> Im Akutstadium einer Divertikulitis sollte wegen der Perforationsgefahr die Untersuchung nur mit wasserlöslichem KM und ohne Luftinsufflation (also kein Doppelkontrast!) durchgeführt werden. Zeichen einer Perforation ist freie intraabdominelle Luft.

Im chronischen Stadium einer Divertikulitis imponieren mitunter narbige Stenosierungen mit abgeflachtem Schleimhautrelief und aufgehobener Haustrierung.

Tumoren des Darms

Dünndarmtumoren

Benigne wie maligne Neoplasien des Dünndarms sind extrem selten. Häufigstes Malignom ist das Karzinoid, das in der **Kontrastmittelpassage** zu KM-Aussparungen und Füllungs-

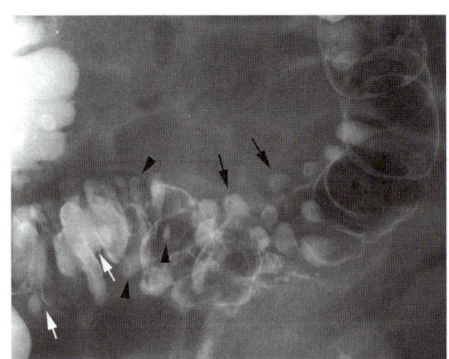

▮ Abb. 5: Divertikel/Divertikulitis. Im Kontrastmitteleinlauf zeigen sich neben glatt begrenzten, pilzförmigen Divertikeln (schwarze →) auch deformierte Divertikel mit eng gestellten Hälsen. Diese sind wie die verbreiterten Schleimhautfalten (weiße →) und die asymmetrische Einengung des Kolonlumens Zeichen einer Entzündung. [1]

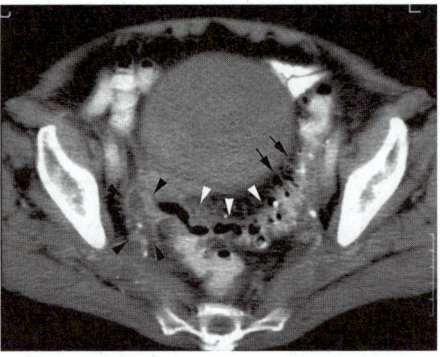

▮ Abb. 6: Divertikulitis. Das axiale CT-Bild zeigt die Wand des Sigmas auffällig verbreitert (weiße Pfeilspitzen) und multiple Divertikel (→). Zusätzlich ist in unmittelbarer Nachbarschaft eine entzündliche Raumforderung zu sehen, die mit einem Abszess zu vereinbaren ist (schwarze Pfeilspitzen). [1]

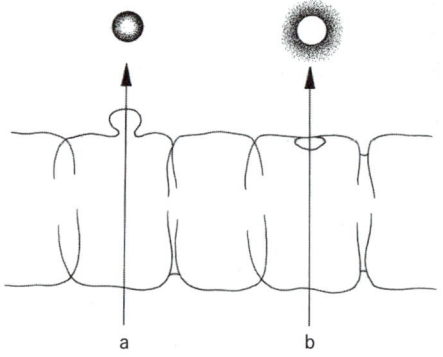

▮ Abb. 7: Unterscheidung von Divertikel und Polyp: a) Divertikel: in der Aufsicht verschwommener Innenrand, scharfer Außenrand. b) Polyp: in der Aufsicht: scharfer Innenrand, verschwommener Außenrand. [2]

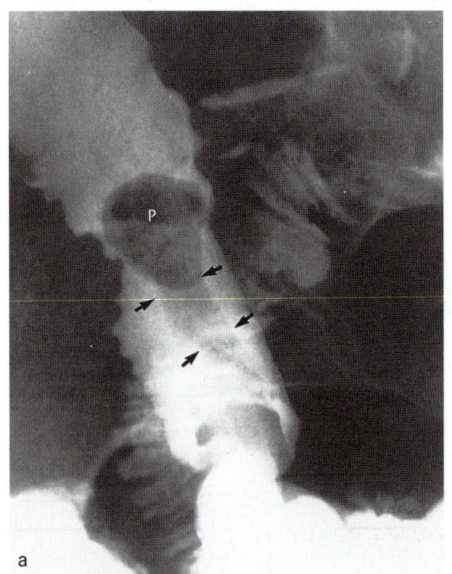

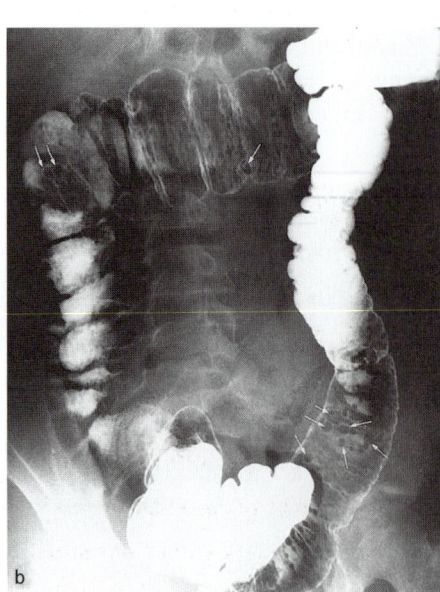

▮ Abb. 8: Kolonpolypen. a) Die Einfachkontrastdarstellung zeigt einen großen gestielten Polypen in Profilansicht. b) Multiple, über das ganze Kolon verstreute Aussaat von kleinen Polypen (Doppelkontrastdarstellung). [4]

defekten in Ileum oder Appendix führt.
Das regionäre Faltenrelief ist zerstört.
Fortgeschrittene Karzinoide zeigen
eine Stenose mit vorgeschalteter Dilatation.
In der **CT** ist allein ein Darmwandödem
mit gleichzeitiger Verdickung und/oder
eine Aufweitung der proximalen Darmschlingen hinweisgebend. Eine **nuklearmedizinische Untersuchung** kann
die Diagnosestellung erleichtern.

Kolonpolypen

Polypen ist ein Sammelbegriff für umschriebene, gestielte oder wandständige
(villös oder breitbasig wachsende) Raumforderungen der Darmschleimhaut unterschiedlicher histologischer Genese.
Sie können solitär wie multipel auftreten, bevorzugte Lokalisationen sind
Rektum und Sigma.
Meist sind Polypen klinisch stumm, sie
können jedoch Blutungen und Obstipa-
tion verursachen.
In der **Monokontrastmitteldarstel-
lung** zeigen sich Polypen als scharf konturierter Füllungsdefekt. Im **Doppelkontrast** fallen sie als in das Darmlumen ragende, kontrastbeschlagene
Raumforderung auf (Profilansicht), in
der Aufsicht sind Polypen im Zentrum
weniger transparent und haben einen
unscharf ausklingenden Rand (■ Abb. 7
und 8).

Mit zunehmender Größe der Polypen
steigt das Entartungsrisiko. So gelten Polypen mit einem Durchmesser > 1 cm,
unregelmäßiger Oberfläche und eingezo-
gener Basis als malignomverdächtig.

Kolorektales Karzinom

Das kolorektale Karzinom gehört zu den
häufigsten Malignomen des Menschen.
Prädilektionsstellen sind Rektum und
Sigmoid. Die Tumoren bleiben lange
asymptomatisch, später prägen Obstruktionen und transrektale (oft okkulte)
Blutungen das klinische Bild.
Der **Kolonkontrasteinlauf** zeigt eine
polypoide oder anuläre Schleimhaut-
läsion, die sich auf das Lumen projiziert
und glatt oder ulzerös begrenzt ist.
Außerdem finden sich Faltenabbruch

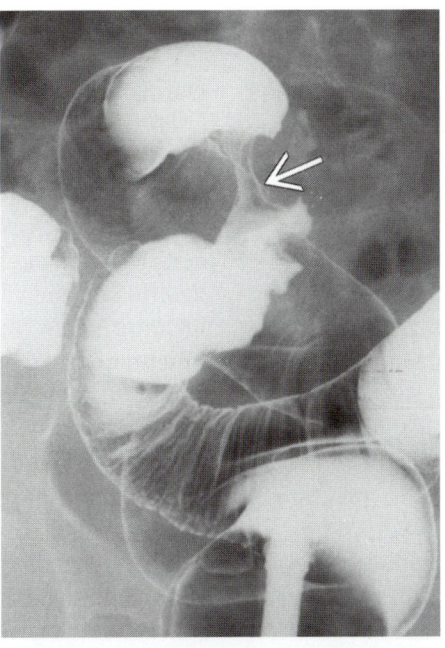

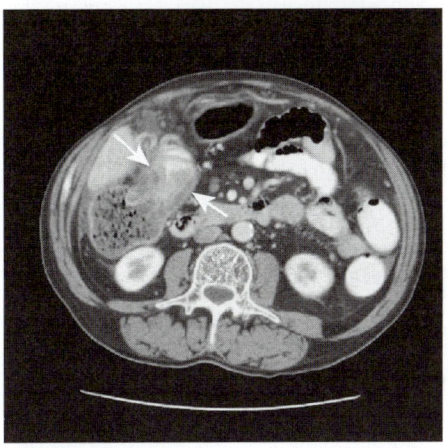

und lokale Wandstarre. Im fortgeschrittenen Stadium können zirkulär wachsende Läsionen das Bild eines rundum
angebissenen Apfels („apple core") mit
einer prästenotischen Dilatation verursachen (■ Abb. 9).

■ Abb. 9: Die Doppelkontrastdarstellung zeigt ein
kolorektales Karzinom im Sigmoid. Der Tumor stenosiert das Darmlumen weitgehend und hat so das
für ein Karzinom typische Bild einer „Apple Core"-
lesion. [9]

■ Abb. 10: Kolonkarzinom. Das i. v. kontrastverstärkte CT-Bild zeigt eine inhomogen KM-anreichernde Raumforderung an der rechten Kolon-
flexur, die über die Außenkontur des Darms
hinauswächst. [6]

Zum Staging werden sowohl die
Schnittbilddiagnostik als auch die
(Endo-)Sonographie eingesetzt. Dabei
können Wandinfiltrationen und die
Tiefenausdehnung, z. B. eine Metastasierung in Lymphknoten und Leber,
nachgewiesen werden (■ Abb. 10).

Zusammenfassung

✱ Methode der Wahl zur radiologischen Diagnose von Divertikeln und Divertikulitis ist der KM-Einlauf.

✱ Divertikel haben im KM-Einlauf das Bild von kleinen bis mäßig großen,
strahlentransparenten Füllungsdefekten. Insbesondere große, deformierte
Divertikel können entarten.

✱ Im KM-Einlauf imponieren kolorektale Karzinome als flache oder gestielte,
irregulär begrenzte Läsion. Für ringförmig wachsende Tumoren ist im fortgeschrittenen Stadium der Apfelbutzen-Aspekt typisch.

Leber

Methoden zur Darstellung der Leber

Sonographie

Die Sonographie steht gewöhnlich am Beginn der bildgebenden Leberdiagnostik. Dabei werden Lebergröße und -form sowie Echogenität beurteilt, zudem können fokale Läsionen wie diffuse Parenchymveränderungen erfasst werden. Die farbkodierte Doppler-Sonographie (FKDS) erlaubt die Diagnose von vaskulären Pathologien (z. B. portale Hypertension). Im **Normalbefund** sollte die Leber ein mitteldichtes Echomuster mit einer feinen, gleichmäßigen Textur haben. Die Echogenität ist etwas höher als die der Niere und steigt mit zunehmender Verfettung. Das Organ zeigt scharfe Grenzen und eine glatte Oberfläche.

CT/MRT

Die **CT** ermöglicht ebenfalls die Beurteilung diffuser wie auch umschriebener Lebererkrankungen. Da sich viele fokale Läsionen in ihrem Perfusionsverhalten vom Leberparenchym unterscheiden, werden Sensitivität und artdiagnostische Aussagekraft der CT durch eine biphasische, kontrastmittelverstärkte Untersuchungstechnik weiter verbessert. Dabei wird die Perfusion in der arteriellen (15–20 Sek. nach KM-Gabe) und portalvenösen (50–70 Sek. nach KM-Gabe) Phase dokumentiert. Bei einer **triphasischen Untersuchung** wird eine Spätphase mehrere Minuten nach KM-Gabe angeschlossen.

Die **normale Leber** liegt direkt unter dem rechten Zwerchfell, ist scharf und glatt konturiert und weist Dichtewerte von rund 55 HE auf. Die Parenchymbinnenstruktur ist homogen, es sind keine fokalen Veränderungen nachweisbar.

Mit Entwicklung von „schnellen" Sequenzen, die eine Bilderstellung während einer Atemanhaltephase erlauben, bietet die **MRT** zunehmende Möglichkeiten in der Leberdiagnostik. Sie kann Hinweise zur Differenzialdiagnose fokaler Leberläsionen geben, hervorzuheben ist außerdem die Möglichkeit sagittaler Schnittführungen.

Diffuse Lebererkrankungen

Diffuse Lebererkrankungen führen zu Veränderungen von Größe und Textur des gesamten Organs.

▶ **Fettleber (Steatosis hepatis):** Die Fettleber ist die häufigste, oft nebenbefundliche diffuse Leberveränderung verschiedenster Ätiologie. In der **Sonographie** zeigen sich eine vermehrte Echogenität und abgerundete Konturen. In der **CT** findet sich eine Dichteminderung.

▶ **Leberzirrhose:** Diese chronische Lebererkrankung mit Zerstörung des Leberparenchyms und reaktiver Fibrose ist häufig alkoholtoxisch bedingt. **Sonographisch** fällt ein inhomogenes Echomuster auf, das Organ hat eine höckrige Kontur und stumpfe Ränder. Mitunter lassen sich Umgehungskreisläufe und Aszites nachwiesen (▮ Abb. 1). Das CT dient v. a. dem Nachweis eines hepatozellulären Karzinoms als wichtige Komplikation einer Zirrhose (bei unklarer, sonographisch gesehener Raumforderung).

Fokale Lebererkrankungen

Solide Tumoren

Unter die soliden Raumforderungen (RF) der Leber fallen gutartige wie maligne Tumoren. Die Variabilität des Erscheinungsbilds lässt manchmal eine genaue Klassifikation der Läsionen nicht zu, auch ist die Grenze zwischen benignen und malignen Prozessen nicht immer exakt zu ziehen (▮ Tab. 1).

> Bei unklarer Dignität muss die Diagnose bioptisch gesichert werden.

Maligne Raumforderungen werden in primäre Tumoren wie das HCC (hepatozelluläres Karzinom) und sekundäre Lebermetastasen unterteilt. Metastasen sind dabei um ein Vielfaches häufiger. Primärtumoren sind dabei häufig Tumoren des GI-Trakts sowie Bronchial- und Mammakarzinome.

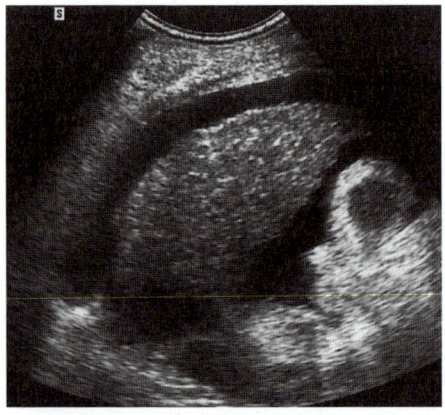

▮ Abb. 1: Leberzirrhose. Die deutlich geschrumpfte Leber zeigt sonographisch ein verstärktes Reflexionsmuster, die Organoberfläche hat eine höckrige Kontur. Umgebend lässt sich Aszites nachweisen. [5]

	Sonographie	Schnittbildgebung
Benigne solide Tumoren		
Hämangiom	Gut abgrenzbare, echoreiche, homogene Raumforderung mit dorsaler Schallverstärkung (Ausnahme: atypische Hämangiome sind echoarm)	**CT:** nativ: hypodens, homogene RF Irisblendenphänomen: frühes Randenhancement mit später zunehmender zentraler Anreicherung (▮ Abb. 3)
Fokal noduläre Hyperplasie	Runde bis ovale, scharf begrenzte RF, homogen echoarm bis echogleich	**CT:** kräftige, früharterielle KM-Anreicherung mit zentralem hypodensem Areal (Gefäßnidus)
Maligne solide Tumoren		
Hepatozelluläres Karzinom (HCC)	Schlecht abgrenzbare, echoinhomogene RF, evtl. zentrale Nekrosen Differenzierung zu Metastasen ist sonographisch schwierig	CT und MRT: inhomogenes KM-Verhalten, oft Nekrosen und Fettanteile (▮ Abb. 2)
Metastasen	Unscharfe RF, echoreich bis echoarm, meist inhomogenes Reflexmuster, teils auch zystisch oder mit Verkalkungen	CT: meist hypodense RF mit uneinheitlichem Dichteverhalten nach KM-Gabe (▮ Abb. 4)

▮ Tab. 1: Radiologische Diagnosekriterien solider Lebertumoren.

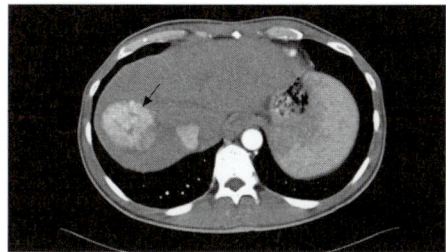

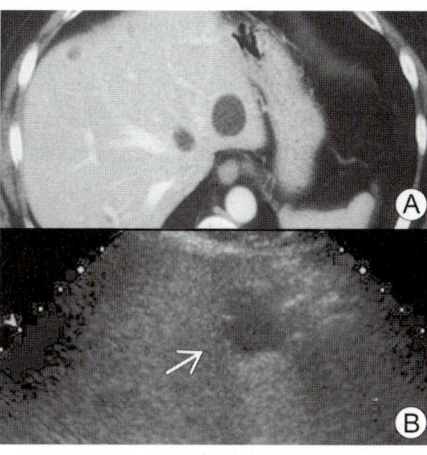

Abb. 2: Hepatozelluläres Karzinom. Der häufigste primäre Lebertumor ist mit einer Leberzirrhose und chronischer Hepatitis B assoziiert. Er kann solitär, multifokal und diffus verteilt auftreten. Hier zeigt die früharterielle CT-Phase in Segment 7 eine inhomogene, kräftig anreichernde Läsion mit zentralen Nekrosen. Der Befund ist mit einem HCC vereinbar. [1]

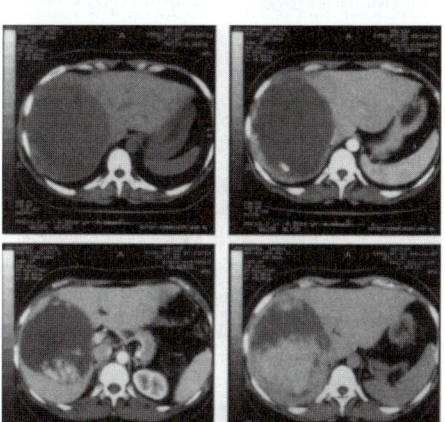

Abb. 3: Leberhämangiom. Der häufigste gutartige solide Lebertumor besteht aus multiplen kavernösen Gefäßen und ist meist ein Zufallsbefund. Im nativen CT-Bild (links oben) stellt sich eine große hypodense RF dar. Nach i. v. KM-Gabe reichert der Tumor von peripher nach zentral an (Irisblendenphänomen), die nicht kontrastierten Areale entsprechen Thrombosierungen. [2]

Abb. 5: Multiple Leberzysten. a) In der kontrastverstärkten CT zeigen sich zahlreiche über die Leber verteilte Läsionen mit wasseräquivalenten Dichtewerten ohne sichtbare Wandung. Bei einer Zystenleber finden sich in 50% der Fälle auch Zysten in anderen Organen (Niere, Pankreas). b) Sonographisch haben Zysten eine echofreie Binnenstruktur mit dorsaler Schallverstärkung. [9]

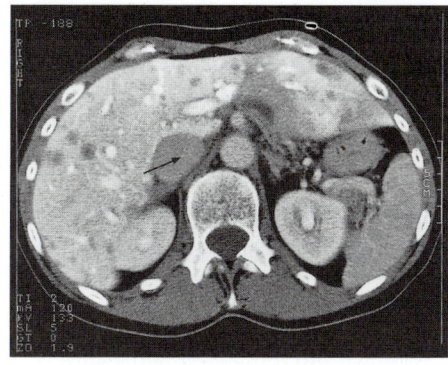

Abb. 4: Metastasenleber. Es zeigen sich multiple, teils konfluierende, hypodense, intrahepatische Raumforderungen. Axialer CT-Schnitt nach i. v. KM-Gabe, der Pfeil markiert die V. cava inferior. [2]

> Lebermetastasen imponieren äußerst vielfältig. Die Befunde von Sonographie und CT lassen keine Rückschlüsse auf den Primärtumor zu.

Zystische Leberveränderungen
▶ **Angeborene Leberzysten:** Die meisten dysontogenetischen Zysten können solitär oder multipel das Leberparenchym durchsetzend auftreten und haben keine klinische Relevanz. **Sonographisch** sind sie echofrei mit glatter Wandbegrenzung und dorsaler Schallverstärkung. In der **CT** imponieren sie als runde bis ovale Läsionen mit wasseräquivalenten Dichtewerten und zeigen kein KM-Enhancement (▮ Abb. 5).
▶ **Echinokokkuszyste:** Bei Befall der Leber entstehen solitäre (Echinococcus granulosus) oder multiple (Echinococcus alveolaris) Echinokokkuszysten bis zu Kindskopfgröße, die Wandverkalkungen aufweisen können. Die rundlich gekammerten, teils gelappten Zysten können durch **Sonographie** und **CT** nachgewiesen werden und zeigen manchmal ein KM-Enhancement der Zystenwand.

Leberabszess
Leberabszesse entstehen durch hämatogene Streuung oder als abszedierende Infektion. Bei einem septischen Krankheitsbild erfolgt die diagnostische Klärung **sono**- oder **computertomographisch**. Dabei stellt sich der Abszess mit inhomogener hypodenser bzw. reflexarmer Binnenstruktur und unscharfem Rand dar. Ein kräftiges KM-Enhancement im Randbereich und Gaseinschlüsse gelten als nahezu beweisend für einen Abszess.

Zusammenfassung
✱ Bildgebende Methoden der Wahl bei Lebererkrankungen sind Sonographie und CT/MRT.
✱ Eine Leberzirrhose verursacht eine Organschrumpfung mit irregulärer Parenchymstruktur.
✱ Ermöglicht die Bildgebung keine eindeutige Diagnose eines fokalen Leberprozesses, muss eine Biopsie angeschlossen werden.

Gallenblase und Gallenwege I

Methoden zur Darstellung des biliären Systems

Sonographie
In der klinischen Routine ist die Sonographie die einfachste und kostengünstigste Methode zur Beurteilung der Gallenblase, des Gallenblasenbettes und der Weite der intra- und extrahepatischen Gallenwege. Der Patient wird nüchtern (gefüllte Gallenblase und weniger Darmüberlagerung!) in Seiten- und Rückenlage untersucht. Normalerweise findet sich die Gallenblase bei subkostaler Schnittführung in Verlängerung des Interlobärseptums, Darmgasüberlagerungen können aber die Beurteilung erschweren.

ERCP
Durch die endoskopisch retrograde Cholangiopankreatikographie (ERCP) ist die direkte Darstellung der Feinarchitektur von Gallen- und Pankreasgang möglich. Hierzu wird die Papilla Vateri mit einem Endoskop sondiert und unter Durchleuchtungskontrolle Kontrastmittel in Pankreasgang und Ductus choledochus injiziert (■ Abb. 1).
Das kontrastierte Hohlsystem wird nach Weite (Stenosen, Dilatationen), Füllungsdefekten (Steine) und Obstruktionen (Tumoren, Strikturen) beurteilt. Die ERCP ermöglicht in der gleichen Sitzung therapeutische Interventionen wie Steinextraktionen oder Papillotomien sowie die Entnahme von Biopsien.

> Mögliche Komplikationen der ERCP sind Pankreatitiden und eine septische Cholangitis.

In seltenen Fällen ist die direkte **perkutane, transhepatische Punktion** (PTC) der Gallenwege unter sonographischer oder Durchleuchtungskontrolle notwendig. Nach Injektion von KM können die Gallenwege beurteilt werden.

Orale und i. v. Cholezystographie
Galle und Gallengänge lassen sich nach oraler oder i. v. Applikation eines gallengängigen, jodhaltigen KM unter Durchleuchtung darstellen. Es gelten die gleichen Beurteilungskriterien wie bei der ERCP. Heute werden diese Verfahren nur noch selten verwendet.

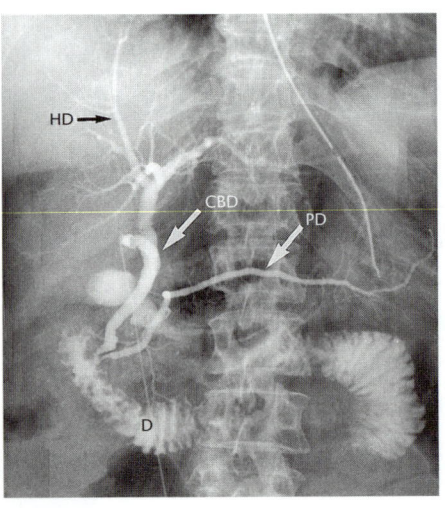

■ Abb. 1: Normalbefund einer ERCP. Nach retrograder Kontrastmittelinjektion lassen sich Ductus choledochus (CBD), Ductus pancreaticus major (PD) und die intrahepatischen Gallengänge (HD) darstellen. Das Endoskop, mit dem die Papilla Vateri kanüliert wurde, ist entfernt worden, in den Darm gelangtes KM kontrastiert Duodenum (D) und proximales Jejunum. [4]

Gallenblase	Gallenwege
▶ Durchmesser: Länge < 10 cm, Breite < 4 cm	▶ Intrahepatische Gallengänge nur bei Erweiterung sichtbar
▶ Volumen: bis 100 ml (große Variabilität)	▶ Weite des Ductus hepatocholedochus: 4 – 7 mm, nach Cholezystomie bis 9 mm
▶ Gallenblasenwand: < 4 mm	▶ Leeres Lumen, Wände zeigen helle Reflexbänder
▶ Morphologie: glatte Organbegrenzung, zarte Wand, beim nüchternen Patienten echofreie Binnenstruktur	

■ Tab. 1: Sonographische Normkriterien von Galle und Gallenwegen.

MRT/CT
Des Weiteren kommen auch MRT und CT als Schnittbildverfahren häufig zur Anwendung. Die **MR-Cholangiopankreatikographie (MRCP)** ist ein zusätzliches, nicht-invasives Aufnahmeverfahren, für das kein i. v. KM erforderlich ist. Es ermöglicht eine selektive, signalreiche Darstellung flüssigkeitsgefüllter Strukturen wie Gallenwege oder Pankreasgang. Aus den Daten werden mehrdimensionale Bilder berechnet, die denen der ERCP sehr ähnlich sind.

Abdomenübersichtsaufnahme
Die native Röntgenübersichtsaufnahme des rechten Oberbauchs zeigt, falls vorhanden, röntgendichte Strukturen wie kalkhaltige Steine, Verkalkungen der Gallenblasenwand oder pathologische Luftansammlungen (■ Abb. 5).

Gallensteinerkrankungen

Gallenblasenkonkremente bilden sich bei einer Übersättigung der Galle mit Cholesterin oder Pigment. Etwa 10% der Bevölkerung, bevorzugt Frauen, sind Steinträger. Liegen Steine in der Gallenblase, spricht man von einer Cholezystolithiasis, bei Lage in den Gallengängen von einer Choledocholithiasis. In der Mehrzahl handelt es sich um reine oder gemischte Cholesterinsteine, seltener treten Pigmentsteine auf.
Meist bleiben die Steine asymptomatisch, sie können aber eine Cholezystitis bzw. Cholangitis oder bei Abgang eine Kolik und einen Verschluss der Gallenwege verursachen.

Radiologische Diagnostik

> Unabhängig von der chemischen Zusammensetzung der Konkremente ist die Sonographie die sensitivste Methode zum Nachweis von Gallensteinen.

Ab einer Größe von 2 – 3 mm ist ein Nachweis der Konkremente als echoreiche, intraluminale Strukturen mit einem dorsalen Schallschatten in der echofreien Gallenflüssigkeit möglich (■ Abb. 2).

> Da die Steine mobil sind, können sie durch Umlagerung des Patienten von randständigen Tumoren differenziert werden.

Als Sludge wird stark eingedickte Galle bezeichnet. Sludge zeigt sich als multiple, kleine, echodichte Konkremente ohne

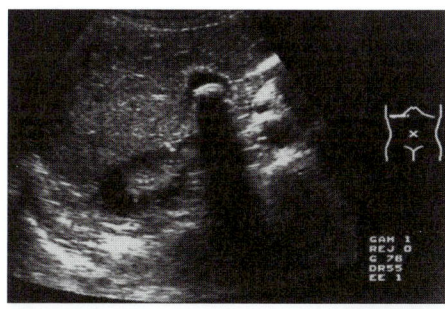

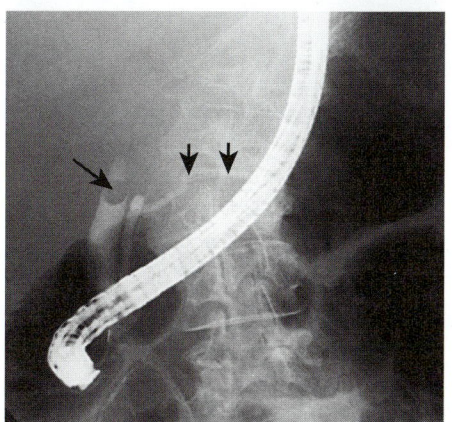

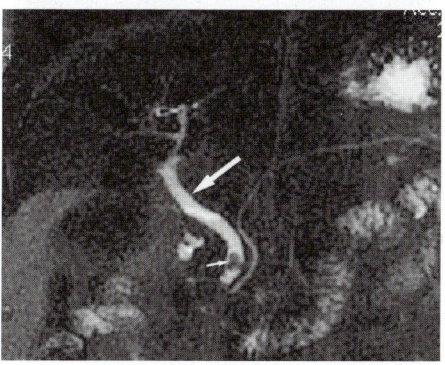

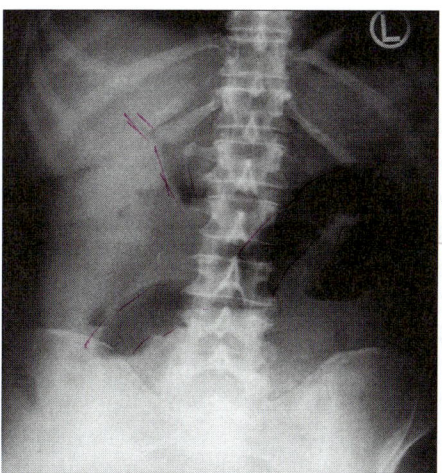

■ Abb. 2: Cholezystolithiasis. In der Oberbauchsonographie erkennt man innerhalb der flüssigkeitsgefüllten, echofreien Gallenblase Konkrement mit typischem Kuppenreflex und dorsaler Schallauslöschung. [2]

■ Abb. 3: Choledocholithiasis in der ERCP. Das Konkrement kommt als Aussparung im KM-gefüllten Lumen des Ductus choledochus zur Darstellung (langer →). Auch der Ductus pancreaticus füllt sich mit Kontrastmittel (kurze →). [6]

■ Abb. 4: Choledocholithiasis in der MRCP. Die koronare Rekonstruktion zeigt einen Stein (signalarm) als Aussparung im signalreichen Ductus choledochus (kurzer →). Außerdem sind gut Ductus hepaticus communis (langer →), D. hepaticus sinister und der schlanke D. pancreaticus zu erkennen. [6]

■ Abb. 5: Aerobilie. In der Abdomenübersichtsaufnahme demarkieren sich die intrahepatischen Gallenwege als verzweigte Aufhellung. Luft im Gallengangssystem kann u. a. Folge von Steinperforationen, Tumoren oder einer Cholezystitis sein. [2]

blase das Organ leicht übersehen, da die Binnenstruktur und Rückwand aufgrund der totalen Schallauslöschung nicht sichtbar sind.

Gallengangssteine sind häufig sonographisch nur schwer darstellbar – es fehlt der Kontrast der echoarmen Gallenflüssigkeit. Eine intra- und/oder extrahepatische Gallengangserweiterung kann aber auf eine Obstruktion durch Steine hinweisen.

In der **CT** liegt die Nachweisgrenze für Gallensteine bei 2 mm. Kalkhaltige Konkremente stellen sich sehr dicht dar, nicht verkalkte Steine imponieren eher schießscheibenartig weichteildicht. Sind die Konkremente isodens zur Gallenflüssigkeit, ist ein Nachweis nicht möglich. Gallengangskonkremente werden mittels CT meist nur zufällig entdeckt, der Fokus liegt auf dem Nachweis einer intra- und extrahepatischen Cholestase.

Die **MRCP** stellt Steine unabhängig von ihrer Zusammensetzung als signalfreie Aussparung in Galle und Gallenwegen dar (■ Abb. 4).

Ist neben der Diagnostik eine interventionelle Therapie geplant, sollte die **ERCP** zum Einsatz kommen. Steine in den Gallenwegen erkennt man zuverlässig als KM-Aussparung (■ Abb. 3). Die Gallenblase lässt sich dagegen nicht immer ausreichend kontrastieren, sodass sich die ERCP hier zum Nachweis von Konkrementen weniger eignet.

Schallschatten. Ist die Gallenblase komplett mit Konkrement gefüllt (Steingallenblase), ist das gesamte Organ echoreich mit einem Schallschatten. Die davon nicht immer abzugrenzende Porzellangallenblase (Verkalkung der Gallenblasenwand) zeigt ein ähnliches Bild. Man kann bei Stein- oder Porzellangallen-

Zusammenfassung

✖ Erste Methode zur Darstellung von Pathologien in Gallenblase und -wegen ist die Sonographie.

✖ ERCP und die nicht-invasive MRCP werden häufig für die Darstellung von Gallen- und Pankreasgangsystem angewendet.

Gallenblase und Gallenwege II

Entzündliche Veränderungen

Cholezystitis

Die akute Entzündung der Gallenblase wird in 95% der Fälle durch ein Konkrement, das den Ductus cysticus verlegt, verursacht. Das klinische Bild ist durch Schmerzen im rechten Oberbauch und Fieber gekennzeichnet.
Bildgebendes Standardverfahren bei Verdacht auf eine akute Cholezystitis ist die **Sonographie:** Klassische Aspekte sind eine gestaute Gallenblase und ein im D. cysticus oder Infundibulum der Gallenblase eingeklemmter echoreicher Stein. Die Gallenblasenwand ist bandförmig mit charakteristischer Dreischichtung verdickt (> 4 mm). Im Gallenblasenbett findet sich ein Ödem. Löst der Schallkopf über der Gallenblase einen Druckschmerz aus, spricht man von einem positiven sonographischen Murphy-Zeichen.
In der kontrastmittelverstärkten **CT** liegt die Gallenblase mit verdickter, anreichernder Wand in einem ödematös veränderten (hypodensen) Gallenblasenbett (▮ Abb. 6 und 7).

Sonderformen und Komplikationen
▶ **Gallenblasenempyem:** Aus der akuten Verlaufsform kann sich ein Gallenblasenempyem entwickeln, das **sonographisch** eine verstärkte Echogenität im Gallenblasenlumen aufweist.
▶ **Chronische Cholezystitis:** Bei einem chronischen Verlauf der Entzündung kann es zu Kalkablagerungen in

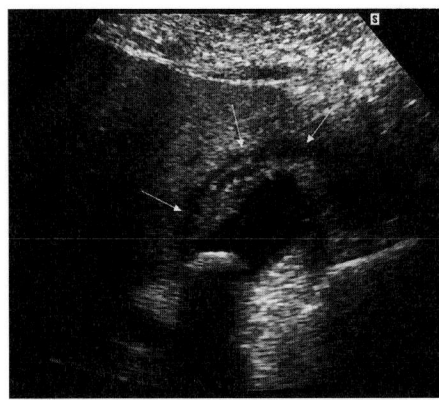

▮ Abb. 6: Akute Cholezystitis im Ultraschall. Der Transversalschnitt zeigt eine deutliche ödematös verdickte Gallenblasenwand. Im Lumen liegt ein Stein. [5]

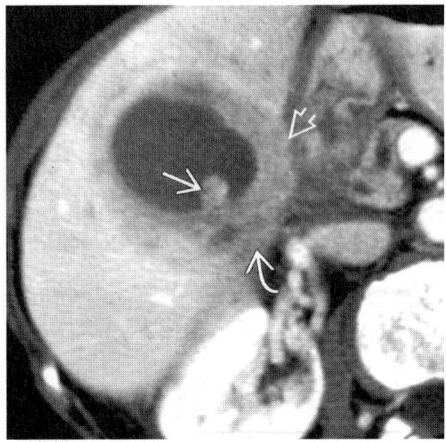

▮ Abb. 7: Akute Cholezystitis in der KM-verstärkten CT. Es findet sich eine deutlich verdickte Gallenblasenwand (offener →) und eine Entzündung um die Gallenblase herum (gebogener →). In der Gallenblase liegt ein Stein (→). [9]

der Gallenblasenwand kommen (Porzellangallenblase). Gelegentlich verliert die Galle durch die anhaltende Entzündung ihr Lumen, es entsteht eine Schrumpfgallenblase.
▶ **Emphysematöse Cholezystitis:** Luftblasen in Gallenblasenlumen oder -wand sind Zeichen einer Infektion mit gasbildenden Bakterien. Sonographisch sind kleine echogene Einschlüsse und ein intraluminaler Luft-Flüssigkeitsspiegel sichtbar.

Cholangitis

Ursachen einer Entzündung der intra- bzw. extrahepatischen Gallenwege können Steinleiden (meist), Tumoren oder postoperative Strikturen sein. Das klinische Bild ähnelt dem der Cholezystitis, häufig tritt auch eine ikterische Verlaufsform auf. Komplikationen eitriger Cholangitiden sind partielle Fibrosierungen der Gallenwege, ein Übergreifen der Entzündung auf das Leberparenchym und ein zirrhotischer Umbau des Organs.
CT und **MRT** zeigen ein „Perlenkettenbild": Erweiterten Gangabschnitten folgen umschriebene zirkuläre Gangstenosen. Ein pericholangitischer Abszess der Leber als Komplikation der eitrigen Cholangitis imponiert als hypodense Struktur im Leberparenchym.
Die **ERCP** kann bei der Klärung der Ätiologie hilfreich sein und erlaubt u. U. eine Intervention (▮ Abb. 8).

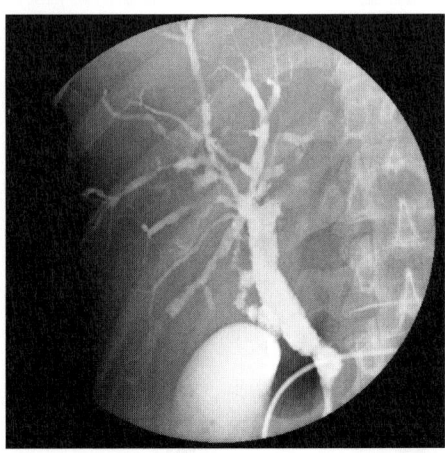

▮ Abb. 8: Die ERCP zeigt unregelmäßige Bereiche von Dilatationen und Strikturen der intrahepatischen Gallenwege, vereinbar mit einer akuten Cholangitis. [8]

Tumoren des biliären Systems

Gallenblasentumoren

Zu den **benignen Tumoren** der Gallenblase zählen die als Präkanzerosen geltenden echten Adenome, die Adenomyomatose (hyperplastische, glatte Muskulatur der Gallenblasenwand) sowie Cholesterinpapillome. Nur selten verursachen sie eine Cholezystitis.
Die Diagnose beruht auf einer **sonographisch** oder **computertomographisch** nachweisbaren, wandständigen, teilweise gestielten, nicht lagebeweglichen Raumforderung im Gallenblasenlumen (▮ Abb. 10).

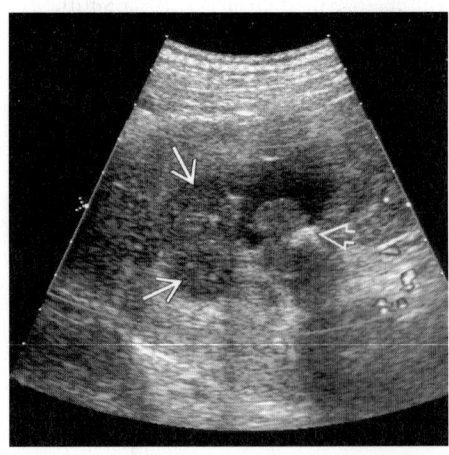

▮ Abb. 9: Gallenblasenkarzinom. Der transversale sonographische Schnitt durch die Gallenblase zeigt eine echoarme, invasiv in das Gallenblasenbett wachsende Raumforderung der Gallenblasenwand (→). Zusätzlich ist ein Stein nachweisbar (offener →). [9]

Bei den **Malignomen der Gallenblase** steht das mit einer Cholezystitis vergesellschaftete Adenokarzinom im Vordergrund. Das Karzinom wächst infiltrativ entlang den Gallenwegen und kann umgebende Strukturen (Leber, Gefäße, Pankreas) befallen. Die Diagnose wird meist erst im fortgeschrittenen Stadium bei Auftreten der zunächst unspezifischen, dann ikterischen Symptomatik gestellt.
Der Tumor führt **sonographisch** zu echoarmen und gemischt echogenen Wandveränderungen, die sich nach intra- und/oder extravesikal ausdehnen (▮ Abb. 9). Exophytisch in das Gallenblasenlumen wachsende Malignome sind von benignen polypösen Tumoren nicht zu unterscheiden.
Diagnostisches Kriterium in der **CT** ist eine isodense oder inhomogene Wandverdickung, die das ganze Gallenblasenlumen ausfüllen kann. Infiltriert der Tumor das Leberparenchym, ist die Leber-Gallenblasen-Grenze unscharf, es können Lymphknoten im Gallenblasenbett oder in der Leberpforte nachgewiesen werden. Auch mittels **MRT** gelingt häufig eine direkte Darstellung der Raumforderung.

Gallengangstumoren

Benigne Gallenwegstumoren sind selten. Häufigstes **Malignom** der Gallenwege ist das cholangiozelluläre Karzinom, das schon bei geringer Größe zu Cholestase und Ikterus führen kann.

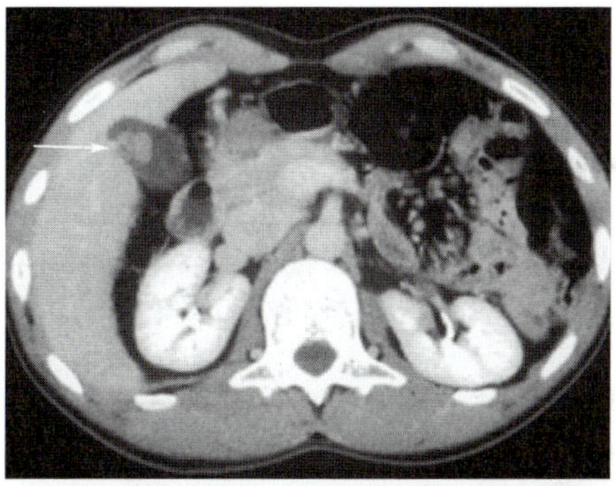

▮ Abb. 10: Gallenblasenpapillom. In der KM-verstärkten CT findet sich eine KM-aufnehmende, schmalbasig der Gallenblasenwand aufsitzende Raumforderung. Infiltrationen in das Leberparenchym sind nicht nachzuweisen. [1]

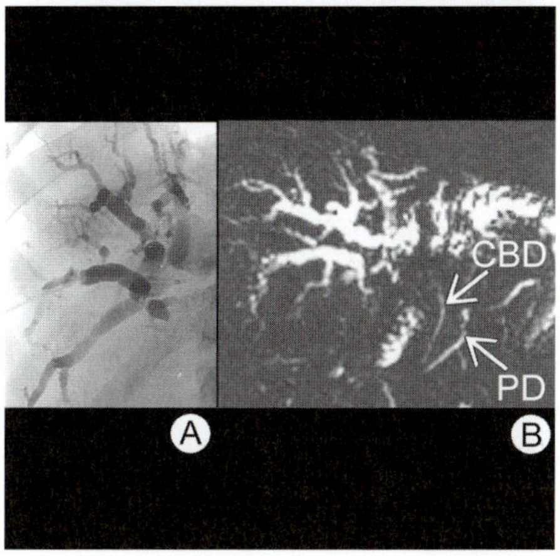

▮ Abb. 11: Klatskin-Tumor. a) Der an der Hepatikusgabel lokalisierte Tumor zeigt im Cholangiogramm dilatierte intrahepatische Gallengänge und einen plötzlichen Abbruch beim Zusammenfluss von D. hepaticus dexter und sinister. b) Auch in der MRCP sind die intrahepatischen Gallenwege aufgeweitet, D. hepatocholedochus (CBD) und D. pancreaticus (PD) imponieren normal weit. [9]

Eine Sonderform ist der Klatskin-Tumor an der Hepatikusgabel (▮ Abb. 11).

> Mit bildgebenden Verfahren ist eine Differenzierung von benignen und malignen Tumoren nur schwer möglich. Es sollte eine operative Abklärung angestrebt werden.

Sonographisch sind Raumforderungen der Gallengänge meist nur indirekt nachweisbar. Verdächtige Befunde sind Zeichen eines Verschlusses wie Gangabbrüche und umschriebene Aufweitungen. Auch in der **CT** steht die Dilatation des vorgeschalteten Gallengangsystems im Vordergrund. Erst ab einer Größe von 2 cm lässt sich der Tumor direkt als hypodense Läsion darstellen.
Mittels **ERCP** und **MRCP** gelingt eine Lokalisationsdiagnostik. Die Tumoren imponieren als umschriebener Füllungsdefekt im erweiterten Hohlsystem.

Zusammenfassung

- ✖ Bei einer akuten Cholezystitis findet sich das sonographische Bild einer gestauten, breitwandigen Gallenblase mit einem den D. zysticus verlegenden Stein.
- ✖ Gallenblasentumoren imponieren sono- oder computertomographisch als fixierte Raumforderung. Steine in der Gallenblase dagegen sind lagebeweglich.
- ✖ Eine Sonderform des cholangiozellulären Karzinoms ist der Klatskin-Tumor an der Hepatikusgabel.

Pankreas

Methoden zur Darstellung des Pankreas

Sonographie

Neben der CT ist die Sonographie das entscheidende bildgebende Verfahren zur Diagnose von Erkrankungen des Pankreas. Die Sonographie gibt als Screening-Methode wichtige Hinweise. Dabei wird das Parenchym nach Kontur, Echotextur und Organgröße beurteilt. Das normalerweise 12–15 cm lange Organ läuft S-förmig von Duodenum zu Milz und hat ein feinkörniges, homogenes Echomuster.

> Oft können Kontursprünge der einzige Hinweis auf pathologische Veränderungen des Pankreas sein.

Allerdings ist der Pankreasschwanz durch Luftüberlagerungen häufig nur eingeschränkt darstellbar.

CT/MRT

In der CT gelingt eine überlagerungsfreie Darstellung des glatt begrenzten Organs mit einer Dichte um 40 HE. Der zentral gelegene Pankreasgang weist eine Breite von 1–3 mm mit einem Lumen ohne Kalibersprünge auf. Domänen der CT sind die Darstellung von Pankreastumoren sowie die Diagnostik der Pankreatitis. Die MRT spielt eine untergeordnete Rolle.

Konventionelle Röntgenuntersuchungen

In der **Abdomenübersicht** lassen sich Verkalkungen, wie sie beispielsweise bei einer chronischen Pankreatitis auftreten, nachweisen. Bei Pankreatiden ist ein linksseitiger Pleuraerguss mit Zwerchfellhochstand ein häufiger Begleitbefund.

Bei großen pankreatischen Raumforderungen stellt die **Magen-Darm-Passage** Impressionen und eine Verlagerung der angrenzenden Hohlorgane dar (Abb. 1). Als Malignitätskriterium gelten Kontur- und Reliefzerstörungen des dargestellten Magen-Darm-Areals.
ERCP und **MRCP** erlauben einen Einblick in das Gangsystem des Pankreas (s. S. 59).

Pankreatitis

Akute Pankreatitis

Meist werden akute Entzündungen des Pankreas durch Gallensteine verursacht oder sind alkoholinduziert. Das klinische Bild prägen heftige Oberbauchschmerzen, Übelkeit, Erbrechen und später ein paralytischer Ileus.
Sonographisch und in der **CT** stellt sich das ödematöse, meist diffus vergrößerte Pankreas mit einem reflexarmen bzw. gering veränderten Dichtemuster dar. Die Organkonturen sind unscharf (Abb. 2). Ist der Pankreasgang verlegt, können eine prästenotische Gangerweiterung und u. U. intraduktale Konkremente nachgewiesen werden.
Bei einer exsudativen Verlaufsform sammelt sich entzündliche Flüssigkeit entlang von Peritoneum und Gerota-Faszie in der Bursa omentalis, parakolisch, im Milzhilus und im Douglas-Raum. Kapseln sich Pseudozysten ab, sind sie intra- oder extrapankreatisch als hypodense Raumforderungen mit einer KM-anreichernden Membran zu erkennen. Aus sekundär infizierten Pseudozysten entstehen Abszesse, die als inhomogene, teils echoarme bzw. hypodense Bezirke mit Lufteinschlüssen imponieren. Nekroseareale stellt die CT als Kontrastmittel aussparenden Substanzdefekt im

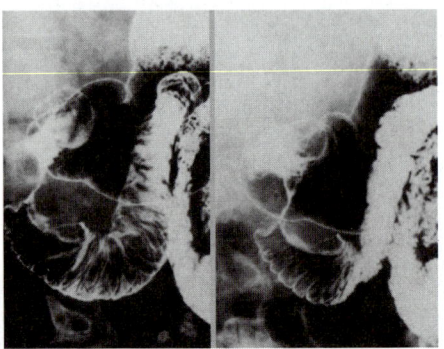

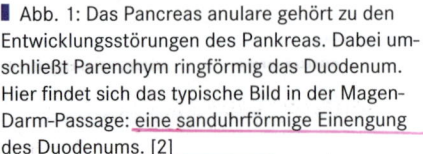
 Abb. 1: Das Pancreas anulare gehört zu den Entwicklungsstörungen des Pankreas. Dabei umschließt Parenchym ringförmig das Duodenum. Hier findet sich das typische Bild in der Magen-Darm-Passage: eine sanduhrförmige Einengung des Duodenums. [2]

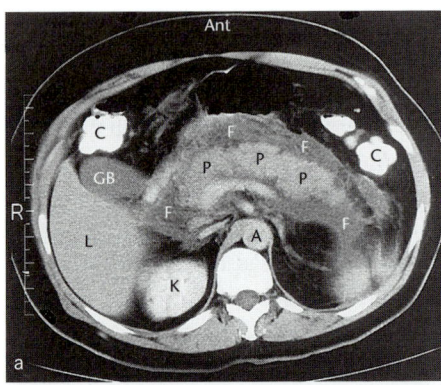

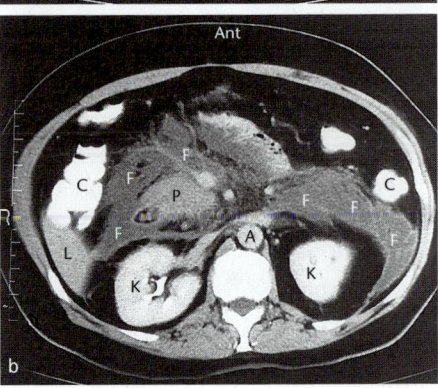
 Abb. 2: Akute Pankreatitis. a) Die KM-verstärkte CT zeigt ein ödematöses Pankreas (P) mit unscharfer Organkontur, das von entzündlicher Flüssigkeit (F) umgeben ist. b) Der weiter kaudal liegende Schnitt zeigt weitere, den Processus uncinatus umgebende und bis in die parakolische Rinne ziehende Flüssigkeit. Die Gerota-Faszie (verbreitert) wird respektiert. [4]

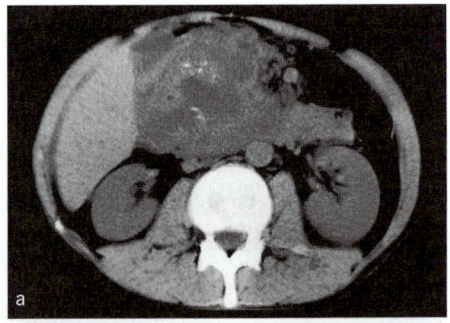

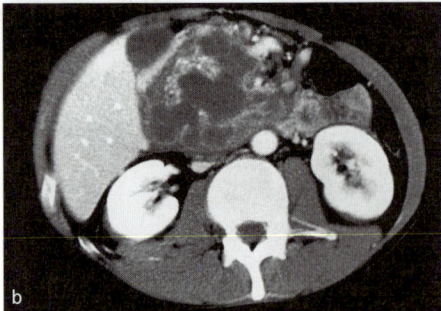
 Abb. 3: Chronische Pankreatitis im CT vor und nach i. v. KM-Gabe. Nativ zeigt das deutlich unregelmäßig vergrößerte Organ eine inhomogene Parenchymstruktur und Verkalkungen. Nach KM-Gabe lässt sich das anreichernde, vitale Gewebe von hydodensen Nekrosen und Pseudozysten (mit leicht kontrastierter Membran) differenzieren. [2]

vitalen, gut anreichernden Pankreas-
parenchym dar.
Die **Thoraxaufnahme** kann einen begleitenden linksseitigen Pleuraerguss
zeigen.

Chronische Pankreatitis

Die in rund 80% der Fälle alkoholtoxisch
bedingte prolongierte Verlaufsform der
Pankreatitis ist gekennzeichnet durch
Nekrosen, eine segmentale oder diffuse
Fibrose mit Organvergrößerung (später
-atrophie) und Kalzifikationen.
Typischer Untersuchungsbefund in der
Sonographie ist ein höckrig konturier-
tes Organ mit einem inhomogenen,
groben Schallmuster. Verkalkungen sind

an feinen, streifenförmigen, hyperrefle-
xiven Zonen im Parenchym zu erkennen. Auch Pseudozysten können auftreten.
In der nativen **CT** sind, neben den
Veränderungen von Organkontur und
-größe, Verkalkungen des Parenchyms
wegweisend (▌Abb. 3). Narbige und
zystische Veränderungen sowie Gangstenosen verursachen Pankreasgang-
veränderungen.

> Die perlschnurartigen Dilatationen und
> Einengungen des Pankreasgangs bzw.
> seiner Seitenäste und intraduktale
> Steine lassen sich v. a. in ERCP und
> MRCP darstellen.

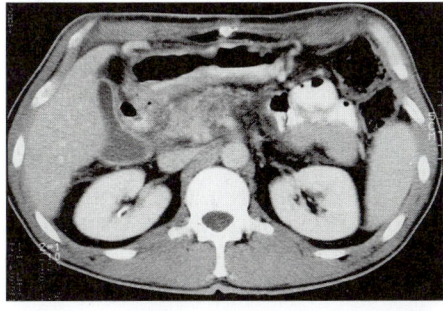

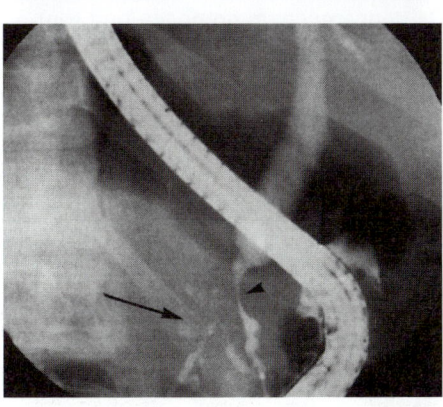

▌ Abb. 4: Pankreaskopfkarzinom. In der CT ist
ein großer, inhomogener Tumor zu erkennen,
eine Abgrenzung zum Duodenum ist nicht
möglich. [8]

▌ Abb. 5: Pankreaskarzinom. Die ERCP zeigt
einen langstreckigen Abbruch des D. pancreaticus
und seiner Äste (→) infolge der raumfordernden
Wirkung des Tumors. Der D. hepaticus communis
ist stenosiert und proximal gestaut (Pfeilspitze).
[5]

Als mögliche Komplikationen sind in
der Bildgebung Milzvenenthrombosen,
Pleura- und Perikarderguss, Aszites
sowie eine distale Choledochusstenose
nachzuweisen.

Pankreaskarzinom

Häufigster Vertreter der Malignome des
Pankreas ist das Adenokarzinom. Bevor-
zugt betrifft der vom Epithel der kleinen
Pankreasgänge und -azini ausgehende
Tumor den Pankreaskopf (▌Abb. 4). Da
Frühsymptome meist fehlen, wird das
Pankreaskarzinom insgesamt erst spät
diagnostiziert. Neben unspezifischen kli-
nischen Zeichen wie in den Rücken aus-
strahlenden Oberbauchschmerzen und
Gewichtsverlust kann ein schmerzloser
Ikterus richtungsweisend sein.
Bildgebende Methoden der Wahl sind
Sonographie, CT und **ERCP/MRCP**
(▌Abb. 5). Typisch ist eine umschriebene Organvergrößerung mit Kontur-
unregelmäßigkeiten. Dabei weist der
Tumor eine verminderte Echogenität
bzw. erniedrigte Dichte auf und reichert
nur wenig KM an. Indirekte Zeichen
sind Dilatationen der Pankreas- und
Gallenwege ohne Steinnachweis sowie
Metastasen in den regionären Lymphknoten oder der Leber. Gefäßthrom-
bosen in der V. lienalis/V. portae lassen
sich in der **FKDS** nachweisen oder
zeigen sich in der CT als deutliche
hypodense Aussparungen.

> Eine Abgrenzung zu einer umschriebenen
> chronischen Pankreatitis ist nicht immer
> zuverlässig möglich. Daher bestätigt im
> Zweifelsfall eine sonographisch oder CT-
> gesteuerte Biopsie die Diagnose.

Zusammenfassung

✖ Methoden der Wahl zur Darstellung von pankreatischen Pathologien sind
Sonographie, CT/MRT und ERCP/MRCP.

✖ Den klassischen Aspekt der Pankreatitis zeichnen ein vergrößertes,
ödematöses Organ (später Organatrophie), peripankreatische Flüssigkeitsansammlung, Gangdilatationen und intraduktale Konkremente aus.

✖ Schlüsselzeichen eines Pankreaskarzinoms in der Bildgebung ist ein
schwach anreichernder, unregelmäßiger, inhomogener Tumor, evtl. mit
Verlegung von Pankreasgang und/oder D. choledochus.

Mamma I

Etwa jede zehnte Frau erkrankt im Laufe ihres Lebens an Brustkrebs. Mit über einem Viertel aller neu diagnostizierten Krebserkrankungen ist das Mammakarzinom in Deutschland die häufigste Form von Malignomen bei Frauen. Zudem ist die Erkrankung in den vergangenen 20 Jahren nicht nur häufiger geworden ist, sondern es sind auch immer mehr jüngere Frauen betroffen. Neben der klinischen Untersuchung kommt der Bildgebung eine Schlüsselrolle bei Vorsorge und Diagnose zu. Ihr größter Nutzen liegt in der Früherkennung klinisch okkulter Frühstadien des Mammakarzinoms. In Deutschland soll bis Ende 2007 ein flächendeckendes Mammographie-Screening-Programm für Frauen zwischen dem 50. und 69. Lebensjahr aufgebaut sein. Obwohl ab dem 40. Lebensjahr empfohlen, ist der Nutzen von Routinemammographien zur Früherkennung bei jüngeren Frauen umstritten.

Bildgebende Verfahren

Mammographie

Die Dichteunterschiede der verschiedenen Weichteilstrukturen der weiblichen Brust sind nur gering. Um dennoch eine ausreichend kontrastreiche Aufnahme zu erzielen, wird die Mammographie in Weichstrahltechnik (25–35 kV) durchgeführt. Für eine besonders hohe Aufnahmequalität werden spezielle Film-Folien-Kombinationen verwendet. Durch die sorgfältige Kompression der Brust bei Anfertigung der Aufnahme wird die Bildqualität ebenfalls verbessert und die Belastung der Patientin durch Streustrahlen vermindert.

> Die Mammographie wird von beiden Brüsten in zwei Ebenen mit einem kraniokaudalen und 45° schrägen, mediolateralen Strahlengang durchgeführt. Es ist darauf zu achten, dass der Drüsenkörper komplett und die Mamille im Profil dargestellt ist.

Zur weiteren Abklärung können Zielaufnahmen angeschlossen werden.

Indikation
Als Vorsorgemaßnahme werden zwischen dem 40. und 70. Lebensjahr 1- bis 2-jährliche Kontrolluntersuchungen empfohlen, bei Risikofaktoren wie familiärer Disposition wird zu jährlichen Untersuchungen geraten. Ab dem 40. Lebensjahr überwiegt der Nutzen das Risiko der Mammographie, das optimale Risiko-Nutzen-Verhältnis hat das Mammographie-Screening zwischen dem 50. und 70. Lebensjahr.

> Regelmäßige Kontrolluntersuchungen zur Früherkennung können die Mortalität des Mammakarzinoms um 30% senken. Damit überwiegt der Nutzen ab dem 40. Lebensjahr das Risiko der Erhöhung des Brustkrebsrisikos durch eine vermehrte Strahlenbelastung.

Bei einem verdächtigen klinischen Befund (unklare Knoten, Haut- oder Mamillenveränderungen) wird die Mammographie zur diagnostischen Abklärung eingesetzt.

Beurteilung
Das Parenchym der Brust ist alters- und funktionsabhängig erheblichen Veränderungen ausgesetzt. Dementsprechend ist das Erscheinungsbild in der Mammographie variabel. Bei der jungen Frau ist die Mamma durch das stark entwickelte Binde-Stützgewebe und Drüsenparenchym homogen und röntgendicht. Infolge des zunehmenden Fettgewebsanteils mit fortschreitendem Alter (Altersinvolution) wird die Brust strahlentransparenter. Dies erleichtert die mammographische Beurteilbarkeit (Abb. 1).
Tumorsuspekte Leitbefunde sind v. a. neu aufgetretene Verdichtungsherde und Mikroverkalkungen (Tab. 1).

Galaktographie

Bei der Galaktographie wird jodhaltiges Kontrastmittel in einen Milchgang injiziert und eine mammographische Untersuchung in zwei Ebenen durchgeführt. Die Darstellung des

Benigne Tumoren	Maligne Tumoren
Scharfe, glatte Begrenzung	Unscharfe Kontur
Aufhellung um Verdichtung (Halozeichen)	Sternförmiger Tumorschatten („Krebsfüßchen")
Verteilte, uniforme Mikroverkalkung (> 200 μm), grobschollige Makroverkalkung	Gruppiert angeordnete, polymorphe Mikroverkalkung (< 100 μm)

 Tab. 1: Unterscheidungskriterien benigner und maligner Tumoren in der Mammographie.

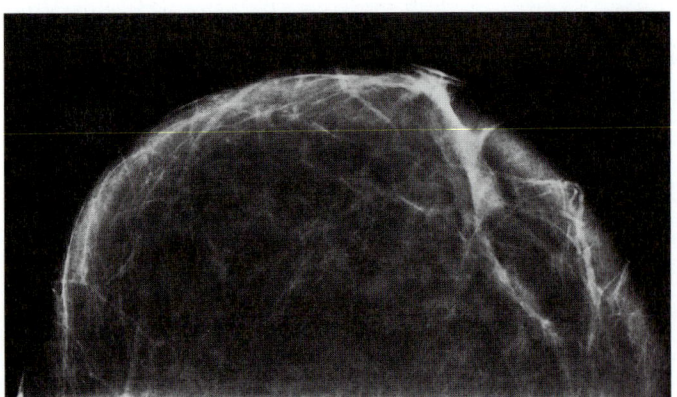

 Abb. 1: Normale Mammographie einer älteren Frau im kraniokaudalen Strahlengang. Das Drüsenparenchym hat sich fast vollständig zurückgebildet. Das strahlentransparente Fettgewebe ist von fibrösen Septen als Residuen des Binde-Stützgewebes durchzogen. Auf 1 Uhr liegt die Mamille dem Brustkörper auf. [10]

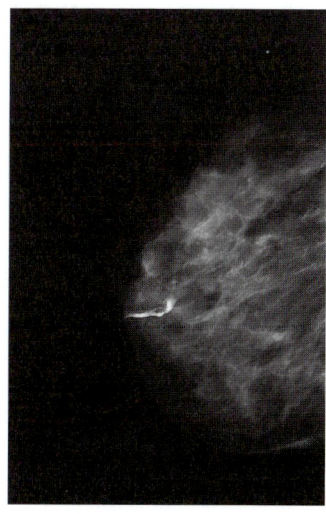

Abb. 2: Beachte die Umfließungsfigur im retromamillären Milchgang in der Galaktographie. Differenzialdiagnostisch kommt hier ein intraduktales Papillom oder ein Karzinom in Betracht. [2]

Solide Prozesse		Zysten (▪ Abb. 3)
Benigne Tumoren	**Maligne Tumoren**	
Echoarm, homogen	Echoarm, inhomogen	Echofrei
Scharfe Kontur	Unscharfe, gezackte Kontur	Scharfe Kontur
Dorsale Schallverstärkung	Dorsaler Schallschatten	Dorsale Schallverstärkung

Tab. 2: Unterscheidungskriterien zur sonographischen Beurteilung von Raumforderungen in der Mamma.

kontrastierten Milchgangsystems dient der Diagnose von Milchgangstumoren (▪ Abb. 2).

Indikation
Blutige Sekretion aus der Mamille und nicht-blutige mamilläre Sekretion außerhalb von Gravidität und Stillzeit.

Pneumozystographie

Nach Punktion einer Zyste wird der Inhalt abgesaugt, Luft insuffliert und anschließend eine mammographische Untersuchung durchgeführt. Der nun negative Kontrast der Zyste ermöglicht eine Beurteilung der Zystenwand.

Indikation
Die Pneumozystographie wird zur Abklärung von Zysten verwendet, allerdings wird dazu heute in der Regel die Sonographie eingesetzt.

Sonographie

Die Sonographie ist als adjuvantes Verfahren bei unklarem Mammographiebefund anzusehen. Sie bietet zusätzliche diagnostische Möglichkeiten, eignet sich aber nicht als Screeningmethode. Die Schwäche des Ultraschalls liegt im fehlenden Nachweis von Mikroverkalkungen als wichtigem Malignitätskriterium.

Indikation
Die Hauptstärke der Sonographie liegt in der Differenzierung von Zysten und soliden Tumoren (▪ Tab. 2). Außerdem wird sie zur Verlaufskontrolle benigner Prozesse oder Knoten ohne mammographisches Korrelat eingesetzt. Sie ermöglicht auch eine kontrollierte Punktion von Zysten.

MRT

Die MRT spielt als Screening-Verfahren keine Rolle, bietet aber eine diagnostische Möglichkeit in der Tumornachsorge und zum Auffinden sehr kleiner Tumoren. Wichtigster Ma-

lignomhinweis ist eine rasche und deutliche Kontrastmittelanreicherung. Da es aber auch Ausnahmen gibt, ist die Frage der Dignität eines Mehranreicherungsherdes in der MRT nicht eindeutig zu klären.

Indikation
Die MRT wird zum Ausschluss von Rezidiven in der Tumornachsorge bei starker Vernarbung oder bei Silikonimplantaten eingesetzt. Hier ist die Aussagekraft der Mammographie eingeschränkt. Außerdem dient die MRT zur Tumorsuche bei histologisch gesicherten Lymphknotenmetastasen sowie bei negativer Mammographie.

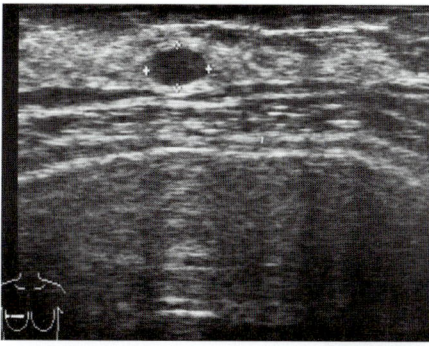

Abb.3: Nachweis einer flüssigkeitsgefüllten Mammazyste mittels Sonographie. Die Läsion ist echofrei, scharf begrenzt und weist eine dorsale Schallverstärkung auf. [1]

Zusammenfassung
✖ Methode der Wahl zur Früherkennung und Diagnose von Brustkrebs ist die Mammographie. Sie ist mit einer Sensitivität von 85–95% allen anderen Verfahren überlegen.

✖ Grundsätzlich sollte bei Frauen ab dem 40. Lebensjahr in 1- bis 2-jährigen Abständen eine Routinemammographie durchgeführt werden.

✖ Das Mammographie-Screening reduziert das Mortalitätsrisiko bei Brustkrebs um etwa 30%.

Mamma II

Mastopathie

Der Begriff der Mastopathie umfasst hormonell und altersbedingte Veränderungen von Drüsenparenchym, Binde-, Stütz- und Fettgewebe, die das Regelbild überschreiten, aber nicht neoplastisch sind. Es treten involutive wie hyperplastische Mammaveränderungen auf. Die Umgestaltungen können als knotiger Tastbefund symptomatisch werden, die Patienten klagen gehäuft prämenstruell über ziehende Schmerzen und Spannungsgefühl in der Brust. In der Regel sind Mastopathien benigner Natur. Ist die Dignität nicht sicher zu klären, ist eine Biopsie indiziert. Nur wenn histologisch Zellatypien nachgewiesen werden können, besteht ein erhöhtes Risiko für einen Übergang in ein Mammakarzinom.

Radiologische Diagnostik
In der **Mammographie** zeigt sich der Brustkörper dicht mit homogenen Streifenschatten (bei Fibrose) oder mit klein- bis grobknotigen Fleckschatten (bei zystischen Veränderungen). Mastopathische Mikroverkalkungen stehen meist einzeln und sind gröber und rundlicher als bei einem Karzinom.
In der **Sonographie** ist eine Differenzierung zwischen zystischen und soliden Raumforderungen möglich (s. S. 65, ▌Tab. 2)

Benigne Tumoren der Mamma

Fibroadenome

Das Fibroadenom besteht aus lockerem Stroma, Bindegewebe und Drüsen. Als häufigster benigner Tumor der weiblichen Brust tritt es meist zwischen dem 20. und 40. Lebensjahr auf. Klinisch fällt eine nicht schmerzende, gut abgrenzbare und verschiebliche Resistenz auf.

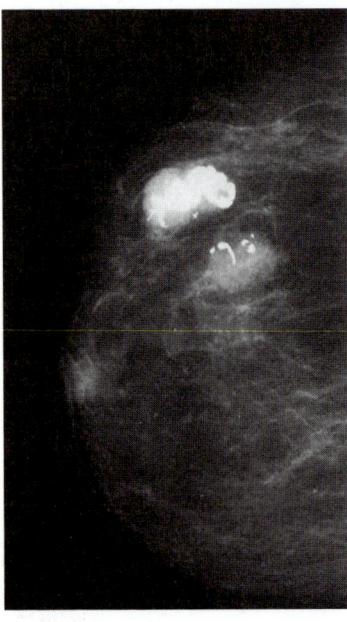

▌ Abb. 4: Mammographie im mediolateralen Strahlengang. Es finden sich zwei knotige Verdichtungen. Die grobschollig popcornartigen Verkalkungen innerhalb der Tumoren sind typisch für ein Fibroadenom. [2]

Radiologische Diagnostik
Mammographisch entsprechen Fibroadenome dichten, glatt begrenzten, rundlichen oder ovalen Verschattungen. Häufig weisen sie einen schmalen Fettsaum auf. Diese „Halozeichen" genannte Aufhellungszone und eine charakteristische, popcornartige, grobschollige Verkalkung erlauben eine sichere Abgrenzung zum Mammakarzinom (▌ Abb. 4).
Sonographisch imponiert das Fibroadenom echoarm und glatt begrenzt mit keiner bis geringer dorsaler Schallverstärkung.

Zysten

Zysten treten häufig im Rahmen von fibrozystischen Mastopathien zwischen dem 30. und 50. Lebensjahr auf. Bei der Palpation ist die Zyste elastisch, glatt begrenzt und mitunter schmerzhaft.

Radiologische Diagnostik
Zysten zeigen in der **Mammographie** das Bild einer scharf begrenzten, runden oder ovalen Verschattung. Das Vorliegen eines Halozeichens gilt als Benignitätskriterium.
Findet sich in der **Sonographie** eine glatt begrenzte, echofreie Raumforderung mit dorsaler Schallverstärkung, kann ein solider Tumor ausgeschlossen werden. Nicht eindeutig einzuordnende Zysten sollten unter sonographischer Kontrolle punktiert werden, das Punktat muss zytologisch untersucht werden (s. S. 65, ▌ Abb. 3).

Mammakarzinom

Das Mammakarzinom ist die häufigste maligne Tumorerkrankung der Frau, in der Altersgruppe der 40- bis 60-Jährigen sogar die häufigste Todesursache. In Deutschland erkrankt etwa jede 10. Frau im Laufe ihres Lebens an einem Mammakarzinom. 1% der Mammakarzinome betrifft Männer. Histologisch sind lobuläre Karzinome (Entartung des Epithels der Drüsenlobuli) und duktale Karzinome (Entartung des Epithels der Milchgänge) zu unterscheiden. Da die Prognose u. a. von der Tumorausdehnung bei Diagnose abhängig ist, entscheidet die Früherkennung für das Outcome.

> Bevorzugte Lokalisation des Mammakarzinoms ist der äußere obere Quadrant.

Bei der Palpation findet sich ein knotiger, derber, unscharf begrenzter und nicht verschieblicher Tastbefund. Weitere Malignitätskriterien sind Einziehungen der Haut und/oder der Mamille („Orangenhaut") und eine axilläre Lymphknotenschwellung.

Sonderformen des Mammakarzinoms

Bezüglich ihres Ausbreitungsweges, aber nicht des histologischen Befunds werden folgende zwei Sonderformen unterschieden:

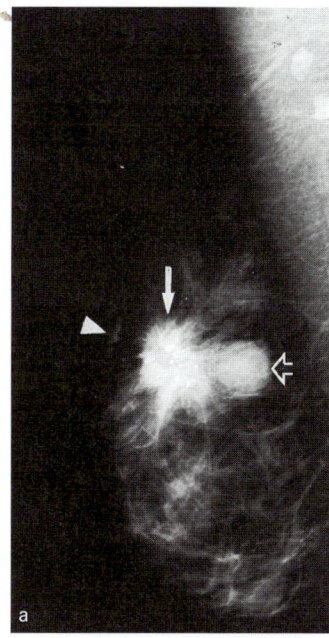

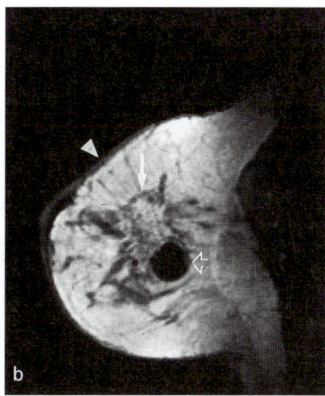

Abb. 5: a) Mediolaterale Aufnahme einer Brust mit Mammakarzinom. Im oberen Anteil findet sich ein knollig wachsender Tumor (↓). Er ist unscharf begrenzt und infiltriert mit feinen, strahlenförmigen Ausläufern das umgebende Fettgewebe. Beachte die polymorphen, gruppiert stehenden Verkalkungen innerhalb des Tumors. Weiter dorsal findet sich ein rundlicher, glatt konturierter zweiter Herd (Pfeil nach links). Undeutlich ist auch eine leichte Hauteinziehung über dem Tumor zu erkennen (Pfeilspitze nach rechts). b) In der MRT imponiert der Tumor als unregelmäßige, Kontrastmittel anreichernde Struktur (↓). Für den zweiten Prozess ist keine Signalanreicherung nachzuweisen (Pfeil nach links). Außerdem lässt sich eine Hauteinziehung darstellen (Pfeilspitze nach rechts). Diagnose: ventraler Herd → Mammakarzinom; dorsaler Prozess → Zyste. [1]

▶ **Paget-Karzinom:** duktales Mammakarzinom mit intraepidermaler Ausbreitung im Bereich der Mamille. Klinisches Kennzeichen ist eine nässende, ekzematöse Mamille.
▶ **Inflammatorisches Karzinom:** diffuse Ausbreitung in den subepidermalen Lymphspalten und Blutkapillaren. Da bei diesem meist hochmalignen Karzinom die Brust gerötet und geschwollen ist, besteht die Verwechslungsgefahr mit einer Mastitis.

Radiologische Diagnostik
Die Malignitätskriterien einer Raumforderung in der **Mammographie** zeigt ▮ Tab. 1 auf S. 64.

Gruppiert stehende spitze Mikroverkalkungen unterschiedlicher Größe und Form (polymorph) sind höchst malignomverdächtig.

Weiteres Kennzeichen eines malignen Prozesses sind Asymmetrien im Seitenvergleich. Sekundär sind Verdickungen und Retraktionen von Haut oder Mamille zu sehen (▮ Abb. 5).
In der **Sonographie** stellen sich maligne Neoplasien meist echoarm und unscharf begrenzt dar, sie weisen einen breiten, dorsalen Schallschatten auf.
In der **MRT** ist eine rasche und intensive Kontrastmittelaufnahme auf ein Karzinom hinweisend.

Bei unklarer Dignität einer Raumforderung ist die histologische Diagnose immer mit einer Biopsie zu sichern!

Für die histologische Abklärung sollte wenn möglich ein minimalinvasives Verfahren angestrebt werden (z. B. Feinnadel- oder Stanzbiopsie). Die Biopsie wird unter Lokalanästhesie, entweder sonographisch geführt oder radiologisch gesteuert, gewonnen.

Zusammenfassung

Die wichtigsten Malignitätskriterien des Mammakarzinoms in der Bildgebung:

✱ Unregelmäßig konturierter Knoten mit strahligen Ausläufern.

✱ Gruppierte Mikrokalzifikationen mit polymorpher, spitzer Form in unterschiedlichen Größen.

✱ Retraktion der Haut und Verdickungen der Kutis.

✱ Lymphknotenvergrößerungen.

Bildgebung und Fehlbildungen

Radiologische Diagnostik

Abdomenleeraufnahme

Die Röntgen-Übersicht des Abdomens dient v. a. der Darstellung schattengebender Konkremente im Bereich der Niere und der ableitenden Harnwege. Die Abgrenzung der Nierenschatten selbst ist durch Überlagerungen wie Darmluft häufig nur erschwert möglich. Der Vorteil der Röntgenübersicht liegt in der zusammenhängenden Darstellung des Harnsystems. Zusätzlich können Psoasrandschatten und Skelett, soweit dargestellt, mit beurteilt werden.

Ausscheidungsurographie

Auch wenn die Zahl der Ausscheidungsurographien zugunsten von anderen bildgebenden Verfahren zurückgegangen ist, stellt die i. v. Urographie neben der Sonographie eine Basisuntersuchung der Harntraktdiagnostik dar. Ihre Indikation liegt im Wesentlichen bei der Steindiagnostik und der anatomischen Darstellung von Nierenbeckenkelchsystem und Ureteren.

> Kontraindikation für die Durchführung eines i. v. Urogramms ist eine akute Kolik. Es besteht die Gefahr der Kelchruptur durch ein KM-induzierte Diurese. Des Weiteren sind die klassischen Kontraindikationen für eine kontrastmittelgestützte Untersuchung wie KM-Allergien und Niereninsuffizienz zu beachten.

Untersuchungstechnik:
▶ Vor Gabe des Kontrastmittels wird beim nüchternen Patienten eine Abdomenübersichtsaufnahme in Rückenlage angefertigt.

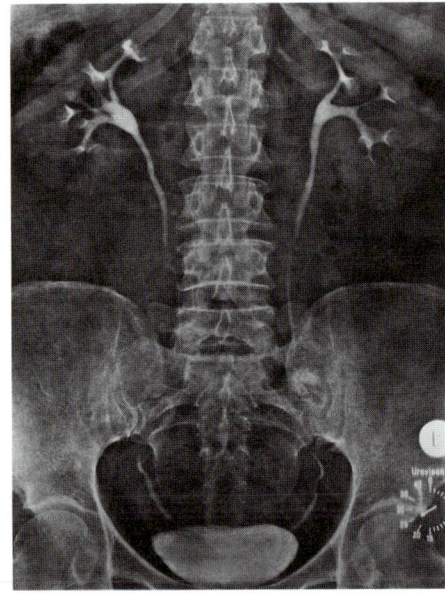

▶ Nach i. v. Applikation eines nierengängigen, jodhaltigen Kontrastmittels werden nach 5 Minuten und im weiteren Verlauf weitere Aufnahmen gemacht. Dabei sollen Nierenbecken, Ureteren und Harnblase kontrastiert dargestellt sein.
▶ Bei unklaren Befunden werden Zusatzaufnahmen wie Tomographien zur überlagerungsfreien morphologischen Nierendarstellung oder Spätaufnahmen bei verzögerter Ausscheidung angefertigt.

Der **Normalbefund** des i. v. Pyelogramms zeigt eine beidseitig homogene Kontrastierung des Nierenparenchyms ohne Auffälligkeiten bezüglich Form, Lage und Größe. Das KM wird seitengleich und zeitgerecht in beide Nierenbecken ausgeschieden und strömt ungehindert über regelrecht liegende Ureteren in die normal groß konfigurierte Blase ab (▮ Abb. 1).

▮ Abb. 1: Ausscheidungsurogramm: Normalbefund. [10]

> Physiologische Engstellen der Ureteren liegen am Abgang aus dem Nierenbecken, am Kreuzungspunkt mit den großen Beckengefäßen und bei der Einmündung in die Harnblase.

Sonographie

> Die Sonographie ist eine Basisuntersuchung in der Harntraktdiagnostik.

Als Standardverfahren erlaubt sie eine morphologische Beurteilung von Niere, Nierenbecken und bei ausreichender Füllung auch der Harnblase. Dabei werden beide Nieren in longitudinaler und transversaler Achse durchmustert. Mögliche pathologische Befunde sind Harnstauung, Nephrolithiasis, Raumforderungen (Tumoren, Zysten), Abszesse und Blutungen. Die Harn-

Nierenagenesie	Fehlende Organanlage
Nierenaplasie	Angelegte, aber unterentwickelte funktionslose Niere
Hypoplastische Niere	Verkleinerte Niere, aber funktionsfähig
Dystopie	Gekreuzte Dystopie: Verlagerung der Niere zur Gegenseite
	Kaudale Dystopie: Niere liegt im Becken
Doppelniere (▮ Abb. 2)	Ureter fissus: zwei Nierenbeckenkelchsysteme mit zwei getrennt abgehenden Ureteren, die sich vereinigen (ein Ureterostium in der Harnblase)
	Ureter duplex: zwei Nierenbeckenkelchsysteme mit zwei komplett getrennt verlaufenden Ureteren (zwei Ureterostien in der Harnblase)
Hufeisenniere	Bindegewebige oder parenchymatöse Verschmelzung der beiden unteren Nierenpole

▮ Tab. 1: Häufige Fehlbildungen der Niere.

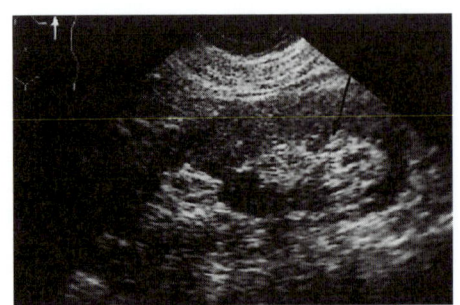

▮ Abb. 2: Doppelniere mit zwei getrennten Nierenbecken (→) im Sonogramm. [5]

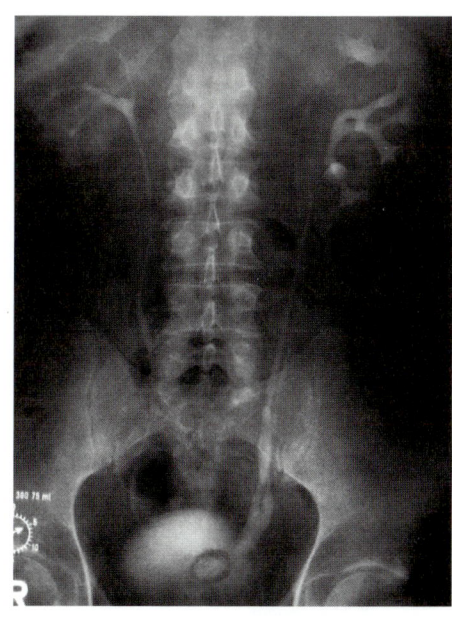

■ Abb. 3: Ureterozele und Ureter fissus. Das i. v. Pyelogramm zeigt die beiden häufig miteinander vergesellschafteten Fehlbildungen. Links sind zwei kontrastierte Nierenbecken und inkomplette Ureteren zu erkennen, die im Becken verschmelzen. Die Vorwölbung des dilatierten distalen Ureterendes in die Harnblase imponiert als schmale Aufhellungszone. [2]

Ureterozele

Die Ureterozele gehört zu den Mündungsanomalien des distalen Harnleiters. Der terminale Ureteranteil ist dabei sackartig ausgeweitet und in das Blasenlumen prolabiert. Häufig ist sie mit anderen Fehlbildungen wie Doppelnieren vergesellschaftet (■ Abb. 3). Klinisch auffällig sind rezidivierende Harnwegsinfekte und Steinbildung infolge der Abflussbehinderung.

Sonographisch imponiert der in die Blase gefallene Ureteranteil als „Zyste in der Blase". Im **Pyelogramm** ist die Ureterozele durch einen schmalen Aufhellungssaum in der KM-gefüllten Harnblase abzugrenzen.

Nephroptose

Kennzeichen einer abnorm beweglichen „Wanderniere" ist eine Verlagerung beim Aufrichten aus dem Liegen um mehr als zwei Wirbelkörper nach kaudal. Folge kann ein Abknicken der Ureteren mit konsekutiver Harnabflussstörung bis zur Hydronephrose sein. Die Diagnose wird mit **i. v. Urogramm** oder **sonographisch** gestellt, wobei die Lage der Nieren im Liegen und Stehen bestimmt wird (■ Abb. 4).

leiter lassen sich i. d. R. nicht darstellen, nur bei Stauungen können erweiterte Ureteren mitunter bis zum okkludierenden Konkrement verfolgt werden.

CT/MRT

Die CT wird wie das Ausscheidungsurogramm kontrastmittelunterstützt durchgeführt. Sie ist das Standardverfahren bei Diagnostik und Staging von Malignomen. Die MRT bietet ein ähnliches Informationsspektrum und ist insbesondere bei Kontraindikationen zur jodhaltigen KM-Gabe indiziert. Sie ist aber beim Nachweis von Konkrementen und Parenchymverkalkungen unterlegen. Zusätzlich ermöglichen die Schnittbildverfahren eine Beurteilung der größeren Nierengefäße mittels Angio-CT bzw. MRT.

Nierenangiographie

Die Darstellung der Nierenarterien ermöglicht eine Aussage über Lumen, Perfusion und Morphologie der arteriellen Gefäße. Sie ist insbesondere bei geplanten Gefäßinterventionen (z. B. Dilatation einer Nierenarterienstenose) indiziert.

Szintigraphie

Nuklearmedizinische Methoden mit radioaktiv markierten harnpflichtigen Substanzen dienen einer Nierenfunktionsbestimmung, sie liefern nur sehr eingeschränkte Informationen über die Morphologie.

Fehlbildungen

Fehlbildungen der Niere und der ableitenden Nierenwege sind häufig Zufallsbefunde der sonographischen Untersuchung. Ihr Bild ist vielfältig und teilweise ohne klinische Relevanz (■ Tab. 1).

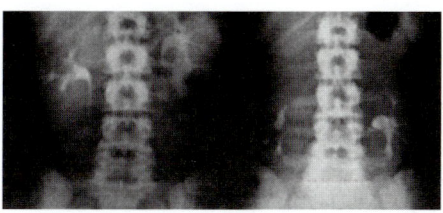

■ Abb. 4: Nephroptose. Der Vergleich der Ausscheidungsurogramme im Liegen (links) und Stehen (rechts) erbringt den Nachweis einer beidseitigen Kaudalverlagerung der Nieren. [2]

Zusammenfassung

✖ Die führenden bildgebenden Verfahren bei der Diagnostik von Erkrankungen der Niere und der ableitenden Harnwege sind Sonographie, Ausscheidungsurogramm und CT.

✖ Das Ausscheidungsurogramm ist ein kostengünstiges Verfahren zur genauen Lokalisation einer Obstruktion der Harnwege. Mittel der Wahl zum Steinnachweis ist aber die CT.

✖ Schattengebende Konkremente in der Abdomenübersichtsaufnahme sind in der i. v. Pyelographie von Kontrastmittel überlagert und so nicht mehr zu erkennen.

✖ Die Sonographie ermöglicht eine unmittelbare Darstellung eines Harnstaus (gestaute Nierenbecken).

Renale Raumforderungen

Nierenzysten

Nierenzysten sind flüssigkeitsgefüllte, von einer dünnen Kapsel umgebene Hohlräume, die sich meist im kortikalen oder medullären Nierenparenchym finden. Davon abzugrenzen sind die in Nachbarschaft des Nierenbeckens lokalisierten parapelvinen Zysten.

Die häufig auftretenden erworbenen **solitären Nierenzysten** sind meist asymptomatisch. **Polyzystische Nierendegenerationen** dagegen zählen zu den schwersten angeborenen Nierenfehlbildungen, die durch das Auftreten zahlreicher Zysten charakterisiert sind. Sie führen je nach Ausmaß des Parenchymverlusts zu fortschreitender Niereninsuffizienz und arterieller Hypertonie.

Eine weitere Manifestation von Nierenzysten ist die **Markschwammniere,** bei der die Sammelrohre aufgrund einer embryonalen Fehlbildung zystisch erweitert sind. Innerhalb der ektatischen Sammelrohre finden sich kleinste Konkremente (Nephrokalzinose). Bei dieser Anomalie fehlt eine klinische Symptomatik.

Radiologische Diagnostik

> Die asymptomatischen solitären Nierenzysten sind meist ein sonographischer Zufallsbefund.

Sie imponieren als glatt konturierte, echofreie Raumforderungen und sind vom umgebenden Parenchym gut abgrenzbar. Wegen der fehlenden Schallabsorption des flüssigen Zysteninhalts ergibt sich eine typische dorsale Schallverstärkung (■ Tab. 1 und Abb. 1). Bei polyzystischen Nierenerkrankungen ist das Nierenparenchym von multiplen Zysten durchsetzt, die Nieren sind bilateral vergrößert. Einblutungen in die Zysten heben die Echogenität bzw. Densität an.

In der **CT** weisen Zysten homogene, wasseräquivalente Dichtewerte (0–15 HE) auf und nehmen nach i. v. KM-Gabe kein KM auf. Sie lassen sich glatt vom Nierenparenchym abgrenzen (■ Abb. 2).

Das **Ausscheidungsurogramm** zeigt bei größeren Zysten runde, scharf begrenzte Defekte im Nierenparenchym, die sich nicht kontrastieren. Außerdem kann es zu Konturänderungen der Niere und Impressionen oder Füllungsdefekten des Nierenbeckenkelchsystems kommen.

Bei der Markschwammniere sind in den beschriebenen Verfahren im Bereich der Markkegel zusätzlich gruppierte stecknadelkopfgroße Kalkherde nachzuweisen.

Maligne solide Nierentumoren	Nierenzysten
▶ Isoechogen/hyperechogen	▶ Echofrei
▶ Unregelmäßige Begrenzung	▶ Glatte Begrenzung
▶ Inhomogene Binnenechostruktur (Nekrosen, Einblutungen)	▶ Dorsale Schallverstärkung
▶ Gelegentliche Tumorverkalkungen	
▶ Überragen der Nierenaußenkontur	
▶ Diese ganzen Zeichen können auch fehlen!	

■ Tab. 1: Ultraschallkriterien solider Malignome im Vergleich zur Zyste.

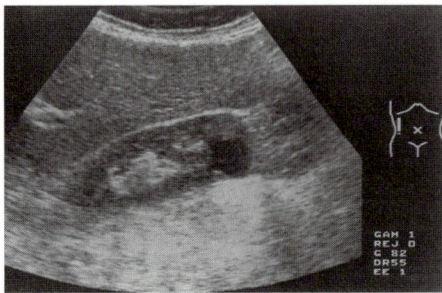

■ Abb. 1: Die solitäre Nierenzyste am unteren rechten Nierenpol zeigt ein echofreies Binnensignal, eine glatte, runde Begrenzung und die typische dorsale Schallverstärkung. [2]

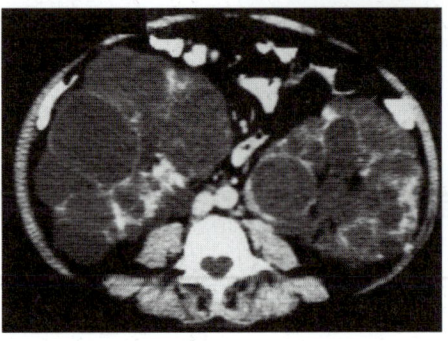

■ Abb. 2: Polyzystische Nierendegeneration. Die in beiden Nieren liegenden multiplen Zysten sind hypodens, das Restparenchym zeigt ein deutliches Enhancement. CT nach i. v. KM-Gabe. [2]

Nierentumoren

Benigne Tumoren

Bei den benignen soliden Neoplasien des Nierenparenchyms stehen **Adenome** und **Angiomyolipome** im Vordergrund. In der Mehrzahl sind sie klein und asymptomatisch und werden deshalb meist nur zufällig entdeckt.

> Nierenadenome mit einem Durchmesser > 3 cm gelten als potenziell maligne. Die Differenzierung zu Malignomen ist mit keinem bildgebenden Verfahren sicher möglich, sodass erst durch die Biopsie eine abschließende Beurteilung erreicht wird.

Sonographisch imponieren Angiomyolipome wegen ihres hohen Fettgehalts als reflexreiche, intraparenchymatöse Tumoren. Für die **CT** sind sehr niedrige, fettäquivalente Dichtewerte charakteristisch.

Maligne Tumoren

Das **Nierenzellkarzinom** (auch „Hypernephrom") ist mit rund 80% der häufigste maligne Nierentumor, im Kindesalter wird das **Nephroblastom** (auch „Wilms-Tumor") als mesenchymaler Tumor beobachtet. Erstes Krankheitszeichen ist eine schmerzlose Hämaturie, beim Nephroblastom auch eine palpable abdominelle Raumforderung.

Radiologische Diagnostik

Ähnlich wie bei den zystischen Nierenveränderungen steht die **Sonographie** bei der Diagnostik im Vordergrund (■ Tab. 1 und Abb. 3).

In der kontrastverstärkten **CT** reichern durchblutete Tumoranteile weniger KM an als das umgebende Nierenparenchym. Nekrosen lassen sich als hypodense Tumoranteile identifi-

zieren. Durch das infiltrative Wachstum ist die Tumorkontur unregelmäßig und möglicherweise nicht exakt zu definieren (▌Abb. 5). In der T$_2$-gewichteten **MRT**-Sequenz erlaubt ein deutlicher Tumor-Parenchym-Kontrast meist eine gute Differenzierung zum gesunden Gewebe.
Für das Staging werden Tumorausdehnung und ein möglicher Tumoreinbruch in Gefäße (V. renalis/V. cava) bestimmt und

nach Metastasen in den retroperitonealen Lymphknoten gesucht.
Angiographisch charakterisiert die hypervaskularisierten Malignome der Niere ein pathologisches, irregulär verlaufendes Gefäßnetz mit Kaliberschwankungen, arteriovenösen Kurzschlüssen und aneurysmatischen Erweiterungen (▌Abb. 4).

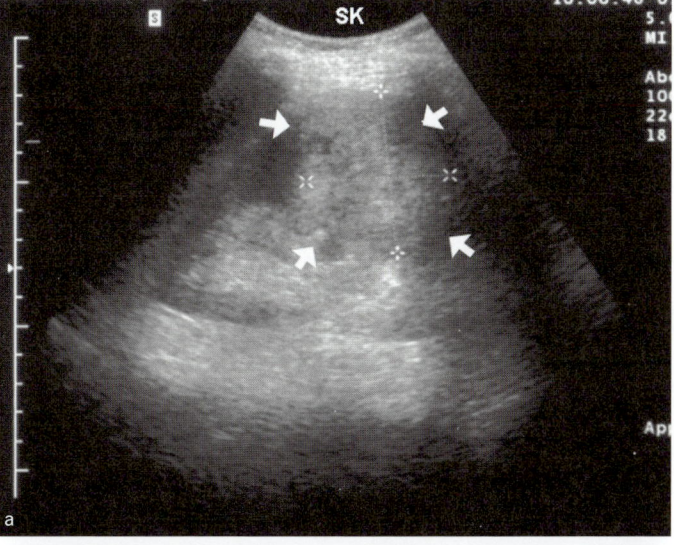

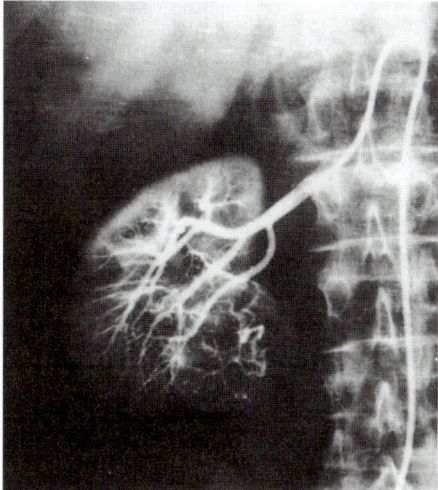

▌Abb. 4: Nierentumor in der Angiographie. Am unteren Nierenpol finden sich tumortypische, irregulär verlaufende Gefäße und ein weniger kontrastiertes Parenchym. [2]

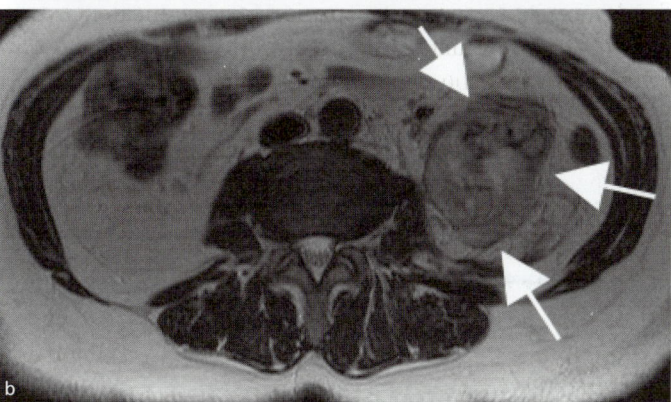

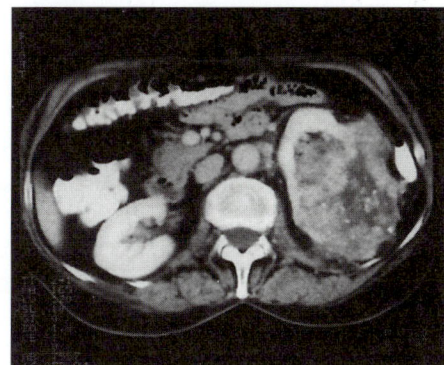

▌Abb. 5: Malignom der Niere. In der kontrastmittelverstärkten CT lässt sich die inhomogene Tumormasse vom stark anreichernden Parenchym der linken Niere abgrenzen. Es finden sich Nekrosen und Kalzifikationen im Tumor, dessen z. T. unregelmäßiger Rand zur Niere Ausdruck des infiltrativen Wachstums ist. [5]

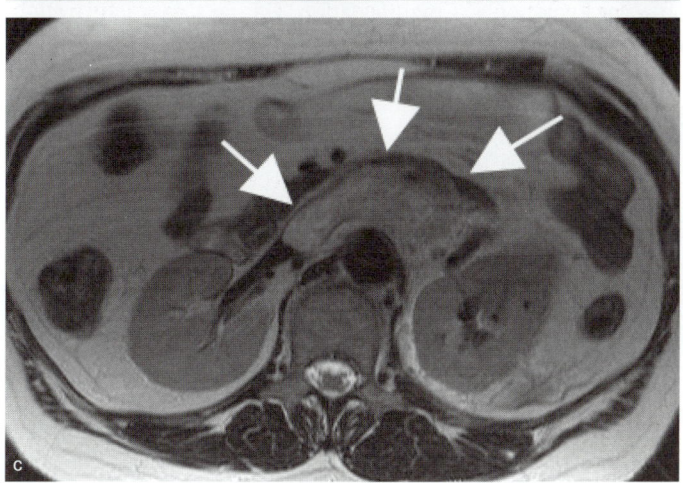

▌Abb. 3: Nierenzellkarzinom. a) In der Sonographie findet sich ein unregelmäßig begrenzter Tumor mit inhomogener Echostruktur (→). b) Im MRT (T$_2$-gewichtet) zeigt der Tumor am Unterpol der linken Niere ein inhomogenes Signalverhalten. c) Tumorinfiltration in Nierenvene und V. cava inferior: Die Gefäße sind deutlich verdickt und mit Tumormasse ausgefüllt. [1]

Zusammenfassung

✖ Führende bildgebende diagnostische Verfahren bei renalen Raumforderungen sind Sonographie und CT.

✖ Die Sonographie ermöglicht meist eine Unterscheidung zystischer und solider Tumoren. Einzelne solide Anteile in zystischen Tumoren lassen sich jedoch am besten in der CT beurteilen. Merkmale von Zysten in der CT: rund, homogen und glatt begrenzt, wasseräquivalente Dichtewerte, keine KM-Anreicherung.

✖ Während benigne Nierentumoren das Nierenbeckenkelchsystem verdrängen, brechen die infiltrativ wachsenden Malignome in Nierenparenchym und -becken ein.

Weitere Erkrankungen des Harntrakts

Vesikoureteraler Reflux

Bei Insuffizienz der Ureterostien entsteht schon bei physiologischen Harndrücken in der Blase ein vesikoureteraler Reflux (VUR). Je nach Ausprägung läuft Harn aus der Blase in die Ureteren oder bis in das Nierenbeckenkelchsystem zurück. Ursachen können angeborene Fehlbildungen der Harnleitereinmündung, Tumoren, neurogene Störungen oder chronische Entzündungen sein. Klinisch auffällig wird ein Patient mit VUR durch rezidivierende Harnwegsinfekte. Komplikation des ausgeprägten und länger anhaltenden VUR ist die Refluxnephropathie. Der VUR wird mittels **Miktionszystourethrographie** diagnostiziert.

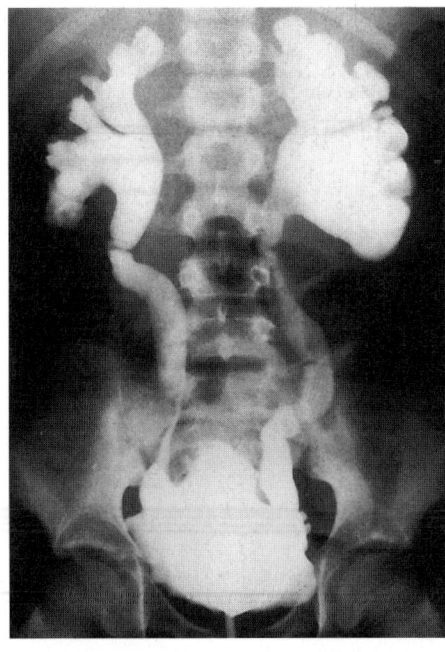

■ Abb. 1: Das Miktionszystourethrogramm zeigt beidseitig einen ausgeprägten vesikourethralen Reflux. Es finden sich dilatierte, geschlängelte Ureteren, das gesamte Nierenhohlsystem ist stark aufgeweitet. Auch die Harnblase ist aufgeweitet und zeigt links ein Divertikel. [11]

Miktionszystourethrographie

Zur Miktionszystouretrographie wird die Harnblase unter sterilen Bedingungen katheterisiert und mit einer kontrastmittelhaltigen Lösung angefüllt, bis der Patient einen starken Harndrang verspürt. Der Katheter wird nun entfernt. Während der folgenden Miktion werden Aufnahmen von Urethra, Blase und dem oberen Harntrakt angefertigt.
Normalbefund ist eine kugelige und glatt begrenzt kontrastierte Harnblase. Unter Miktion zeigt sich eine normal weite Harnröhre, die Harnblase entleert sich zügig und vollständig. Die Ureteren lassen sich nicht kontrastieren.
Ein geringer VUR weist normal weite, aber kontrastierte Ureteren auf. Bei höhergradigen Störungen zeigen sich dilatierte, geschlängelte Harnleiter und ein gestautes Nierenbeckenkelchsystem (■ Abb. 1).

Entzündliche Nierenerkrankungen

Pyelonephritis

Die Pyelonephritis ist eine vom oberen Harntrakt aszendierende Infektion des Nierenbeckens- und Parenchyms. Typische klinische Zeichen können Fieber, Dysurie und Klopfschmerzen über den Nierenlagern sein.

Die akute Form der Pyelonephritis zeigt nur unspezifische Veränderungen. Manchmal findet sich **sonographisch** eine infolge des Begleitödems leicht vergrößerte Niere. Bedeutung hat die Bildgebung v. a. bei der Suche nach der Ursache wie vesikoureteralem Reflux oder Fehlbildungen.
Bei der chronischen Verlaufsform zeigen **Ausscheidungsurogramm, Sonographie** und **CT** narbige Einziehungen des Nierenparenchyms und ein verplumptes Nierenbeckenkelchsystem. Im Spätstadium nimmt die Nierengröße immer mehr ab, es liegt eine funktionslose, pyelonephritische Schrumpfniere vor.
Mögliche Komplikation einer Pyelonephritis ist ein **Nierenabszess,** der sich

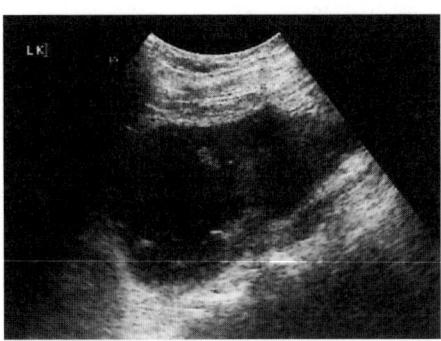

■ Abb. 2: Abszess in der linken Niere. Es hat sich bereits eine verdickte, irreguläre Kapsel gebildet, der eitrige Inhalt ist echoarm. [5]

sonographisch meist als echoarme, rundliche Raumforderung im Nierenparenchym darstellen lässt (■ Abb. 2). Mittels **CT** lässt sich ein zum Nierengewebe hypodenser Herd nachweisen, der nach i. v. KM-Gabe ein ringförmiges Enhancement zeigt. Gaseinschlüsse sprechen für gasbildende, anaerobe Erreger. Mitunter kann die Abgrenzung zu einem zentral nekrotischen Tumor schwierig sein.

Nierentuberkulose

Durch hämatogene Streuung von Mycobacterium tuberculosis entsteht die Nierentuberkulose als sekundäre Organmanifestation. Häufig sind auch Ureteren, Harnblase und Genitalorgane be-

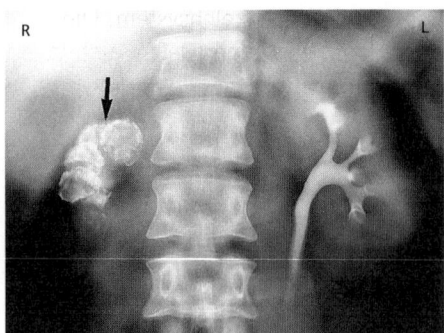

■ Abb. 3: Nierentuberkulose im Endstadium. Das Tomogramm im Rahmen einer Ausscheidungsurographie zeigt rechts den Befund einer funktionslosen tuberkulotischen Schrumpfniere (→). Das Organ ist durchsetzt von ausgedehnten Verkalkungen. Links eine normal funktionierende Niere. [4]

fallen – man spricht dann von einer Urogenitaltuberkulose.
Die entzündlichen Destruktionen treten bevorzugt an den Pyramidenspitzen auf und führen zu Markkavernen mit nachfolgender Fibrosierung und Verkalkung. Findet die Entzündung Anschluss an das Hohlraumsystem, verursacht sie eine Schrumpfung der Kelche.
Urographisch zeigen sich in der Nativaufnahme intrarenale, stippchenförmige, teilweise konfluierende Verkalkungen. Markkavernen lassen sich nur verzögert kontrastieren. Außerdem sind Stenosen im Bereich des Nierenbeckenkelchsystems zu sehen, Strikturen und Verkalkungen der Harnleiter weisen radiologisch auf einen tuberkulösen Befall der ableitenden Harnwege hin. Im Endstadium findet man eine funktionslose Schrumpfniere mit klumpigen Verkalkungen (▮ Abb. 3).
In der **CT** und **sonographisch** können Kalkherde in der mit narbigen Einziehungen deformierten Niere nachgewiesen werden, es zeigen sich Kavernen und rundliche Tuberkulome.

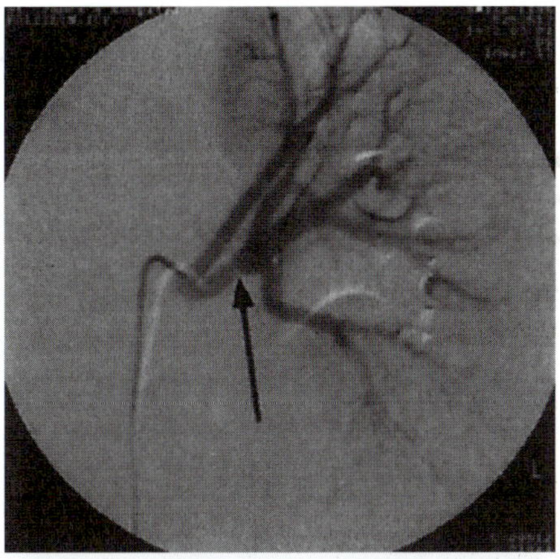

▮ Abb. 4: Die selektive Angiographie der linken A. renalis zeigt eine Stenose eines Nierenarterienasts. Die betroffenen Segmente des Nierenparenchyms kontrastieren sich verzögert. [5]

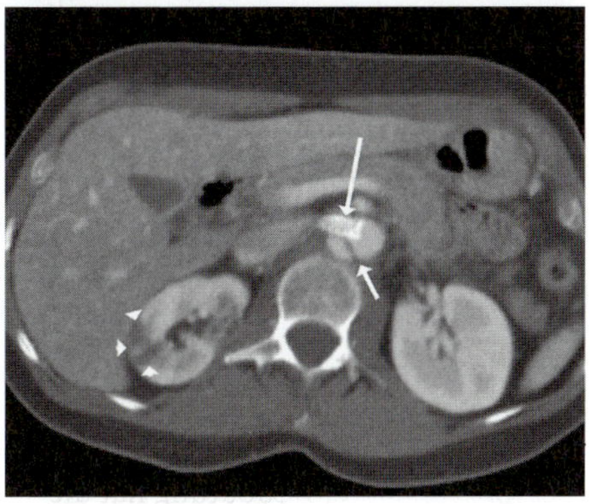

▮ Abb. 5: Niereninfarkt infolge einer Dissektion der Aorta abdominalis (Dissektionsmembran: kurzer →). In der CT findet sich nach i. v. KM-Gabe eine segmentale Minderperfusion (hypodens) des Nierenparenchyms (Pfeilspitzen). Zustand nach Rekanalisation mittels Stent (langer →). [1]

Vaskuläre Nierenerkrankungen

Nierenarterienstenose

Stenosen der Nierenarterie sind meist arteriosklerotisch bedingt, seltener Folge einer fibromuskulären Dysplasie. Sie können eine renovaskuläre Hypertonie verursachen.
Urographisch finden sich eine verzögerte KM-Anreicherung des Nierenparenchyms und KM-Ausscheidung in das Nierenbeckenkelchsystem. Die Niere kann verkleinert sein. Auch in der **Sonographie** zeigt sich eine Organverkleinerung mit verschmälertem Parenchymsaum. Mittels farbkodierter Duplexsonographie lassen sich Stenosen der Nierenarterien lokalisieren und der Stenosegrad bestimmen. Alternatives Verfahren zur Darstellung der Stenose ist die **Angiographie.** Mittel der Wahl ist heute die **CT-Angiographie.**

Niereninfarkt

Niereninfarkte entstehen auf dem Boden eines Verschlusses der A. renalis oder eines ihrer Äste. Ursächlich sind mehrheitlich embolische Ereignisse oder thrombotische Verschlüsse bei Arteriosklerose. Die Minderperfusion führt abhängig von der Größe des betroffenen Segments zu einem Parenchymuntergang bis hin zum akuten Nierenversagen.
Angiographisch lässt sich ein Abbruch des kontrastierten Gefäßes nachweisen, je nach betroffenem Gefäß kommt es zu einem totalen oder keilförmigen Perfusionsausfall im Nierengewebe (▮ Abb. 4). Die **CT** zeigt nach i. v. KM-Gabe das nicht perfundierte Segment als hypodense, nicht KM-anreichernde Struktur (▮ Abb. 5). Die **Duplexsonographie** kann meist nur Verschlüsse der A. renalis darstellen.
Im Verlauf der narbigen Abheilung lassen sich mit allen bildgebenden Verfahren Parenchymeinziehungen nachweisen.

Zusammenfassung

- ✖ Der VUR zeigt im Miktionszystourogramm kontrastierte, evtl. dilatierte Ureteren und ein gestautes Nierenbeckenkelchsystem.
- ✖ In der Bildgebung verursacht die Pyelonephritis i. d. R. keine spezifischen Veränderungen. Erst chronische Verlaufsformen (geschrumpfte Niere/verschmälertes Parenchym) und ein Nierenabszess (meist echoarme Raumforderung) lassen sich nachweisen.
- ✖ Kennzeichen der Nierentuberkulose sind früh entzündliche Destruktionen an den Pyramidenspitzen, spät die mit Kalk durchsetzte Schrumpfniere.
- ✖ Bildgebende Verfahren der Wahl bei vaskulären Nierenerkrankungen sind Angiographie, FKDS und CT. Typisches Merkmal ist ein Perfusionsausfall im Nierenparenchym.

Obstruktion der Harnwege I

Obstruktive Uropathie

Die möglichen Ursachen für einen Harn-
stau sind vielfältig. Häufig sind Harn-
leitersteine, Malignome von Harnweg,
Blase oder Prostata sowie die benigne
Prostatahyperplasie, Stenosen des
Ureterabgangs, neurologische Erkran-
kungen und eine retroperitoneale
Fibrose.

Kann die von der Niere produzierte Harn-
menge nicht mehr regelrecht abfließen,
führt die daraus resultierende Druckerhöhung zu einer Dilatation der vorgeschalteten Harnwege. Ist die Stauung
chronisch, kommt es zu einer hydro-
nephrotischen „Sackniere" mit Atrophie
des Nierenparenchyms und sackförmig
erweitertem Nierenbecken. Die Hydronephrose geht mit Nierenfunktionsein-
schränkungen einher.

Radiologische Diagnostik
Erstes bildgebendes Verfahren ist die
Sonographie. Die gestauten Nieren-
kelche lassen sich als aufgespreizte,
echofreie Areale im Sinus renalis erkennen. Bei chronischen Prozessen ist
der Parenchymsaum verschmälert
(❚ Abb. 1). Eine genaue Lokalisation der
Obstruktion ist oft nicht möglich.
Im **Ausscheidungsurogramm** zeigt die
betroffene Seite eine verzögerte Kontrastierung. Das Nierenbeckenkelchsystem und dem Abflusshindernis vor-
geschaltete Ureteranteile (Hydroureter)
sind plump dilatiert. Der kontrastierte
Ureter lässt sich bis zur Obstruktion
nach kaudal verfolgen.

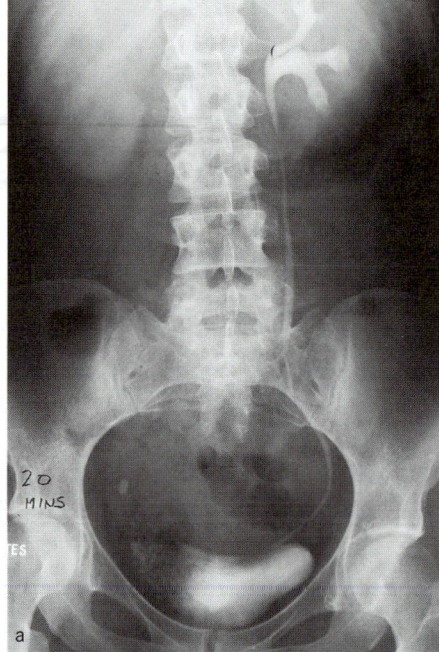
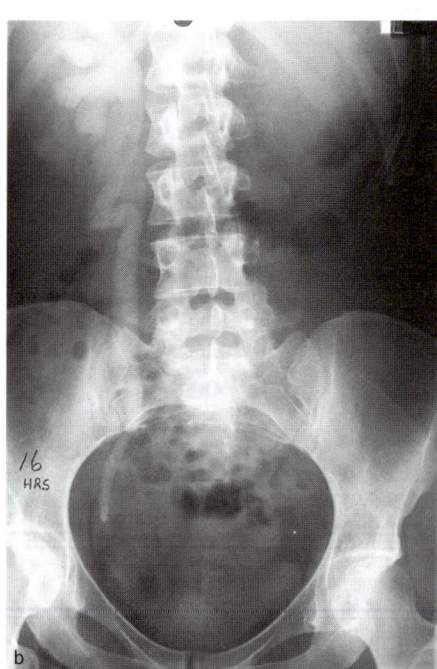

❚ Abb. 2: Urolithiasis im rechten distalen Ureter, Ausscheidungsurogramm. a) 20 Min. nach KM-Gabe
sind die linke Niere und die ableitenden Harnwege regelrecht kontrastiert. Rechts ist die KM-Ausscheidung verzögert. Man sieht eine röntgendichte Struktur, die sich auf den Ureter projiziert. b) Im Spät-
urogramm 16 Std. p. i. sind die rechten Harnwege bis zum Konkrement infolge der Stauung deutlich erweitert. [6]

In der **CT** bilden sich erweiterte Nierenbecken als wasserisodense Zonen im
Sinus renalis ab.

Urolithiasis

Harnsteinleiden gehören zu den häufigsten urologischen Krankheitsbildern. In
einigen Regionen kann die Prävalenz
dieser häufiger Männer betreffenden
Erkrankung bis zu 15% betragen. Als
ursächlich sind verschiedene metabolische Störungen bekannt, in der Mehrzahl handelt es sich aber um eine idiopathische Urolithiasis. Stets liegt jedoch
eine Übersättigung des Urins mit stein-
bildenden Bestandteilen zugrunde, die
schließlich ausfallen. So entstehen meist
im Nierenbeckenkelchsystem Konkremente aus Mineralien und organischen
Substanzen. Ihr chemischer Aufbau
bestimmt das Ausmaß ihrer Röntgen-
absorption.

80% der Konkremente sind Oxalat-, Phos-
phat- oder Cystinsteine und röntgen-
positiv, d.h. bei ausreichender Größe im
Röntgenbild zu erkennen. Urat- und
Xanthinsteine sind dagegen röntgen-
negativ.

Harnsteine treten ein- oder beidseitig,
solitär oder multipel in den Nierenkelchen, im Nierenbecken oder in den
ableitenden Harnwegen auf.
Konkremente in den Nierenkelchen
oder im Nierenbecken sind meist klinisch
stumm. Bei Steinabgang kann die Passage durch den Ureter je nach Steingröße
Schmerzen bis hin zu schweren Nieren-
koliken verursachen.

Radiologische Diagnostik
Die Mehrzahl der Harnsteine lässt sich
schon auf der im Rahmen eines **Aus-
scheidungsurogramms** angefertigten
Abdomenleeraufnahme als röntgen-

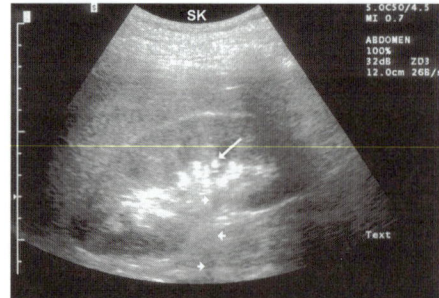

❚ Abb. 3: Nierenbeckensteine. Sonographisch
zeigen sich im Sinus renalis multiple reflexreiche
Konkremente (großer →) mit dorsalem Schallschatten. [1]

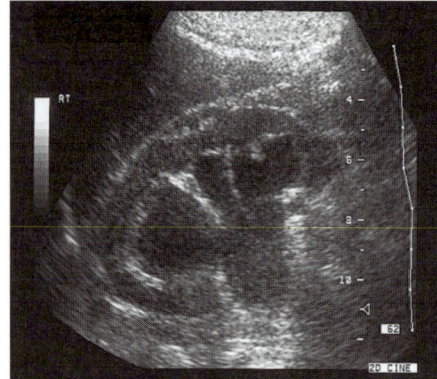

❚ Abb. 1: Obstruktive Uropathie. Im Ultraschall ist
das Nierenbecken deutlich erweitert, das Nierenparenchym verschmälert. Dies spricht für eine
chronische Harnstauung. [6]

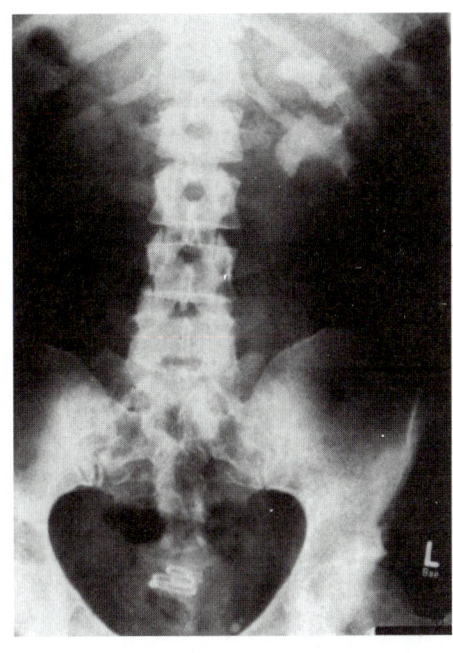

■ Abb. 4: Die Abdomen-leeraufnahme ohne Kontrastmittel zeigt einen schattengebenden Nierenbeckenausguss-stein, der fast das gesamte Nierenbecken ausfüllt. [2]

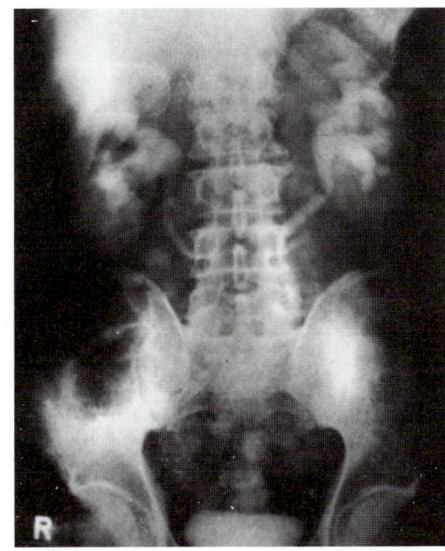

■ Abb. 5: Retroperitoneale Fibrose. Durch die Ummauerung der Ureteren sind diese beidseitig im mittleren Drittel nach medial verlagert. Die kranial liegenden Abschnitte des Ureters und Nierenbeckens sind gestaut. [2]

dichte Verschattung erkennen (■ Abb. 4), die sich auf die ableitenden Harnwege projiziert. Nach i. v. Applikation des Kontrastmittels kann eine verzögerte Kontrastierung von Nierenparenchym und/oder Becken ein Hinweis für ein Abflusshindernis sein. Nicht schattengebende Konkremente lassen sich bei ausreichender Größe als Füllungsdefekt im kontrastierten Harnsystem nachweisen.

> Kleine röntgennegative und -positive Konkremente werden insbesondere im großlumigen Nierenbecken durch die hohe Absorption des KM überlagert, sind also nicht darzustellen.

Konkremente im Ureter können ein so hochgradiges Abflusshindernis darstellen, dass es zu einer Funktionseinschränkung der Niere kommt. Dann lässt sich das Hohlraumsystem erst in Spätaufnahmen (20 Min. bis 24 Std. nach KM-Gabe) genügend kontrastieren.
Mitunter kann eine **retrograde Ureteropyelographie** mit direkter KM-Injektion in den Harnleiter diagnostisch hilfreich sein.
Sonographisch sind Steine unabhängig von ihrer Zusammensetzung ab einer Größe von 3–4 mm im Nierenbecken zu

erkennen. Sie lassen sich als echoreiche Areale darstellen, wobei größere Konkremente einen Schallschatten aufweisen (■ Abb. 3). Der sonographische Nachweis von Harnsteinen im Ureter ist nur in Ausnahmefällen möglich. Außerdem lässt sich das Ausmaß des Harnstaus bestimmen.
Mittel der Wahl zum Steinnachweis bei Urolithiasis ist heute die **CT**.

Retroperitoneale Fibrose

Die retroperitoneale Fibrose geht mit einer Bindegewebsneubildung im Retroperitonealraum einher, die Gefäße, Nerven und Ureteren einschneidet. Man unterscheidet die primäre, idiopathische Form (M. Ormond) von sekundären retroperitonealen Fibrosen im Rahmen von Traumen, Bestrahlung oder Entzündungen.
Urographisch liegen die Ureteren ein- oder beidseitig nach ventro-medial verlagert (■ Abb. 5). **Sonographisch** stellt sich das proliferierende Gewebe als homogene, echoarme, prä- und paravertebral liegende Raumforderung dar. Es finden sich häufig Zeichen einer Harnstauung. Die **CT** zeigt die Fibrose als KM-aufnehmende Struktur.

Zusammenfassung

✖ Methoden der Wahl zur diagnostischen Abklärung einer obstruktiven Uropathie sind Sonographie und Ausscheidungsurogramm.

✖ Zeichen eines Harnstaus sind v. a. Dilatation des Nierenbeckenkelchsystems und des Ureters.

✖ Erste diagnostische Maßnahme bei einer akuten Nierenkolik ist die Sonographie, um Ausmaß und u. U. Ursache des Harnstaus zu erfassen. Eine Ausscheidungsurographie darf wegen der Gefahr einer Fornixruptur erst im schmerzlosen Intervall angeschlossen werden.

Obstruktion der Harnwege II

Urothelkarzinom

Urothelkarzinome treten im Nierenbecken, in den Ureteren und in der Harnblase auf, wo sie rund 95 % aller Harnblasenkarzinome ausmachen. Es sind einige Karzinogene wie aromatische Amine bekannt, bei der Mehrzahl der Patienten bleibt die Ätiologie aber unklar. Typisches klinisches Zeichen ist die schmerzlose Hämaturie.

> Ist eine Manifestation des Urothelkarzinoms bekannt, muss im gesamten Harntrakt nach einer, häufig auftretenden, Zweitmanifestation gesucht werden.

Durch tumorbedingte Verlegung des Harnwegs entsteht mitunter eine Harnstauungsniere. Auch wenn die Zystoskopie Methode der Wahl ist, bietet auch die Bildgebung Möglichkeiten zur Diagnose eines Urothelkarzioms.

Radiologische Diagnostik
Bei Manifestation des Tumors in Nierenbecken oder Ureteren zeigt das **i. v. Urogramm** Füllungsdefekte des Hohlraumsystems mit oder ohne Nierenstau

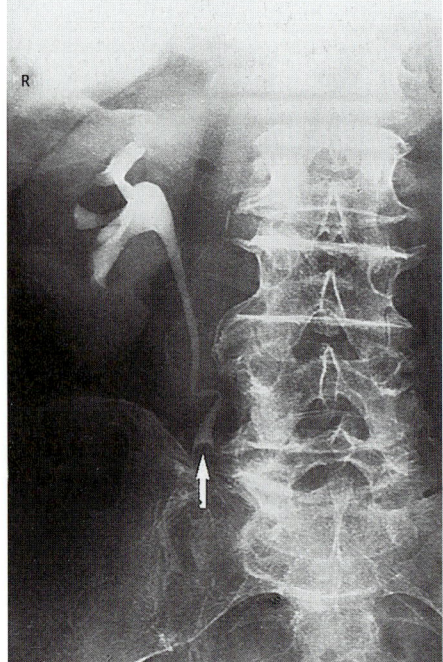

Abb. 6: Urothelkarzinom. Das i. v. Urogramm zeigt eine nach unten gerichtete, kelchförmige Deformität proximal des Füllungsdefekts (Bergmann-Zeichen). Dies ist ein Hinweis auf ein im mittleren Drittel des Ureters lokalisiertes Urothelkarzinom. [4]

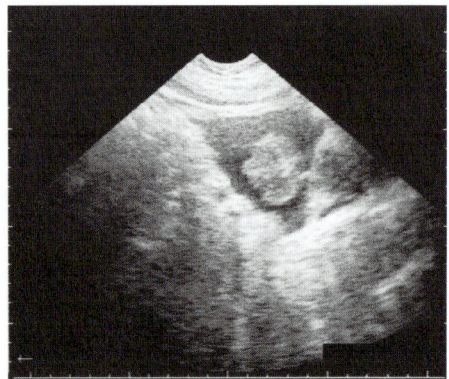

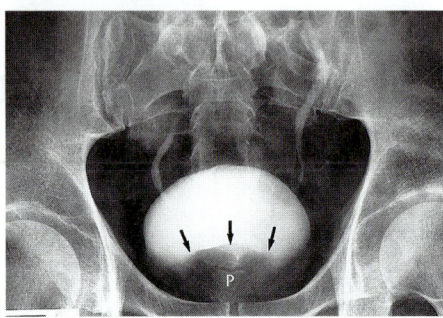

(❚ Abb. 6). Die Ausscheidung kann je nach Tumorgröße verzögert sein oder ganz fehlen. Typisches Zeichen eines intraluminalen Urothelkarzinoms ist das Bild eines auf dem Kopf stehenden Kelches (Bergmann-Zeichen).
Ist der Tumor in der Blase lokalisiert, reicht meist die **Sonographie** aus, um die Raumforderung der Blasenwand darzustellen. Der echoarme bis -freie Blaseninhalt bietet einen guten Kontrast zum inhomogenen, echoreichen Tumor, sodass schon frühe Tumorstadien nachweisbar sind (❚ Abb. 7) Das **Ausscheidungsurogramm** kann eine Kontrastmittelaussparung im Harnblasenlumen zeigen.
CT und **MRT** stellen Harnblasenkarzinome als KM-anreichernde Wandverdickung dar. Zusätzlich sind sie Verfahren der Wahl, um ein wandüberschreitendes Wachstum oder einen metastatischen Befall der pelvinen Lymphknoten zu beurteilen.

Prostatatumoren

Benigne Prostatahyperplasie (BPH)

Die BPH ist eine häufige adenomatöse Hyperplasie der zentralen Prostataanteile. Die an sich völlig harmlose Geschwulstbildung führt zur Kompression der Harnröhre mit fortschreitender Harnblasenentleerungsstörung. Durch Rückstau des Harns kann die BPH in der Endphase eine Niereninsuffizienz verursachen. Klinische Beschwerden sind ein reduziertes Miktionsintervall und Pollakisurie.
Die (u. U. transrektale) **Sonographie** zeigt eine symmetrische Vergrößerung des echoarm bis echoreich imponierenden Prostatamittellappens. Außerdem ermöglicht sie eine Bestimmung der Restharnmenge. Im **Ausscheidungsurogramm** ist die kaudale Harnblasenberandung angehoben, je nach Ausmaß der Entleerungsstörung staut sich der Harn bis in das dilatierte Nierenbecken (❚ Abb. 8).

Prostatakarzinom

Das Prostatakarzinom ist der zweithäufigste Tumor des Mannes. Es entsteht v. a. in den dorsalen, harnröhrenfernen Anteilen der Prostata. So sind Miktionsbeschwerden als Frühsymptome selten und es kommt erst spät zu einer Diagnosestellung.
Sonographisch lässt sich eine Organvergrößerung mit unterschiedlichem Echomuster nachweisen. Es ist meist eine echoarme Läsion innerhalb der

Abb. 7: Das gestielte, papillär in das Blasenlumen wachsende Harnblasenkarzinom hebt sich mit seiner inhomogenen, echoreichen Struktur gut vom Blaseninhalt ab. [2]

Abb. 8: Benigne Prostatahyperplasie. Im i. v. Urogramm zeigt sich eine glattrandige Pelottierung des Harnblasenbodens (→) durch die hyperplastische Prostata (P). [4]

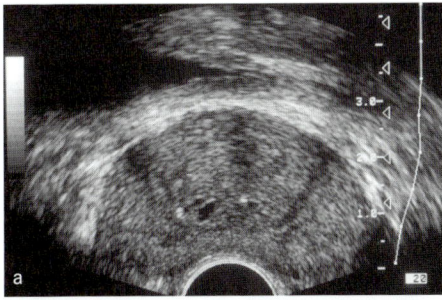

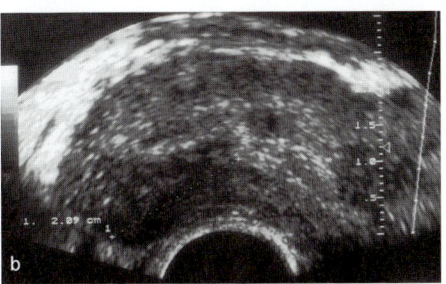

Abb. 9: a) Transrektales Ultraschallbild einer normalen Prostata. b) Echoarmes Prostatakarzinom in der rechten peripheren Parenchymzone. [6]

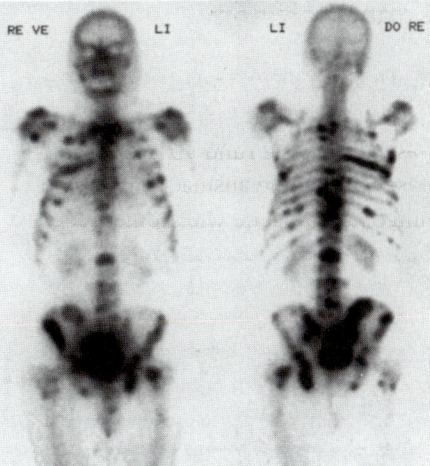

Abb. 10: Ossäre Metastasierung eines Prostatakarzinoms. Szintigraphisch zeigt sich das Vollbild einer insbesondere in Becken und WS ausgeprägten osteoplastischen Metastasierung. [2]

normalen Echotextur des peripheren Prostataparenchyms zu erkennen, die den Harnblasenboden anheben kann. Eine Beurteilung der lokalen Tumorausdehnung und eines möglichen Überschreitens der Organkapsel erlaubt v. a. die transrektale Sonographie (▌ Abb. 9). Das Bild in der **Ausscheidungsurographie** entspricht dem einer benignen Prostatahyperplasie.

Am besten gelingt die Beurteilung des Tumors in T_2-gewichteten **MRT**-Sequenzen. Es findet sich ein abnorm schwaches Signal in der normalerweise hyperintensen peripheren Zone des Prostataparenchyms. Des Weiteren sind die Kapselüberschreitung des Tumors und eine Infiltration in Harnblase und Rektum gut erkennbar.

Das Prostatakarzinom metastasiert früh in das Skelett. Bei Diagnosestellung muss also im Rahmen des Stagings szintigraphisch nach osteoplastischen Knochenabsiedlungen des Tumors gesucht werden (▌ Abb. 10).

Harnröhrenklappen und -strikturen

Harnröhrenklappen sind embryonale Entwicklungsstörungen im Bereich der Urogenitalmembran. Sie sind ebenso

wie die postinfektiös oder iatrogen bedingten Strikturen der Urethra mögliche Ursachen von infravesikalen Obstruktionen. In deren Folge drohen ein sekundärer vesikoureteraler Reflux und hydronephrotische Komplikationen. Meist ist die Diagnose mittels **Ausscheidungsurogramm** oder **Miktionsurogramm** zu stellen, die die Stenose und evtl. eine Dilatation des proximal liegenden Harnabflusstrakts zeigen (▌ Abb. 11).

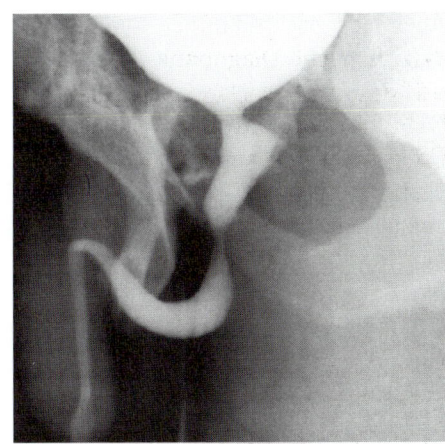

Abb. 11: Die Miktionszystourographie zeigt eine Stenose der Harnröhre distal der Pars prostatica. [6]

Zusammenfassung

✖ Hinweise auf ein Urothelkarzinom geben Ausscheidungsurogramm, Schnittbildgebung und bei Manifestation in der Harnblase die Sonographie. Bei Diagnose eines Herdes muss der gesamte Harntrakt auf eine Zweitmanifestation untersucht werden.

✖ Die BPH wächst zentral, das maligne Prostatakarzinom peripher. Eine rasche Diagnose ermöglicht die transrektale Sonographie, zum Staging werden die MRT und obligat ein Knochenszintigramm empfohlen.

✖ Obstruktionen der Urethra lassen sich mittels Miktionszystourographie darstellen.

Traumatische Knochenveränderungen I

Frakturen

Wird die Elastizitätsgrenze eines Knochens überschritten, kommt es zu einem Bruch. Sichere klinische Zeichen einer Fraktur sind abnorme Beweglichkeit, Achsenfehlstellung, sichtbare Knochenenden bei offenen Frakturen, Krepitation oder der radiologische Nachweis.

Bildgebende Verfahren

Konventionelles Röntgen
In der Regel ist eine konventionelle Röntgenaufnahme für die Diagnose einer Fraktur ausreichend. Da jedoch Frakturlinien leicht zu übersehen sind und Knochenbrüche manchmal in einer Ebene nur als Verdichtungslinie imponieren, gilt Folgendes:

> Es müssen grundsätzlich Aufnahmen in zwei senkrecht zueinander stehenden Ebenen angefertigt werden. Bei Frakturen der langen Röhrenknochen sind dabei die benachbarten Gelenke darzustellen.

Ist das nicht möglich, sind schräge Projektionen hilfreich. Auch zur Verlaufskontrolle von Frakturen wird das Röntgen eingesetzt.

CT
Bei schwierigen anatomischen Verhältnissen wie an Schädelbasis oder Wirbelsäule bzw. schwer überlagerungsfrei darstellbaren Strukturen wie Kalkaneus oder Azetabulum bietet sich die CT an.

MRT
Die MRT ermöglicht die Diagnose von radiologisch okkulten Frakturen und Kontusionen. Hier wird in der T_2-gewichteten Sequenz ein Knochenödem sichtbar.

Beurteilung
Bei der Beurteilung müssen folgende Kriterien beachtet werden:

▶ Lokalisation
▶ Verlauf der Frakturlinie und Beteiligung von Gelenkflächen
▶ Stellung der Fragmente zueinander, eine mögliche Disloka-

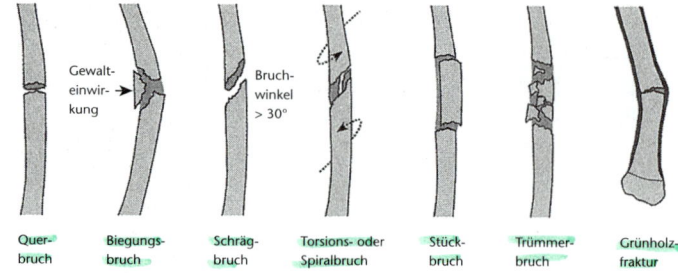

Querbruch · Biegungsbruch · Schrägbruch · Torsions- oder Spiralbruch · Stückbruch · Trümmerbruch · Grünholzfraktur

■ Abb. 1: Wichtige Frakturformen. [2]

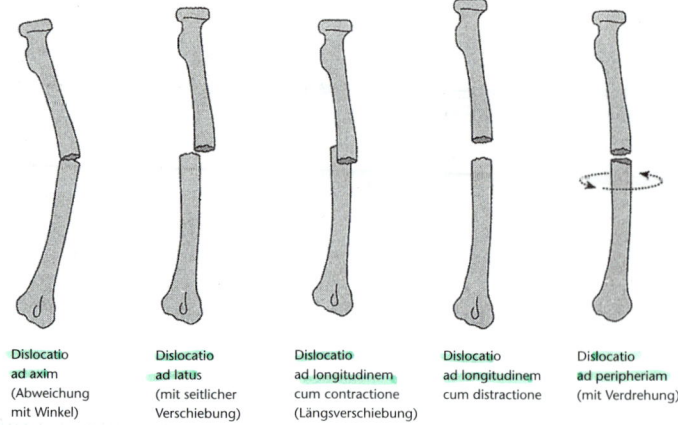

Dislocatio ad axim (Abweichung mit Winkel) · Dislocatio ad latus (mit seitlicher Verschiebung) · Dislocatio ad longitudinem cum contractione (Längsverschiebung) · Dislocatio ad longitudinem cum distractione · Dislocatio ad peripheriam (mit Verdrehung)

■ Abb. 2: Dislokationsformen. [2]

tion der Fragmente und eine daraus resultierende Achsenfehlstellung

Allgemeine Frakturzeichen
▶ Die Unterbrechung der Knochenkontinuität zeigt sich in einer Aufhellungslinie, oft findet sich eine Unterbrechung der Kortikalis oder auch eine Stufe.
▶ Die trabekuläre Spongiosastruktur ist zerstört. Bei Stauchungen imponiert die Spongiosa verdichtet.
▶ Achte auf scharf begrenzte oder gezackte Fragmente, die abgetrennt, verkeilt oder überlagert sein können. Sind sie gegeneinander verschoben oder verdreht, spricht man von einer Dislokation.
▶ Bei entsprechend großem Trauma kann eine Weichteilschwellung Ausdruck eines Hämatoms sein, hierbei können typische Fettschatten (z. B. am Ellbogen) pathologisch weit

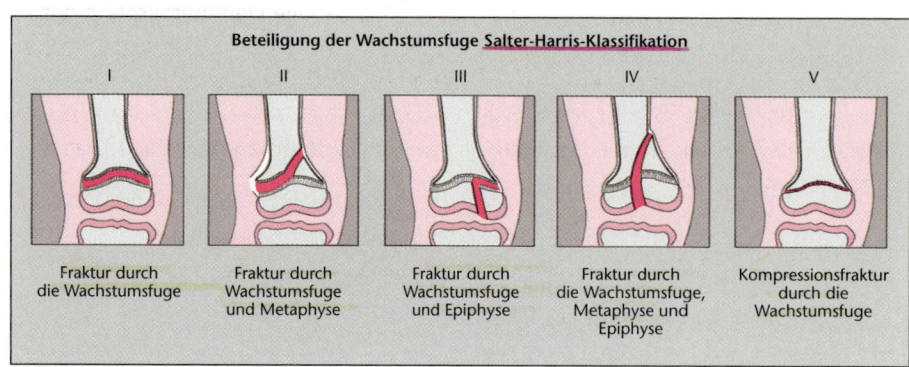

Beteiligung der Wachstumsfuge Salter-Harris-Klassifikation

I · II · III · IV · V

Fraktur durch die Wachstumsfuge · Fraktur durch Wachstumsfuge und Metaphyse · Fraktur durch Wachstumsfuge und Epiphyse · Fraktur durch die Wachstumsfuge, Metaphyse und Epiphyse · Kompressionsfraktur durch die Wachstumsfuge

■ Abb. 3: Beteiligung der Wachstumsfuge bei Frakturen – Salter-Harris-Klassifikation. [12]

vom Gelenk entfernt zu sehen sein. Weitere im Röntgenbild sichtbare Begleitphänomene sind Gelenkerguss und intrakapsuläre Fett-Flüssigkeitsspiegel bei einer Gelenkbeteiligung.

Frakturformen

Frakturen werden nach dem Verlauf des Bruchspalts unterschieden. Die wichtigsten werden in ▌ Abbildung 1 gezeigt. Die einzelnen Formen treten mitunter kombiniert auf.
Bei der Verkeilung von zwei Fragmenten spricht man von einer **Stauchungsfraktur;** eine **Kompressionsfraktur** liegt bei Höhenminderung eines Wirbels vor. Die **Fissur** ist eine komplette oder inkomplette Fraktur, die nur als Haarriss ohne eine Fragmentdislokation imponiert.
In ▌ Abbildung 2 sind verschiedene Formen der Dislokation dargestellt.

> Für die Bezeichnung der Richtung einer Dislokation ist immer das periphere Fragment ausschlaggebend.

Sonderformen
▶ **Ermüdungsfrakturen** entstehen bei einer abnormen Belastung des gesunden Knochens. Klassisches Beispiel ist die Marschfraktur, bei der das Os metatarsale II oder III nach langen Strecken mit schwerer Traglast oder ungeeignetem Schuhwerk frakturiert.
▶ **Pathologische Frakturen** treten am erkrankten Knochen als Folge eines inadäquaten Traumas auf. Skelettmetastasen, Tumoren oder metabolische Knochenerkrankungen können die Stabilität des Knochens so weit beeinträchtigen, dass er bei Bagatelltraumen oder gar physiologischer Belastung frakturiert.

Kindliche Frakturen
▶ **Grünholzfraktur:** Die Grünholzfraktur ist eine typische Fraktur des kindlichen Knochens, welcher sich durch eine hohe Elastizität auszeichnet. Es kommt zu einem Bruch der Kortikalis, das Periost ist aber noch intakt und schient die Fraktur (▌ Abb. 4).

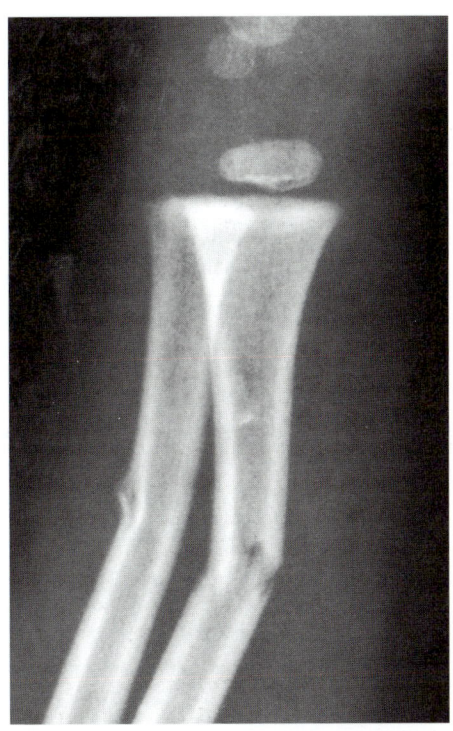

▶ Traumatische **Epiphysenfugenschädigungen** beim Kind werden nach **Salter-Harris** klassifiziert (▌ Abb. 3). Frakturen mit Beteiligung der Epiphysenfuge können zu Wachstumsstörungen führen.

Frakturheilung

▶ **Primäre Frakturheilung:** Der Defekt wird knöchern ohne Bildung von Ersatzknochen oder Kallus durchsetzt, sichtbar an einer zunehmenden Verdichtung des Frakturspalts. Dies ist nur bei genauer Reposition der Fragmente und guter mechanischer Stabilität möglich.
▶ **Sekundäre Frakturheilung:** Hier wird der Bruchspalt mit Kallus überbrückt. Zunächst zeigen sich eine Strukturauflockerung und eine vergrößerte Distanz der Fragmentenden durch Knochenresorption an den Frakturflächen. Danach überbrückt Reizkallus, eine überschießende periostale Knochenneubildung, den Frakturspalt, der zunehmend unscharf imponiert.

Die Frakturheilung nimmt je nach betroffener Struktur und individueller Knochenbeschaffenheit 6 bis 12 Wochen in Anspruch.

> Die Ausbildung einer trabekulären Spongiosazeichnung ist Zeichen der definitiven Knochenbruchheilung.

Komplikationen der Frakturheilung
▶ **Pseudoarthrose:** Ausbildung eines „Scheingelenks" bei Ausbleiben einer knöcherner Durchbauung nach 6 Monaten.
▶ **Sudeck-Atrophie/CRPS (complex regional pain syndrome):** Infolge einer neurovegetativen Dysregulation kommt es zu schmerzhafter Osteoporose und Weichteilschwellung oder -atrophie. Röntgenologisch kennzeichnet eine fleckige Demineralisation der Spongiosa ca. vier Wochen nach Auftreten der Klinik die Sudeck-Atrophie. Im Verlauf entwickelt sich nach zwei bis vier Monaten eine großwabige Osteoporose.

Traumatische Knochenveränderungen II

Luxationen

Verschieben sich die Gelenkflächen zweier artikulierender Knochenenden aus ihrer physiologischen Stellung, sodass sie keinen Kontakt mehr haben, spricht man von einer Luxation. Besteht noch partieller Kontakt, liegt eine Subluxation vor. Bei einer Vergesellschaftung mit einer Fraktur spricht man von einer Luxationsfraktur.

Generell kann jedes Gelenk betroffen sein, bevorzugt treten Luxationen aber an Schulter-, Ellbogen-, Hand-, Hüft-, Sprung- und Interphalangealgelenken auf.

Radiologische Diagnostik

Da die Fehlstellung des Gelenks im **Röntgenbild** einer Ebene leicht übersehen wird, ist immer eine zweite Aufnahmeebene erforderlich. Begleitverletzungen des Bandapparats und der Gelenkkapsel sind häufig. Hämatome und Gelenkergüsse zeigen sich als ein verbreiterter Weichteilschatten oder verlagerter Fettstreifen. **MRT, CT** und die **Arthrographie** eignen sich aber zur Darstellung von Weichteilverletzungen besser.

Klassische Frakturbilder

Nach viel Theorie hier eine Auswahl einiger klassischer Frakturbilder (❚ Abb. 5 bis 11). Auch wenn für eine regelrechte Diagnostik Aufnahmen in zwei Ebenen obligat sind, müssen wir an dieser Stelle aus Platzgründen auf den Druck zweier Aufnahmen verzichten.

Einteilung nach Weber	Verletzungsbild
Weber A	Fibulafraktur distal der intakten Syndesmose mit fakultativer Innenknöchelfraktur
Weber B	Fibulafraktur mit fakultativer Ruptur der Syndesmose und fakultativer Innenknöchelfraktur
Weber C	Fibulafraktur oberhalb der (immer) rupturierten Syndesmose, Längsruptur der Membrana interossea und Innenknöchelfraktur

❚ Tab. 1: Einteilung der Sprunggelenksfraktur nach Weber.

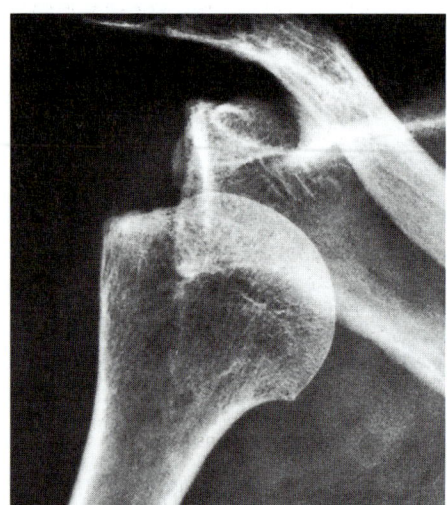

❚ Abb. 5: Vordere Schulterluxationen machen 95% aller Schulterluxationen aus. Der Humeruskopf hat den Kontakt zur Gelenkfläche des Glenoids verloren. Mögliche Komplikationen sind Impressionsfrakturen des dorsolateralen Humeruskopfs (Hill-Sachs-Läsion) und eine Verletzung am Vorderrand der Pfannenlippe des Glenoids (Bankart-Läsion). [12]

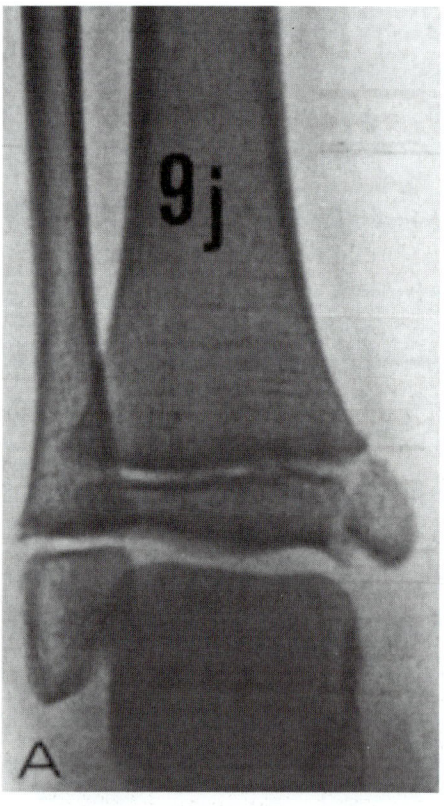

❚ Abb. 6: Fraktur durch Epiphyse und Wachstumsfuge der Tibia eines 9-jährigen Kindes. Dies entspricht einer Typ-III-Fraktur nach Salter-Harris. Ein Teil des Innenknöchels ist abgesprengt, auch der Gelenkspalt ist beteiligt. [2]

❚ Abb. 7: Die Monteggia-(Luxations-)Fraktur ist eine Kombination von Ulnafraktur und Radiusköpfchenluxation. Typisches Trauma ist eine gewaltsame Pronation bei einem Sturz oder ein Schlag gegen die Ulnarückseite. In dieser Seitenaufnahme sieht man eine im proximalen Drittel frakturierte Ulna. Das Radiusköpfchen ist nach ventral luxiert. [2]

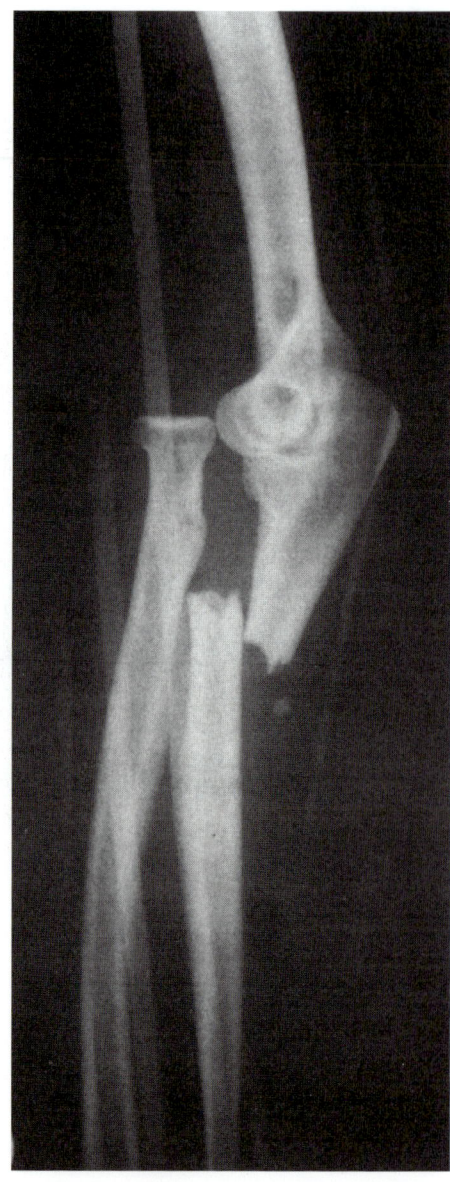

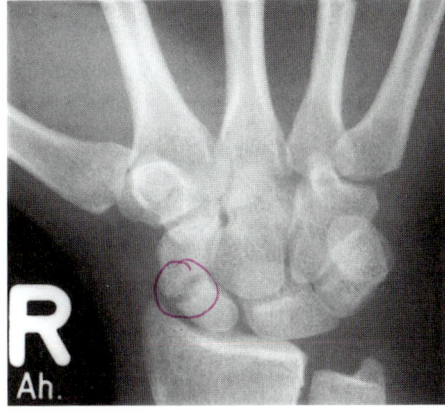

▮ Abb. 8: Fraktur des Os scaphoideum. Die Fraktur des Kahnbeins (in der Klinik auch häufig analog der Fußwurzelknochen „Os naviculare" genannt) ist die häufigste Fraktur der Handwurzel. Um eine Kahnbeinfraktur besser erkennen zu können, werden bei Verdacht Spezialaufnahmen in vier verschiedenen Projektionen angefertigt (Navicularequartett), ggf. auch eine MRT. Frakturen des Os scaphoideum neigen zur Pseudoarthrosenbildung und zu Kahnbeinnekrosen. [2]

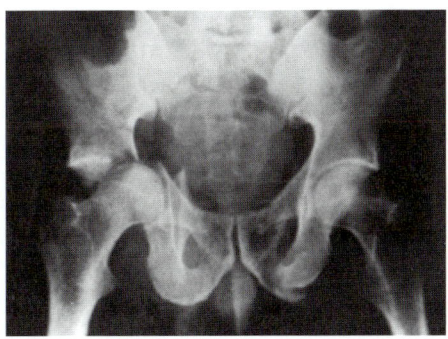

▮ Abb. 9: Komplizierte Beckenringfraktur. Beckenfrakturen werden nach ihrem Ausmaß in Beckenrandfrakturen und Beckenringfrakturen unterschieden. Diese Beckenübersichtsaufnahme zeigt eine Vertikalfraktur von Os pubis und Os ischii links. Zusätzlich findet sich eine Impressionsfraktur des Azetabulums rechts. Bei Beckenringfrakturen muss an die Gefahr eines hämorrhagischen Schocks infolge von Blutungen gedacht werden. Zudem können begleitende Verletzungen des Urogenitaltrakts bestehen. [2]

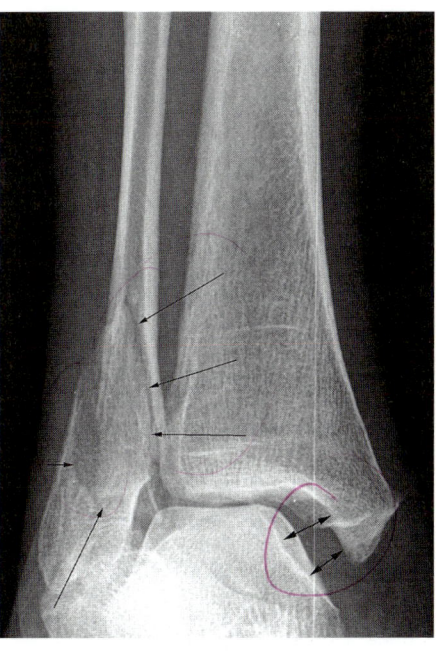

▮ Abb. 10: Obere Sprunggelenksfrakturen werden gemäß der Klassifikation nach Weber eingeteilt. (▮ Tab. 1). Hier findet sich das Bild einer Weber-B-Fraktur: Die a. p. Aufnahme zeigt einen schräg verlaufenden Spiralbruch der Fibula, beginnend auf Höhe der Syndesmose (→). Der Abstand zwischen Innenknöchel und Talus erscheint vergrößert (↔) und deutet auf einen Innenbandriss hin. [1]

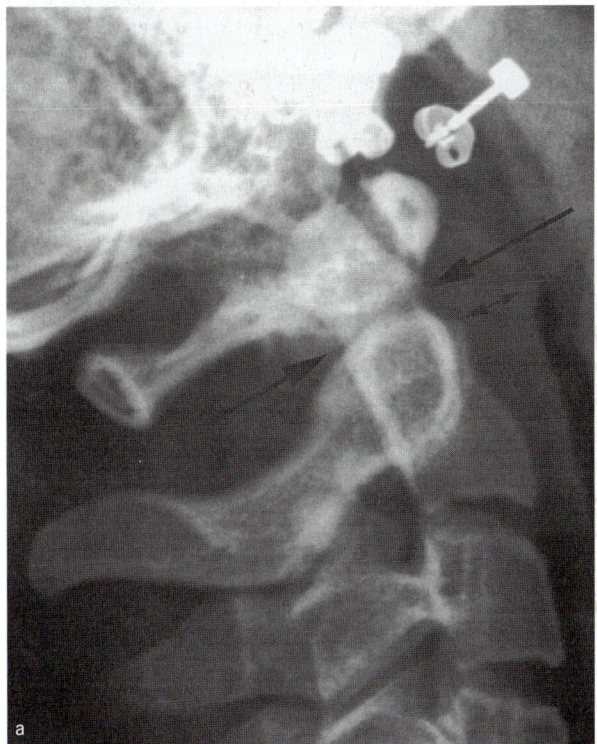

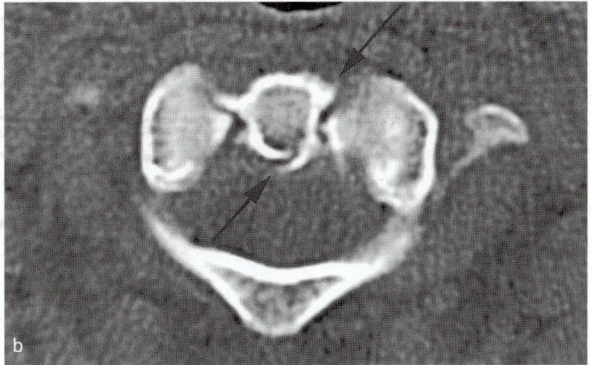

▮ Abb. 11: Densfrakturen machen rund 15% aller Verletzungen der HWS aus. Sie gehören zu den Flexionsverletzungen und werden in drei Fakturtypen unterschiedlicher Stabilität unterteilt: Typ I: Fraktur der Densspitze, stabil; Typ II: Querfraktur durch die Densbasis, instabil; Typ III: Densbasisfraktur mit Ausdehnung in den Axiskörper, stabil. a) Die seitliche Aufnahme zeigt eine Querfraktur durch die Densbasis, ist damit also als instabil zu werten (Typ II). Beachte die Stufenbildung (→) und den verbreiterten Retropharyngealraum, der einem Begleithämatom entspricht (↔). b) Im CT findet sich als Korrelat der Fraktur eine Unterbrechung der Hinterkante des Dens (→). [1]

Zusammenfassung

✖ Wichtige röntgenologische Kennzeichen der Fraktur sind: Unterbrechung der Knochenkontinuität und Stufenbildung, Zerstörung der trabekulären Zeichnung der Spongiosa sowie Fragmente.

Osteopenie I

Eine herabgesetzte Knochendichte wird als Osteopenie bezeichnet. Erst wenn die Kalksalzminderung der Knochenmatrix mindestens 30% beträgt, wird die Osteopenie als Transparenzvermehrung, also Aufhellung (entspricht im Bild dunkel), im Röntgenbild fassbar.

Messung der Knochendichte

Die technisch ausgereifteste Methode zur quantitativen Bestimmung der Knochendichte ist die **DXA** (Dual-Energy-X-Ray-Absorptiometry), auch **Densitometrie** genannt. Hier wird die Absorption von Röntgenstrahlen zweier unterschiedlicher Energien durch den Knochen – meist LWS oder proximales Femur – bestimmt. Die ermittelten Werte werden mit Referenzwerten verglichen und in Standardabweichungen (SD) angegeben.
Auch bei der quantitativen Computertomographie (QCT) wird ein Absorptionskoeffizient berechnet. Die **QCT** als Schnittbildverfahren ermöglicht eine dreidimensionale Zuordnung der ermittelten Daten und damit eine selektive Dichtebestimmung von Kortikalis und Spongiosa.

Osteoporose

Die Osteoporose ist eine häufige Stoffwechselerkrankung des Knochens, von der ca. 10% der Deutschen betroffen sind. Ein Verlust an Knochenmasse und eine veränderte Mikroarchitektur führen zu einer reduzierten Knochenfestig-

		Ursache	Manifestation
Primäre (idiopatische) Osteoporose (95%)	Postmenopausale Osteoporose (Typ I)	Gesteigerter Knochenumsatz in Folge Östrogenmangels (high turnover), v. a. früh postmenopausale Frauen	Generalisiert, betrifft v. a. Spongiosa
	Senile Osteoporose (Typ II)	Reduzierter Knochenumsatz (low turnover), spät menopausal	Generalisiert, betrifft Spongiosa und Kompakta
Sekundäre Osteoporose (5 %)		Endokrin, medikamentös, Mangelzustände, renal, neoplastisch, kongenital	Generalisiert
		Immobilisation, SUDECK-Atrophie, Schmerz, Infektion	Lokal

Tab. 1: Einteilung der Osteoporose.

keit. Folge ist ein 3- bis 4-fach erhöhtes Frakturrisiko. Pathogenetisch ist für die Osteoporose ein gestörtes Zusammenspiel von Osteoblasten- und Osteoklastenaktivität verantwortlich. Der Abbau des Knochens überwiegt den Aufbau, es kommt zu einer negativen Knochenbilanz.

> Nach WHO-Definition liegt bei einem Knochendichteverlust von –2,5 SD vom Mittelwert der Knochendichte eines 30-jährigen gesunden Erwachsenen eine Osteoporose vor.

Die Ätiologie ist vielschichtig, wichtigste Faktoren sind endokrine Einflüsse, Immobilität und eine unzureichende Kalziumaufnahme. Je nach Ursache kann die Osteoporose generalisiert oder lokal auftreten (Tab. 1).
In der Regel verursacht die Osteoporose zunächst keine Beschwerden. Meist wird erst nach dem Auftreten von spontanen Frakturen v. a. der Wirbelkörper (Th 7–L1) oder des Schenkelhalses die Diagnose gestellt. Folgen sind Hyperkyphosierung der WS verbunden mit Rückenschmerzen und Abnahme der Körpergröße.

Radiologische Diagnostik

> Eine generalisierte Osteoporose befällt immer die Wirbelsäule. Daher ist bei einem Verdacht auf eine Osteoporose ein Röntgenbild der WS unabdingbar.

In der **Röntgenaufnahme** ist der Verlust an Knochenmasse (ab 30%) durch diffuse Transparenzerhöhung sichtbar. Die Knochenstruktur bleibt aber gut abgrenzbar. Durch Abnahme der für die

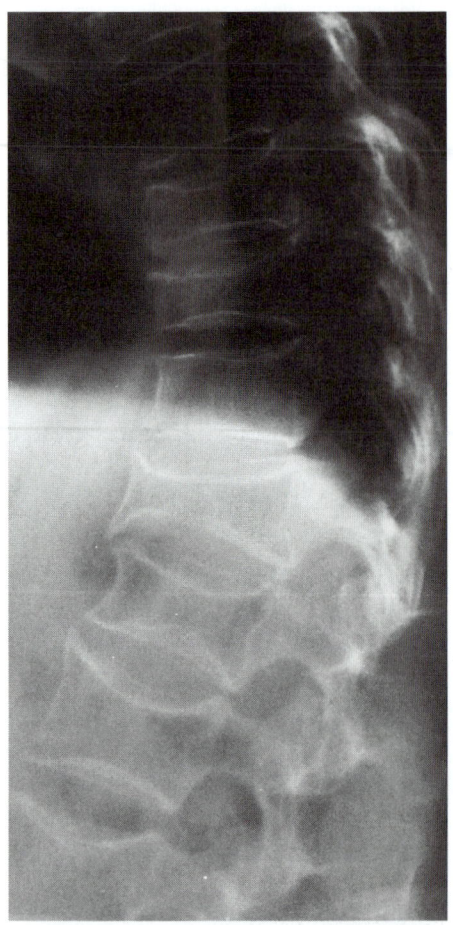

Abb. 2: Die seitliche BWS-Aufnahme einer 80-jährigen Frau mit Osteoporose zeigt vermehrte Kyphosierung, Transparenz der Wirbel mit relativer Dichtezunahme der Wirbelabschlussplatten (Rahmenwirbel) und Fischwirbel. [12]

Stabilität weniger wichtigen horizontalen Spongiosabälkchen erhält der Knochen ein strähniges Aussehen. Die Verschmälerung der Kortikalis mit einer betonten Rahmenstruktur ähnelt beim Wirbelkörper einer leeren Box. Man spricht dann von Rahmenwirbel.
Bei Röhrenknochen finden sich lakunäre Defekte und girlandenförmige Ausdünnungen. Der Verlust der Knochenmasse

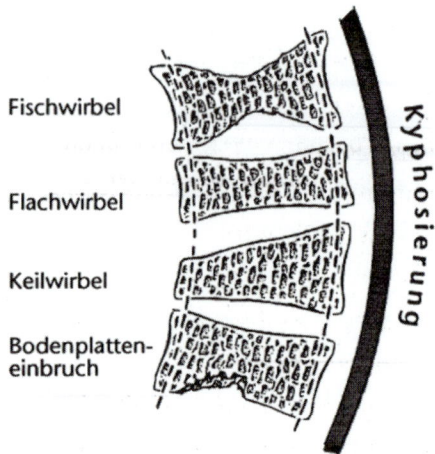

Abb. 1: Typische osteoporotische Veränderungen an der Wirbelsäule. [2]

führt schließlich zu Instabilität des Knochens. Grund- und Deckplatten von Wirbelkörpern brechen ein, es kommt zur Ausbildung von Fischwirbeln in der LWS und Keilwirbeln in der BWS bis zur vollständigen Wirbelkompression (■ Abb. 1 und 2).
Die quantitative Bestimmung der Knochendichte erfolgt mittels **DXA** oder **QCT**.

Osteomalazie und Rachitis

Ursache der **Osteomalazie** ist eine ungenügende Mineralisation der Knochenmatrix aufgrund eines Mangels an Vitamin D_3 und konsekutiver Störung des Kalzium- und Phosphatstoffwechsels. Der Überschuss an unverkalktem Osteoid verursacht eine pathologische Weichheit und Biegsamkeit des Knochens. Häufige klinische Beschwerden sind Knochenschmerzen und eine damit einhergehende Muskelschwäche.
Die **Rachitis** ist die juvenile Form der Osteomalazie. Sie betrifft Säuglinge und Kleinkinder vor Abschluss der Knochenreifung und Schluss der Wachstumsfugen. Wichtige frühe klinische Merkmale sind eine Kalottenerweichung (Kraniotabes) und der „rachitische Rosenkranz" (Rippenauftreibungen an der Knorpel-Knochen-Grenze).

Radiologische Diagnostik
Die Osteomalazie manifestiert sich im **Röntgenbild** als Dichteminderung des

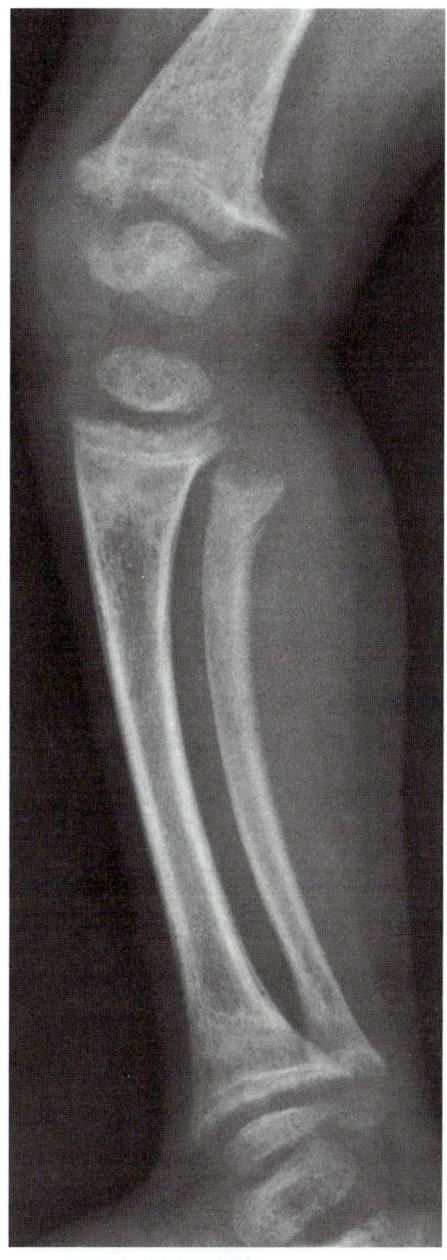

■ Abb. 4: Die seitliche Unterschenkelaufnahme einer 3-Jährigen mit charakteristischen Merkmalen der Rachitis: vermehrte Strahlentransparenz, Becherung und unregelmäßige Begrenzung der Metaphyse, Verbreiterung der Wachstumsfuge. Tibia und Fibula sind deformiert. [12]

Knochens und verwaschene, milchige Spongiosastruktur (Mattglasphänomen). In ausgeprägten Fällen imponiert die ausgedünnte Kortikalis unscharf und führt mangels Stabilität zu Knochendeformierungen. Charakteristisches Merkmal sind Looser-Umbauzonen (■ Abb. 3).

> Looser-Umbauzonen: Meist unvollständige Insuffizienzfrakturen, die unzureichend heilen und daher als Aufhellungslinie senkrecht zur Knochenachse nachzuweisen sind.

Das Auftreten mehrerer Looser-Umbauzonen wird **Milkman-Syndrom** genannt.
Die radiologischen Kennzeichen der Rachitis finden sich v. a. in den Regionen des stärksten Wachstums. So kommt es zu einer axialen Verbreiterung der Epiphysen und zur „Becherung" der Metaphysen, deren Grenzen eine unregelmäßige, pinselartige Struktur aufweisen. Die Wachstumsfugen sind verbreitert. Die Belastung des instabilen Knochens führt zu Biegungsdeformitäten der langen Röhrenknochen, z. B. zur „Säbelscheidentibia" (■ Abb. 4).

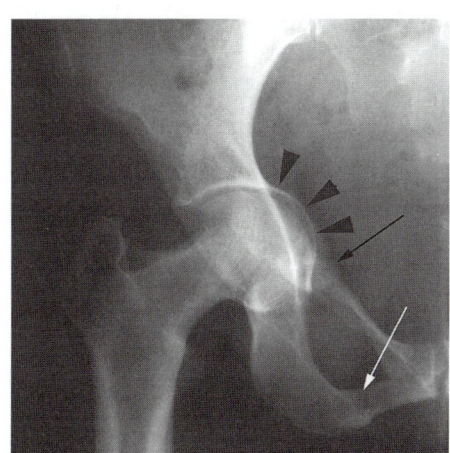

■ Abb. 3: Die Beckenaufnahme zeigt neben einer Protrusion des Azetabulums die für die Osteomalazie typischen Looser-Umbauzonen an Scham- (schwarzer →) und Sitzbein (weißer →). [1]

Zusammenfassung

Die oben beschriebenen Krankheitsbilder haben eine Osteopenie gemeinsam.

Sie unterscheiden sich jedoch anhand folgender Merkmale:

✖ **Osteoporose:** Abnahme der Knochenmenge bei normaler Mineralisation, Transparenzerhöhung und strähniges Bild der Spongiosa, Verschmälerung der Kortikalis (Rahmenwirbel, lakunäre Defekte), Einbruch von Wirbelgrund- und -deckplatten, Fisch- und Keilwirbel, Wirbelkompression.

✖ **Osteomalazie/Rachitis:** mangelhafte Mineralisation bei normaler Knochenmenge, Tranzparenzerhöhung, Looser-Umbauzonen und Mattglasphänomen bei der Osteomalazie, Becherung von Metaphyse und pinselartiger Übergang in die Epiphyse sowie Verbreiterung der Wachstumsfuge bei der Rachitis, Knochendeformitäten.

Osteopenie II und Osteosklerose

Hyperparathyreoidismus

Der Hyperparathyreoidismus (HPT) ist durch eine pathologisch hohe Sekretion von Parathormon gekennzeichnet. Die so gesteigerte Osteoklastenaktivität führt zu einer Mobilisation von Kalziumsalzen und durch Ausdünnung der Knochenmatrix zu Osteopenie. Man unterscheidet die primäre Form des HPT (pHPT), meist Folge eines Nebenschilddrüsenadenoms, von der sekundären HPT. Letztere wird auch als renale Osteopathie bezeichnet. Hier liegen die Ursachen oft in einer gestörten Nierenfunktion mit Absinken des Serumkalziumspiegels und in einer sekundären Nebenschilddrüsenüberfunktion. Klinisch führendes Symptom des pHPT ist die Hyperkalzämie im Serum. Außerdem kommt es zu einer Nierenmanifestation sowie gastrointestinaler und neuromuskulärer Symptomatik. In 50% der Fälle ist der Bewegungsapparat mit Knochen- und Gelenkschmerzen, pathologischen Frakturen und Deformierungen betroffen. Der sekundäre HPT präsentiert sich mit gleicher Symptomatik, nur ist hier das Serumkalzium erniedrigt.

Radiologische Diagnostik

> Beim HPT sind meist die Handknochen betroffen. Weitere Prädilektionsstellen sind Schulter, Wirbel und Schädel.

Eine röntgenologisch sichtbare Beteiligung des Skelettsystems ist heute aufgrund der verbesserten und früher einsetzenden Therapie selten. Charakteristische Zeichen des primären HPT im **Röntgenbild** sind neben einer generalisierten Osteopenie subperiostale Resorptionszonen (■ Abb. 5) und osteolytische Zonen („braune Tumoren"). Diese Knochenresorption verleiht der kortikalen Außen- und Innenkontur ein ausgefranstes Bild, die Kortikalis zeigt eine lineare Streifung. Der subchondralen Knochenresorption folgend erscheint die Gelenkspalte erweitert. Die multifokale, kleinherdige Abnahme der Knochendichte des Schädels führt zu einem granulären Aussehen („Pfeffer-und-Salz-Schädel", ■ Abb. 6).

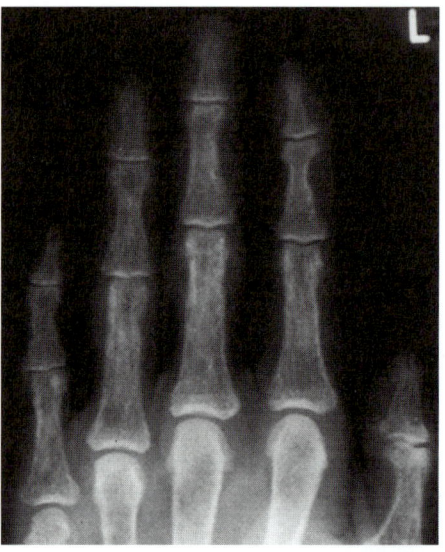

■ Abb. 5: D.-p. Aufnahme der linken Hand eines Patienten mit pHPT. Es finden sich die typischen subperiostalen Resorptionszonen, insbesondere an den Radialseiten der Mittelphalangen. [2]

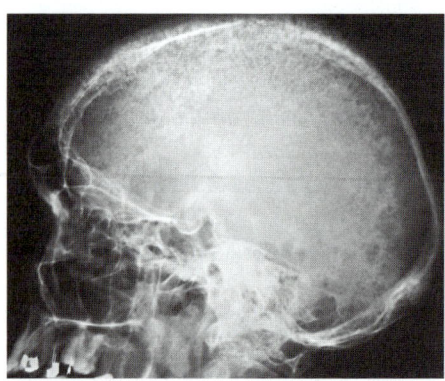

■ Abb. 6: Die seitliche Aufnahme des Schädels zeigt das Bild eines „Pfeffer-und-Salz-Schädels" bei einem HPT. [12]

> Pathognomonisch sind im fortgeschrittenen Stadium „braune Tumoren" (Osteodystrophia fibrosa cystica generalisata Recklinghausen).

„Braune Tumoren" sind zystenartige, bis zu einigen Zentimetern große Osteolysen, die v. a. meta- und diaphysär an den langen Röhrenknochen auftreten.

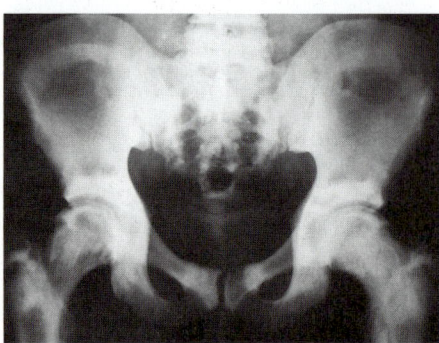

Infolge von statischer Instabilität des Knochens finden sich Looser-Umbauzonen. Kommt es zu einem extraossären Ausfallen von Kalziumkristallen (hohe Serumkalziumspiegel!), kann dies als Kalzifizierung von Weichteilen, Gelenkknorpeln und Gefäßen beobachtet werden. Beim sekundären HPT können zudem auch Osteosklerosezonen auftreten, bei der Wirbelsäule imponiert dies als bandförmige Verdichtung der Abschlussplatten. In Anlehnung an die waagerechte Streifung von Rugby-Trikots wird dies „Rugger-Jersey-Spine" genannt.

Osteosklerose

Eine Knochenhypertrophie mit Vermehrung der kalksalzhaltigen Matrix wird als Osteosklerose bezeichnet. Osteosklerosen können generalisiert oder lokal auftreten, zugrunde liegt ein Ungleichgewicht von Knochenauf- und -abbau oder eine verstärkte Mineralisation. Das im Röntgenbild dichter, also als Verschattung (hell bis weiß), erscheinende Gewebe ist oft instabiler als physiologisch mineralisierter Knochen. Die Osteosklerose kann verschiedenste Ursachen haben (■ Tab. 2).

Radiologische Diagnostik

Ähnlich wie die Osteopenie lässt sich eine Osteosklerose zusätzlich zum konventionellen **Röntgenbild** auch in der **Skelettszintigraphie** (vermehrte Anreicherung), **CT** oder der **DXA** darstellen. Es wird je nach betroffener Struktur unterschieden:

▶ **Spongiosasklerose:** Verdichtung der Spongiosa mit verbreiterten, dicht gesetzten Trabekeln. Prädilektionsorte der Spongiosasklerose sind Becken oder

■ Abb. 7: Die Osteopetrosis (auch Morbus Albers-Schönberg oder Marmorknochenkrankheit) ist eine zyklisch auftretende, autosomal-rezessive Störung von Entwicklung und Reifung des Knochens. Es kommt zu einer Ansammlung unreifer Spongiosa im Markraum. Dies zeigt sich in alternierenden Bändern von abnormen, sklerotischen und normal transparenten Knochen. [12]

■ Tab. 2: Ausgewählte Ursachen der Osteosklerose.

Generalisierte Osteosklerose	Lokalisierte Osteosklerose
▶ Diffuse, osteoblastische Metastasen	▶ Solitäre, osteoblastische Metastasen und benigne/
▶ Osteomyelosklerose	maligne Knochentumoren
▶ Toxische Osteopathie	▶ Knocheninfarkt
▶ Osteopetrosis (■ Abb. 7)	▶ Narbenbildung: Kallusbildung nach Fraktur, ausge-
▶ Systemische Mastozytose	heilte Osteomyelitis, abgeheilte Läsionen
▶ Physiologische Osteosklerose des Neugeborenen	▶ Morbus Paget

Wirbelsäule. Häufige Ursache sind osteoblastische Metastasen.

▶ **Endostosen:** Knochenverdichtung an
der Innenseite der Kortikalis. Endostosen können zu Verdrängung des Knochenmarks und daraus resultierenden
Blutbildveränderungen führen.

▶ **Periostosen:** Auflagerung an Kno-
chenhaut mit Verbreiterung der Kortikalis. Im Röntgenbild sind Spikulae
(feine, radiär ausstrahlende Knochen-
zacken), lamellenartige Periostreaktionen (zwiebelschalenartig) sowie Sporn-
bildung zu unterscheiden. Sie treten
beispielsweise bei primären Knochentumoren wie dem Osteosarkom auf.

▶ **Exostosen:** umschriebener Knochenanbau. Es wird zwischen Osteophyten
(klein) und Exostosen (groß) differenziert.

Morbus Paget

Morbus Paget (auch Osteitis deformans)
ist eine chronische Skelettkrankheit. Es
kommt zunächst zu einer überschießen-
den Osteoklastentätigkeit (lytisches
Stadium I), dann zu einer zusätzlichen
Aktivierung der Osteoblasten (gemisch-
tes Stadium II) und schließlich zu einem
Überwiegen der Osteoblastentätigkeit
(sklerotisches Stadium III). Es entsteht
ungeordneter und unregelmäßig mineralisierter Knochen minderer Qualität.

Häufig sind das axiale Skelett (Schädel,
Wirbelsäule, Becken) und die langen
Röhrenknochen betroffen, es gibt iso-
lierte wie polyostotische Verlaufsformen.

> Morbus Paget ist eine fakultative Präkan-
> zerose. Selten (< 1% der Fälle) kommt
> es zu einer malignen Entartung (meist
> Sarkome).

Radiologische Diagnostik
Im **Röntgenbild** sind drei Phasen zu
unterscheiden:

▶ In der Frühphase findet sich ein ak-
tives lytisches Stadium mit entkalkten
Regionen (Stadium I).
▶ Im kombinierten Stadium II kommen
Destruktion und reparative Prozesse
nebeneinander vor. Charakteristischer
Befund ist eine Verdichtung des Knochens mit Verdickung und strähniger
Aufblätterung der Kortikalis sowie
welliger Außenkontur (■ Abb. 8).
▶ Stadium III zeichnet sich durch eine
homogene Sklerosierung mit Volumenzunahme und Deformierung des Knochens aus.

Die **Skelettszintigraphie** (Mehranreicherung) erlaubt eine frühere Diagnosestellung und die rasche Differenzierung
zwischen mono- oder polyostotischem
Befall.

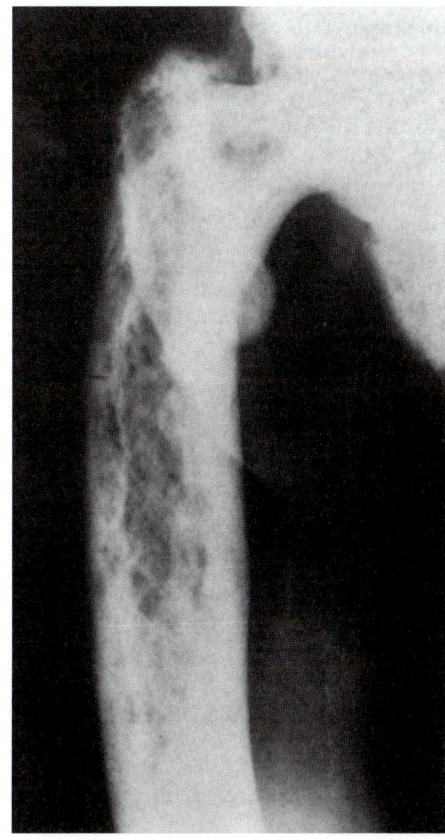

■ Abb. 8: Morbus Paget. Die a.p. Aufnahme des
rechten Femurs zeigt eine unregelmäßige Sklerosierung mit Dichtezunahme und welliger Kontur
des Knochens. Der Schaft ist nach lateral konvex
verbogen (Hirtenstab), es findet sich eine Fraktur.
[2]

Zusammenfassung

✱ Hyperparathyreoidismus: Diagnostische Methode der Wahl ist die konventionelle Röntgenaufnahme. Dabei zeigen sich ein Verlust von Knochendichte, eine subperiostale Resorption, „braune Tumoren" und eine Verschmälerung der Kortikalis (Rahmenwirbel, lakunäre Defekte).

✱ Morbus Paget verläuft in drei Stadien: Osteolyse, kombiniertes Stadium,
Sklerosierung. Typischer Befund ist die verdickte und strähnig aufge-
blätterte Kortikalis.

Knochentumoren I

Tumoröse Knochenveränderungen des Skeletts werden in primäre und sekundäre Tumoren eingeteilt. Primäre Knochentumoren differenzieren sich in benigne und maligne Tumoren sowie „tumor-like lesions". Sekundäre Tumoren, also Skelettmetastasen anderer maligner Neoplasien, sind häufiger als die insgesamt seltenen malignen primären Knochentumoren.

Bildgebende Verfahren

Konventionelles Röntgen
Das Röntgenbild in zwei Ebenen ist als Basisdiagnostik unverzichtbar. Gegebenenfalls sind Zielaufnahmen oder eine konventionelle Tomographie bei der Diagnostik hilfreich.

CT
Die CT ermöglicht als Schnittbildverfahren ohne Summationseffekte eine genaue Beurteilung der kalkhaltigen, ossären Strukturen. Pathologische Veränderungen wie kortikale Destruktion, Kalzifikation und Ossifikation sowie peri- und endostale Reaktionen werden gut erfasst. Eine weitere Domäne der CT ist die Beurteilung der Frakturgefährdung einer Läsion.

MRT
Mittel der Wahl zur Beurteilung der Ausdehnung des Tumors im fetthaltigen Markraum und des extraossalen Tumoranteils, der Weichteilkomponente, ist die MRT. Infiltrationen in die Muskulatur und Aufbau eines Weichteiltumors detektiert die MRT genauer als die CT, Gleiches gilt für eine Gelenkbeteiligung. Diese Informationen sind für die Planung von operativen Maßnahmen von besonderer Bedeutung. Bei Gabe von Kontrastmittel ermöglicht die MRT eine Differenzierung von vitalem, perfundiertem Tumorgewebe und Nekrosen.

Szintigraphie
Die Szintigraphie eignet sich zur Bestimmung des Aktivitätsgrades eines Prozesses und klärt die Frage nach einer multiplen Manifestation (z. B. bei der Metastasensuche). Eine sichere Aussage bezüglich der Dignität eines Tumors

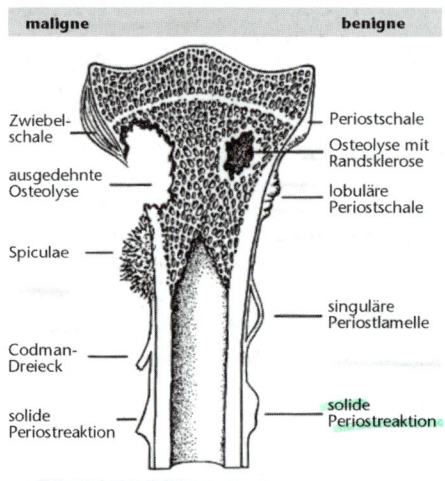

Abb. 1: Kennzeichen benigner und maligner Knochentumoren. [2]

Bildbeschriftung:
maligne — benigne
Zwiebelschale
ausgedehnte Osteolyse
Spiculae
Codman-Dreieck
solide Periostreaktion
Periostschale
Osteolyse mit Randsklerose
lobuläre Periostschale
singuläre Periostlamelle
solide Periostreaktion

kann nicht gemacht werden, zudem bleiben rein osteolytische Prozesse im Szintigramm stumm. Bei positivem Szintigraphiebefund muss der Tumorverdacht meist mittels konventioneller Röntgenaufnahmen bestätigt werden.

Beurteilung
Als wegweisende Kriterien bei der diagnostischen Beurteilung von tumorösen Knochenveränderungen müssen neben der Röntgenmorphologie das Alter des Patienten, Lokalisation sowie Multiplizität (solitäre vs. multiple Manifestation) berücksichtigt werden.

> Primäre, solitäre Knochenneoplasien treten vorwiegend bei jungen Patienten auf. Bei multiplen Knochenläsionen bei Patienten über 40 handelt es sich dagegen meist um Metastasen oder Myelome.

▶ **Kennzeichen benigner Knochentumoren:** Benigne Knochentumoren zeigen sich aufgrund ihres relativ langsamen Wachstums meist als scharf begrenzte Läsionen, die ein Sklerosewall umgibt. Periostreaktionen treten selten auf und imponieren als solide und dichte Schale aus neu gebildetem Periost. Dieses Bild findet sich allerdings nur bei langsam wachsenden Tumoren.

> Schnell wachsende, gutartige Tumoren wie aneurysmatische Knochenzysten können das Bild eines malignen Tumors vortäuschen.

▶ **Kennzeichen maligner Knochentumoren:** Das meist rasche Wachstum maligner, osteolytischer Tumoren lässt

dem Knochen nicht genügend Zeit, auf Umbauprozesse zu reagieren: Die ausgedehnten Osteolysen werden als unscharf begrenzte, mottenfraßähnliche Destruktionen ohne Sklerosewall sichtbar. Osteoblastische Tumoren weisen ebenfalls eine inhomogene, unscharf konturierte, aber röntgendichtere Struktur auf. Es kommt zur Zerstörung der Kortikalis und zu einer ausgeprägten, teils soliden Periostreaktion, die sich durch feine, vom Schaft abstehende Spikulae und zwiebelschalenartige Lamellierung auszeichnen kann. Das Codman-Dreieck ist ein sich dreieckig abhebender verkalkter Periostsporn, der typisch für das Osteosarkom ist.

Oft ist auch bei Berücksichtigung aller Kriterien keine sichere Differenzierung von benignen und malignen Tumoren möglich (▪ Abb. 1).

> Bei Zweifel an der Gutartigkeit eines Knochentumors muss eine Biopsie zur histologischen Abklärung gewonnen werden.

Knochenpunktionen können unter Durchleuchtung oder CT-gesteuert durchgeführt werden. Gelegentlich ist eine offene Biopsie notwendig.

Benigne Knochentumoren

Osteoidosteome

Dieser gutartige, knochenbildende Tumor wächst intrakortikal und ist v. a. in den langen Röhrenknochen (Femur und Tibia) lokalisiert. Er tritt vorwiegend in

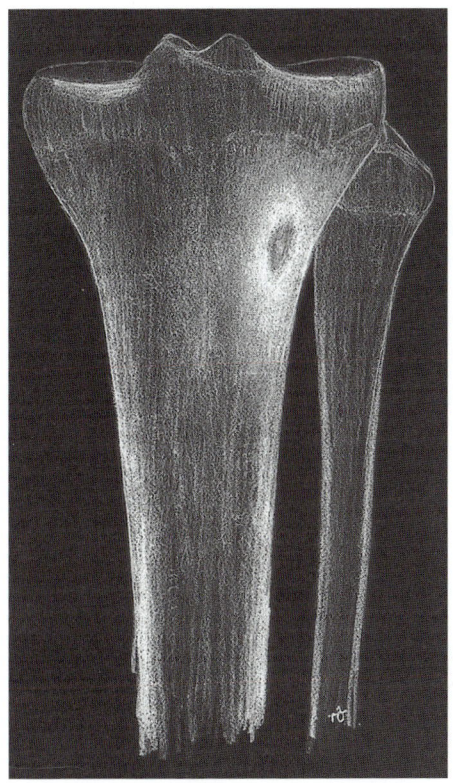

Abb. 3: Enchondrom der Grundphalanx. Man sieht die typische rundliche Aufhellungszone mit vereinzelten Verkalkungsbezirken. [6]

Verkalk. ⇔ hell!

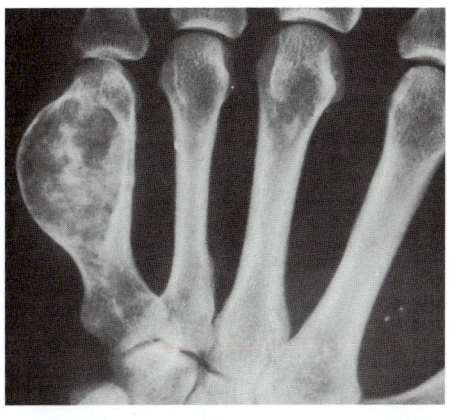
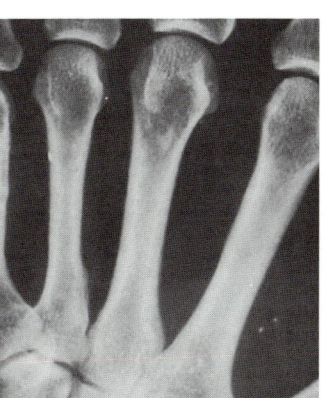

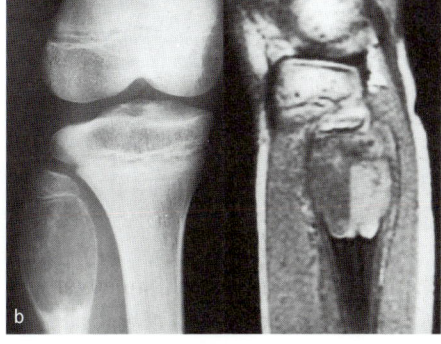

■ Abb. 2: Die Aufnahme zeigt in der lateralen Tibiametaphyse ein Osteoidosteom als ovale Aufhellung (Nidus), umgeben von einer reaktiven Sklerose. Im Nidus ist ein Ossifikationskern zu sehen. [13]

■ Abb. 4: a) Proximaler Humerus mit juveniler Knochenzyste. Die scharf begrenzte Läsion lässt den Humerus leicht aufgebläht erscheinen, es finden sich Pseudosepten. Die T$_2$-gewichtete MRT-Sequenz weist Flüssigkeit in der Zyste nach. Beachte, dass die Epiphyse nicht betroffen ist. b) Aneurysmatische Knochenzyste in der proximalen Fibula. Die Kortikalis ist ausgedünnt, der Tumor wächst exzentrisch. Die MRT zeigt eine mehrkammerige Zyste mit Flüssigkeiten unterschiedlicher Intensität, also Zusammensetzung (Patient liegt auf dem Rücken). [6]

den ersten drei Lebensdekaden auf. Typisches klinisches Zeichen ist nächtlicher, gut auf Acetylsalicylsäure ansprechender Knochenschmerz.

Radiologische Diagnostik
Im **Röntgenbild** stellt sich das Osteoidosteom als ovale oder rundliche Aufhellung, der so genannte Nidus, dar, der von einem breiten Sklerosesaum umgeben ist. Der aus unreifem Knochen bestehende Nidus kann ossifizieren, sodass eine Dichteinsel innerhalb des Nidus auftreten kann (■ Abb. 2). Das Osteoidosteom muss differenzialdiagnostisch von einer Osteomyelitis (Brodie-Abszess) abgegrenzt werden. Oft gelingt dies nur in der CT.

Chondrome

Chondrome sind gutartige, knorpelbildende Tumoren, die nach innen (Enchondrom) oder außen (Ekchondrom) wachsen können. Meist sind sie an den Meta- und Diaphysen der langen und kurzen Röhrenknochen lokalisiert, davon ungefähr die Hälfte an Händen und Füßen. Hauptmanifestationsalter ist das 10. bis 40. Lebensjahr, klinisch sind sie oft symptomlos.

Radiologische Diagnostik
Röntgenologisches Merkmal ist ein scharf begrenzter Osteolyseherd mit stippchenhaften Verkalkungen, umgeben von einer mäßigen Randsklerosierung (■ Abb. 3).

Tumor-like lesions

Diese tumorähnlichen, gutartigen Knochenveränderungen sind nicht neoplastischer Natur. Sie sind die häufigsten Knochenläsionen bei jungen Menschen in den ersten beiden Lebensdekaden. Typische Vertreter sind die **juvenile Knochenzyste** und die **aneurysmatische Knochenzyste.** Sie sitzen in den Metaphysen der langen Röhren-

knochen, wachsen in Richtung Metaphyse, befallen aber nicht die Epiphyse. Die juvenile Knochenzyste ist klinisch meist stumm, die aneurysmatische Knochenzyste kann heftige lokale Schmerzen verursachen. Gefahren der tumorähnlichen Knochenveränderungen sind pathologische Frakturen.

Radiologische Diagnostik
Die solitäre Knochenzyste ist im **Röntgenbild** durch eine traubenförmige, scharf begrenzte Osteolyse gekennzeichnet. Kleinere intraossäre Frakturen geben der Zyste häufig ein septiertes Erscheinungsbild mit groben Trabekeln (Pseudosepten). Der Knochen scheint aufgebläht. Die aneurysmatische Knochenzyste weist dagegen zusätzlich eine feine Septierung auf, kann die Kortikalis ausdünnen und Weichteile infiltrieren (■ Abb. 4). Achte auf pathologische Frakturen!

Knochentumoren II

Primäre maligne Knochentumoren

Maligne Neoplasien des Skeletts haben eine uncharakteristische Klinik gemeinsam, die oft verkannt wird. Es werden lokalisierte Knochenschmerzen, verbunden mit einer Schwellung, beobachtet. Erst spät kommt es zu pathologischen Frakturen und Bewegungseinschränkungen.

> Maligne Knochentumoren metastasieren früh hämatogen in Lunge, Leber und Skelett. Deshalb muss bei der Diagnose eines malignen Knochentumors immer eine Metastasensuche durchgeführt werden.

Osteosarkom

Das häufigste Malignom des Knochens geht von entarteten mesenchymalen Zellen aus. Häufigster Manifestationsort (80%) sind die langen Röhrenknochen (in absteigender Häufigkeit: Femur, Tibia, Humerus). Das osteogene Sarkom beginnt zentral in der Metaphyse, wächst in Richtung Kortex und hebt das Periost an. Ebenso wächst es weit in den Medullärraum hinein, respiziert weder Epiphysenfuge noch die Epiphyse, meist jedoch die Gelenkkapsel. Der Altersgipfel liegt in der zweiten und dritten Lebensdekade.

Radiologische Diagnostik

Der Charakter der Veränderungen im Röntgenbild ist vom Tumortyp abhängig:

▶ **Osteolytische Form:** Hier steht die rasche Zerstörung des Knochens im Vordergrund. Kennzeichnend sind unscharf begrenzte, mottenfraßähnliche Destruktionen, die Kortikalis und Spongiosa betreffen.

▶ **Osteosklerotische Form:** Da hier die Knochenneubildung dominiert, zeigt das Röntgenbild unregelmäßige, umschriebene oder diffuse Sklerosen. Auch extraossär kann neuformierter Knochen nachweisbar sein.

▶ **Gemischte Form:** Bei der Kombination finden sich Komponenten aus beiden oben genannten Formen (häufigster Typ).

Typische radiologische Korrelate der Periostveränderungen für alle Formen sind Spikulae, Codman-Dreieck und lamelläre Zwiebelschalen (▮ Abb. 5). Weitere Manifestationsorte des Tumors in gleichen oder benachbarten Skelettanteilen werden „Skip-Lesions" genannt.

Ewing-Sarkom

Die zweite große Gruppe der primär ossär lokalisierten Tumoren des Kinder- und Jugendalters sind die Ewing-Sarkome. Sie entwickeln sich im Knochenmark. Befallen ist primär meist die Diaphyse von Femur, Tibia, Fibula und Humerus.

Radiologische Diagnostik

Im **Röntgenbild** finden sich Osteolysen mit mottenfraßartigen und permeativen Destruktionen sowie die klassischen Periostveränderungen (s. S. 86, ▮ Abb. 1). Um das Ewing-Sarkom von seinen Differenzialdiagnosen wie einer akuten hämatogenen Osteomyelitis unterscheiden zu können, bietet sich die **MRT** an (▮ Abb. 6). Sie ermöglicht eine genaue Größenbestimmung.

Chondrosarkom

Dieser aus knorpeligem Gewebe aufgebaute sarkomatöse Tumor befällt vom Knochenmark ausgehend die Metaphysen der Extremitäten und das Stammskelett. Er kann sich gelenküberschreitend ausdehnen. Das Hauptmanifestationsalter liegt zwischen dem 50. und 70. Lebensjahr.

Radiologische Diagnostik

Das **Röntgenbild** zeigt vom Markraum ausgehende Destruktionen mit unscharfer Grenze. Häufig sieht man popcornartige, kommaförmige Verkalkungen der Tumormasse, enchondralen Ossifikationsherden im Tumorknorpel entsprechend. Ferner kann ein Weichteilanteil vorhanden sein (▮ Abb. 7).

Sekundäre Knochentumoren

Skelettmetastasen als sekundäre Knochentumoren sind hämatogene Absiedelungen von Primärtumoren anderer Lokalisation. Bevorzugt treten sie an Becken, Wirbelsäule, Rippen und Schultergürtel auf. Es werden osteoplastische Metastasen mit einer vermehrten Sklerosierung und osteoklastische Metastasen mit Osteolysezonen unterschieden. Mischformen kommen ebenso vor. Das typische radiologische Muster wird vom jeweiligen Primärtumor bestimmt (▮ Tab. 1).

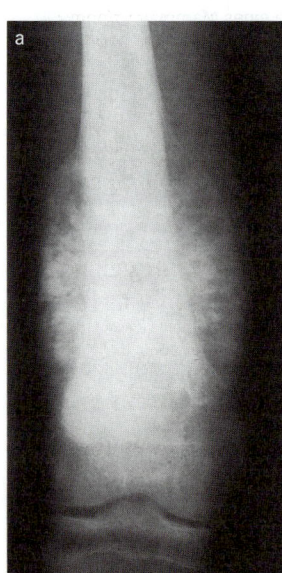 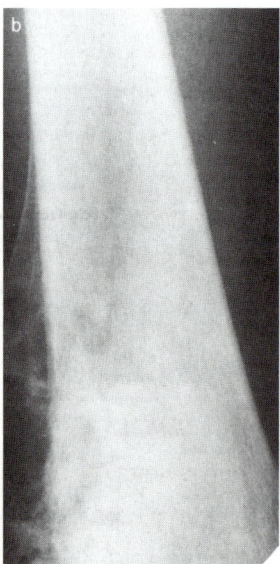 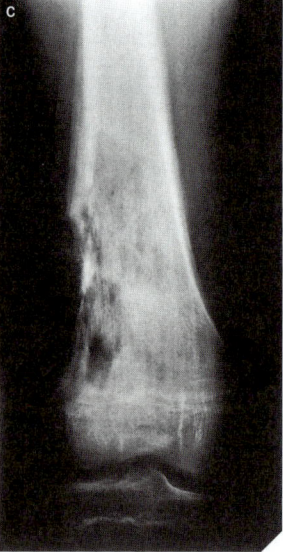

▮ Abb. 5: Drei häufig das Osteosarkom begleitende Periostreaktionen: a) Spikulae, b) Codman-Dreieck, c) zwiebelschalenförmige Periostreaktion. [12]

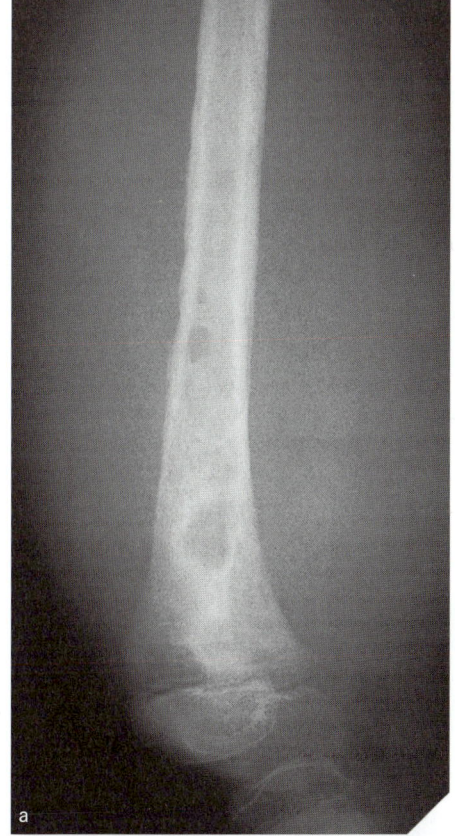

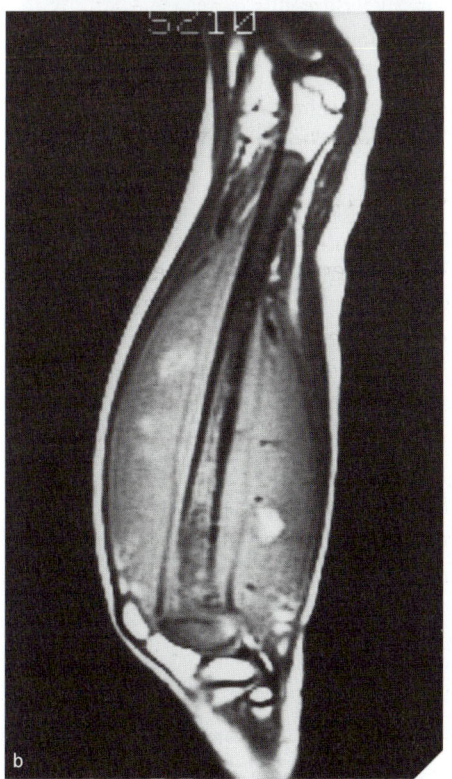

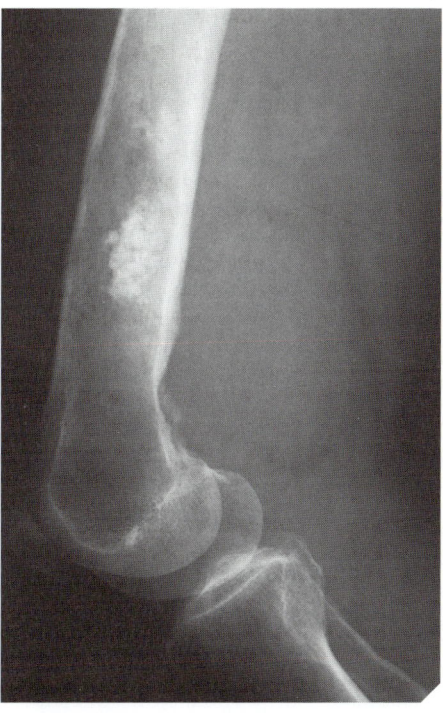

Abb. 7: Seitliches Röntgenbild eines distalen Femurs. Innerhalb der Destruktion im Mark finden sich die für ein Chondrosarkom typischen Verkalkungen. Nach dorsal wölbt sich ein Weichteiltumor. [12]

Primärtumor	Osteoplastisch	Osteolytisch	Gemischt
Mammakarzinom (▮ Abb. 8)	-	+	+
Prostatakarzinom	+	-	-
Bronchialkarzinom	+	+	-
Nierenzellkarzinom	-	+	-
Schilddrüsenkarzinom	-	+	-
Kolonkarzinom	+	+	-

Tab. 1: Formen der Skelettmetastasierung, in absteigender Häufigkeit.

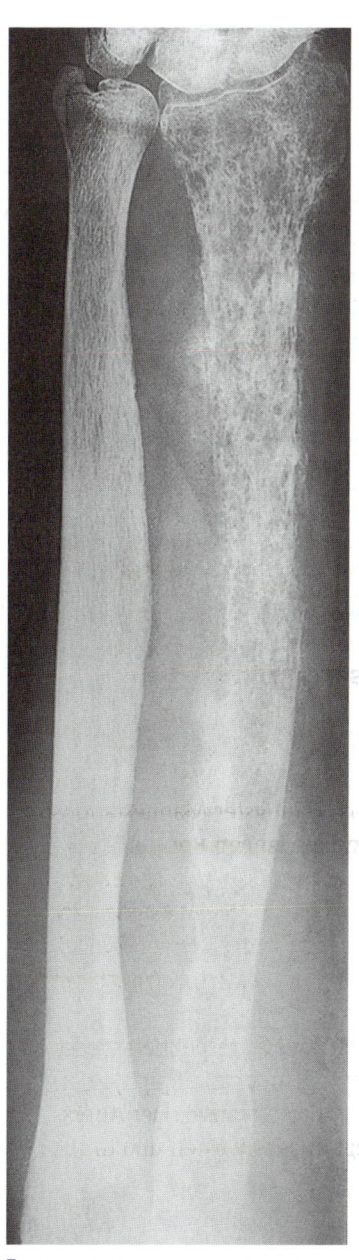

Abb. 8: Metastase eines Mammakarzinoms in der Tibia mit ausgeprägter Osteolyse. [6]

Abb. 6: a) Die seitliche Aufnahme zeigt ein Ewing-Sarkom mit permeativen Destruktionen in Meta- und Diaphyse des Femurs. b) Das sagittale, T_2-gewichtete MRT-Bild macht die eigentliche Ausdehnung des Tumors in den Weichteilmantel deutlich. [12]

Zusammenfassung

✖ Wichtigste Kriterien zur Beurteilung von Knochentumoren sind: Röntgenmorphologie, Lokalisation des Tumors, Alter des Patienten.

✖ Kennzeichen des **Osteosarkoms**: große, unregelmäßige Aufhellung und/oder osteoplastische Struktur, Periostreaktion, Lokalisation: Metaphyse der langen Röhrenknochen; Hauptmanifestationsalter: 20.–30. Lebensjahr.

✖ Kennzeichen des **Ewing-Sarkoms**: Osteolysen mit mottenfraßartigen und permeativen Destruktionen, Periostreaktion, Lokalisation: Diaphyse, häufig des Femurs; Hauptmanifestationsalter: 10.–25. Lebensjahr.

✖ Kennzeichen des **Chondrosarkoms**: unscharf begrenzte Destruktionen mit Verkalkungen, Weichteilanteil, Lokalisation: Metaphyse v. a. von Femur, Tibia, Humerus; Hauptmanifestationsalter: 50.–70. Lebensjahr.

Infektionen von Knochen und Gelenken

Osteomyelitis

Die Osteomyelitis ist eine Infektion des Knochens und des Knochenmarks. Man unterscheidet zwischen endogenen und exogenen Formen. Die endogene Osteomyelitis entsteht durch hämatogene Streuung und betrifft in der Mehrzahl Kinder und Jugendliche. Bei Erwachsenen ist die Osteomyelitis in der Regel exogen durch direkte Keimverschleppung (posttraumatisch nach offener Verletzung oder postoperativ) bedingt. Die Ausbreitung ist altersabhängig und reicht bei Säuglingen von der Metaphyse ausgehend bis in die Epiphyse. Ab dem 12. Lebensmonat bis zum Schluss der Epiphysenfuge sind bevorzugt die Metaphysen, im Erwachsenenalter der Schaft der langen Röhrenknochen befallen.

> Häufigster Erreger der Osteomyelitis ist Staphylococcus aureus.

Klinisch wegweisend sind die klassischen Merkmale einer Entzündung wie Schmerzen, lokale Rötung und Überwärmung. Ein späterer Übergang in eine chronische Verlaufsform ist vor allem bei der exogenen Form möglich.

Radiologische Diagnostik
Initial ist das **Röntgenbild** unauffällig. Am 3. bis 10. Tag nach Beginn der Symptomatik sind eine ödematöse Schwellung sowie eine Verdichtung des umgebenden Weichteilmantels als unspezifische Frühzeichen erkennbar.

> Bei einer akuten Osteomyelitis treten erst nach 2 bis 3 Wochen röntgenologisch nachweisbare Knochenveränderungen auf.

Neben der Weichteilschwellung finden sich singuläre oder multiple osteolytische Läsionen, die als unscharf und irregulär begrenzte Aufhellungen imponieren. Die lokale Osteopenie ist Folge der entzündungsinduzierten Hyperämie. Allerdings müssen bis zu 50% der Knochenmatrix abgebaut sein, bevor der Defekt im Röntgenbild nachzuweisen ist. Nach dem Einbrechen der Ent-

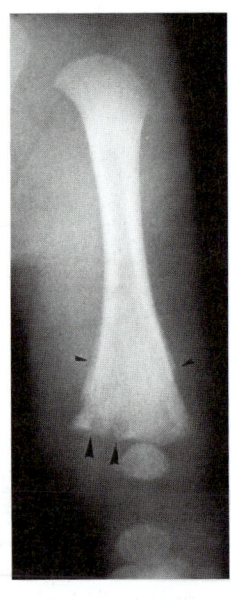

■ Abb. 1: Oberschenkel eines Säugling mit einer Osteomyelitis, sechs Wochen nach Beginn der Beschwerden. Es sind metaphysäre Osteolyse (↑↑) und Periostreaktion (→) zu sehen. [1]

zündung durch die Kortikalis wird eine periostale Knochenapposition (Knochenanbau) sichtbar (■ Abb. 1). Im Spätstadium sieht man die Entwicklung von Sequestern aus abgestorbenem Gewebe, erkennbar an verdichteten Knochenanteilen in destruierten Arealen, sowie die Bildung von Fisteln. Kommt es zur Abstoßung eines größeren Knochenstücks, spricht man von einer „Totenlade".

> Bei Kindern muss differentialdiagnostisch an maligne Knochentumoren wie das Ewing-Sarkom gedacht werden.

Für eine frühe Diagnose lassen sich sowohl **MRT** als auch **Szintigraphie** ein-

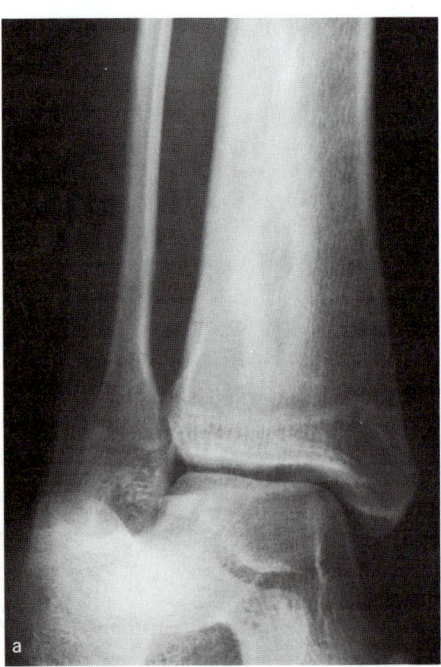

setzen. Vor allem die MRT kann osteolytische Herde und die Ausdehnung in die angrenzenden Weichteile erfassen. Die **CT** ist der MRT hierbei unterlegen. In der Skelettszintigraphie zeigt sich eine Mehranreicherung in den betroffenen Arealen. Ebenso lassen sich radioaktiv markierte Leukozyten einsetzen, die sich in den Entzündungsherden einlagern. Die Leukozytenszintigraphie eignet sich zur Differenzierung von osteomyelitischen Prozessen und Tumoren oder Frakturen.

Brodie-Abszess
Diese Sonderform einer umschriebenen Osteomyelitis tritt bei guter Abwehrlage und wenig virulenten Keimen v. a. im Kindesalter auf. Es bildet sich ein Abszess mit deutlichem Sklerosesaum (■ Abb. 2).

Spondylitis und Spondylodiszitis

Die Osteomyelitis der Wirbelsäule wird als Spondylitis (Wirbelentzündung) oder Spondylodiszitis (Übergreifen der Entzündung auf das Bandscheibenfach) bezeichnet.

Radiologische Diagnostik
Frühsymptom im **Röntgenbild** ist eine Höhenminderung des Zwischenwirbelraums. Bei Fortschreiten der Erkran-

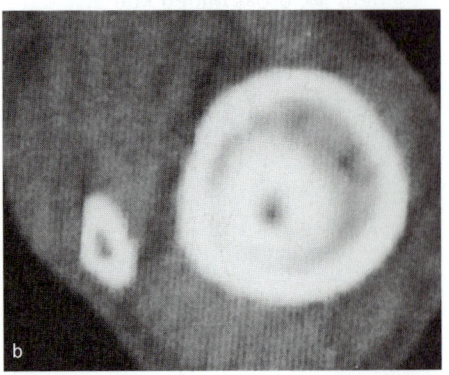

■ Abb. 2: Brodie-Abszess. a) Das Röntgenbild zeigt einen metaphysär liegenden, glatt begrenzten Osteolyseherd mit einem Sklerosesaum. b) Ähnlich ist im CT eine von Sklerose umgebene osteolytische Läsion zu erkennen. [6]

■ Abb. 3: a) Die seitliche Röntgenaufnahme zeigt als typische Zeichen einer Spondylodiszitis eine Verschmälerung des Zwischenwirbelraums in den Segmenten LWK 3/4 und LWK 4/5 sowie unregelmäßige Konturdefekte in den betroffenen Grund- und Deckplatten mit Sklerosierungszonen. (b) Skelettszintigraphie (links a. p./rechts p. a.), Traceranreicherung als Nachweis der Entzündung in der LWS. [1]

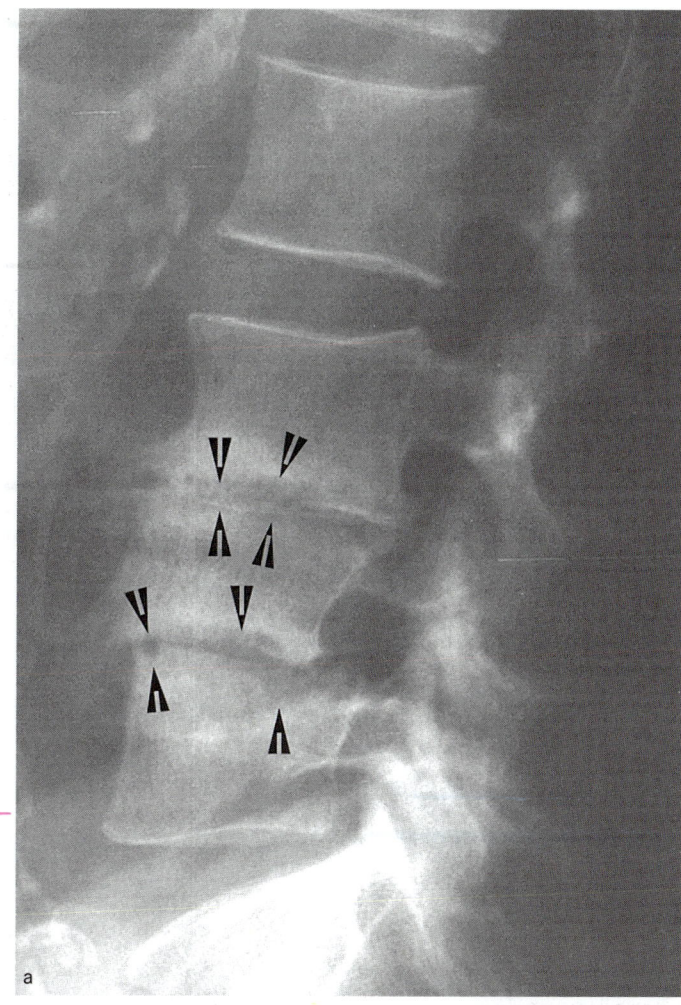

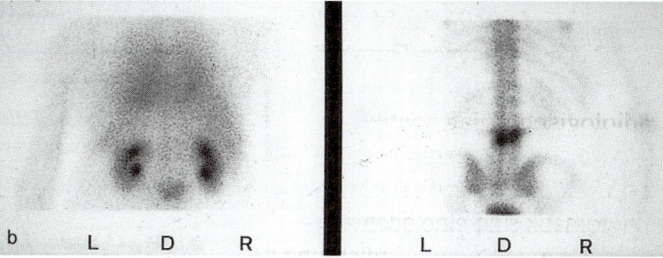

kung kommt es zu einer Destruktion der angrenzenden Wirbelkörpergrund- und -deckplatten sowie der Wirbelvorderkante. Im weiteren Verlauf sind als Folge von Reparaturvorgängen reaktive Sklerosierung und die Bildung von Osteophyten zu beobachten. Die progrediente Zerstörung von Wirbelkörpern führt schließlich durch Keilwirbelbildung zum Gibbus. Bevorzugte Lokalisation ist die LWS, dabei ist meist nur ein Wirbelpaar betroffen (■ Abb. 3).
Der Erregernachweis erfolgt über eine CT-gesteuerte Punktion des Herdes. Bei einer tuberkulösen Spondylodiszitis spricht man synonym auch von einer „spezifischen Spondylodiszitis". Tuberkulöse Spondylitiden manifestieren sich häufig in der BWS und befallen mehrere Segmente.

> Reaktionslose Verschmälerungen des Zwischenwirbelraums sind verdächtig auf eine Spondylitis.

Wie bei der Osteomyelitis lassen sich im Röntgenbild erst nach Wochenfrist eindeutige Zeichen nachweisen. Daher sollte der klinische Verdacht auf eine Spondylodiszitis frühzeitig mittels **MRT** (höchste Sensitivität) abgeklärt werden. Hier sind auch Weichteilabszesse nachweisbar, die sich beim Ausbreiten der Entzündung auf das paravertebrale Gewebe entlang dem M. psoas bilden können. Alternativ bietet sich die **Szintigraphie** an.

Zusammenfassung

✳ Osteomyelitis
- Methode der Wahl: konventionelle Röntgentechnik, MRT
- Frühzeichen: Weichteilödem, Osteolyse, Periostreaktion
- Spätzeichen: Knochensequester, Fistelkanal, Totenlade

✳ Spondylitis/Spondylodiszitis
- Methode der Wahl: konventionelle Röntgentechnik, MRT, Szintigraphie
- Frühzeichen: Höhenminderung von Wirbel und Zwischenwirbelraum, Destruktion von Grund- und Deckplatten
- Spätzeichen: fortschreitende Destruktion und Kompression einzelner Wirbelkörper, Blockwirbel, reaktive Sklerosierung, Osteophyten, Gibbus

Ischämische Knochenveränderungen

Lokale Unterbrechungen der intraossären Blutzirkulation führen zur Ausbildung von Knocheninfarkten und Osteonekrosen. Mögliche Ursachen sind:

▶ Traumatische Unterbrechung der Blutversorgung (z. B. Femurkopfnekrose nach Schenkelhalsfraktur und Reißen der versorgenden Arterien oder Nekrose nach Kahnbeinfraktur)
▶ Thrombotische Verschlüsse (z. B. Sichelzellanämie)
▶ Barotrauma (Caisson-Krankheit der Taucher, entsteht durch Stickstoffblasenembolien bei zu schnellem Auftauchen)
▶ Folge einer Steroidtherapie
▶ Idiopathische Ursache

Knocheninfarkt

Knocheninfarkte als Folge einer zirkulationsbedingten Ischämie treten meist epi- und metaphysär an den langen Röhrenknochen auf. Sie sind in der

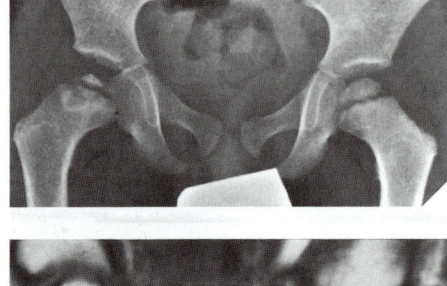

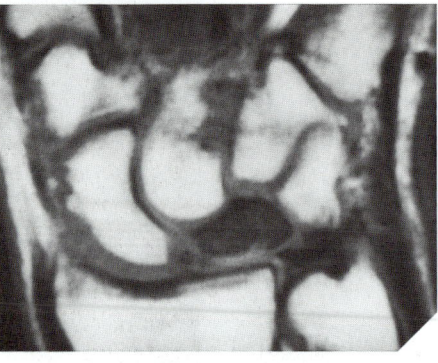

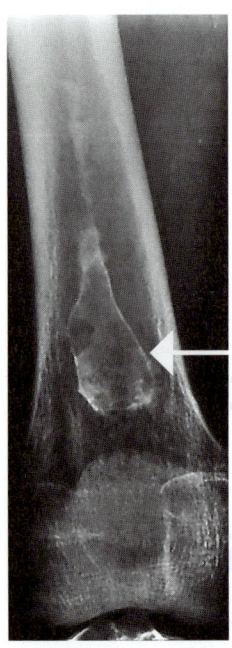

Abb. 2: A. p. Beckenaufnahme eines 5-jährigen Jungen mit Morbus Perthes. Die rechte Hüfte zeigt das Bild einer Osteonekrose, die Femurepiphyse ist krümelig zerfallen, auch metaphysär liegen Veränderungen vor. Beachte den verbreiterten Gelenkspalt (Subluxation nach lateral). Die linke Hüfte ist normal. [12]

Abb. 3: Morbus Kienböck. Im koronaren T_1-gewichteten MRT der linken Handwurzelknochen erscheint das Os lunatum hypointens. [12]

Abb. 1: Knocheninfarkt in der distalen Femurmetaphyse: landkartenförmige, zentral gelegene Sklerose. [1]

Regel klinisch stumm und radiologische Zufallsbefunde.

Radiologische Diagnostik
Im **Röntgenbild** stellen sich Knocheninfarkte als zentral im Knochen gelegene fleckförmige Sklerosen dar (▌ Abb. 1). Die typischen trauben- oder kettenförmigen Verkalkungsfiguren sind das Korrelat reaktiver Knochenneubildungen. Das charakteristische nativradiologische Bild erübrigt eine weitere bildgebende Diagnostik.

Aseptische Knochennekrosen

Diesen umschriebenen Osteonekrosen liegen regionale Durchblutungsstörungen zugrunde. Überwiegend kommen sie in den Epi- und Apophysen langer Röhrenknochen und den Hand- und Fußwurzelknochen vor (▌ Tab. 1). Zunächst verursachen aseptische Knochennekrosen unspezifische Symptome, spä-

ter zunehmend Schmerzen und Bewegungseinschränkungen. Es besteht die Gefahr einer vorzeitigen Arthrose.

Radiologische Diagnostik

> In der Frühphase eignet sich vor allem die hoch sensitive MRT zur Diagnose einer Osteonekrose.

Erst später finden sich folgende Kennzeichen der Osteonekrosen im **Röntgenbild**:

▶ Veränderung der Knochendichte: Zunächst kommt es in dem den nekrotischen Bezirk umgebenden Knochen zu einer Osteoporose. Dadurch erscheint der betroffene Abschnitt dichter. Später entwickelt sich durch Kalksalzablagerungen eine echte Sklerose.

> Nekrotisches Knochengewebe ist röntgenologisch dichter als gesunder Knochen.

▶ Veränderungen von Form und Kontur: Bleibt der Knochen einer mechanischen Belastung ausgesetzt, kommt es zu einer Sinterung der Nekrosezone. Nahe Gelenkflächen flachen ab und brechen später ein. Nach Demarkierung der Nekroseareale ist das Stadium der Fragmentation erreicht.

Erkrankung	Betroffene Struktur	Typ. Erkrankungsalter
M. Perthes (▌ Abb. 2)	Hüftkopf	Kindes- und Jugendalter
M. Kienböck (Lunatummalazie, ▌ Abb. 3)	Os lunatum	Erwachsenenalter
M. Köhler I	Os naviculare pedis	Kindes- und Jugendalter
M. Köhler II	Metatarsalköpfchen	Kindes- und Jugendalter
M. Osgood-Schlatter (▌ Abb. 4)	Tuberositas tibiae	Kindes- und Jugendalter
Idiopathische Hüftkopfnekrose	Hüftkopf	Erwachsenenalter

▌ Tab. 1: Aseptische Knochennekrosen.

In der T_1-gewichteten Sequenz der MRT lassen sich Nekrosebezirke (hypointens) deutlich von vitalem Knochengewebe (hyperintens) differenzieren. Eine fehlende Radionuklidanreicherung kennzeichnet eine Osteonekrose in der **Skelettszintigraphie**.

Osteochondrosis dissecans

Diese Sonderform der aseptischen Knochennekrosen entspricht einer segmentalen Nekrose einer mit Knorpel überzogenen Gelenkfläche. Meist sind (Mikro-)Traumen ursächlich. Häufige Lokalisationen sind der mediale Femurkondylus am Kniegelenk, die Talusrolle (OSG) und das Capitulum humeri am Ellenbogengelenk. Es erkranken bevorzugt männliche Jugendliche und junge Erwachsene. Symptome sind Schmerzen, Gelenkerguss sowie Bewegungseinschränkungen.

> Löst sich das befallene Segment als Dissekat („Gelenkmaus") in den Gelenkspalt, kann es zu Einklemmungen mit Gelenkblockierung führen.

Radiologische Diagnostik
Die **MRT** ist Mittel zur Wahl bei der frühen Diagnose einer Osteochondrosis dissecans. Sie ermöglicht zudem eine Beurteilung der Vitalität des betroffenen Fragments und der Intaktheit des darüberliegenden Knorpels.
Das **Röntgenbild** ist früh meist negativ. Später markiert sich das nekrotische Gewebe als subchondral gelegenes Knochenfragment („Maus"), das von einem Sklerosesaum umgeben ist („Mausbett"). Die „Gelenkmaus" imponiert als rundliches sklerosiertes Knochenfragment an der Gelenkoberfläche nach Lösung des Fragmentes (freier Gelenkkörper) (▌ Abb. 5).

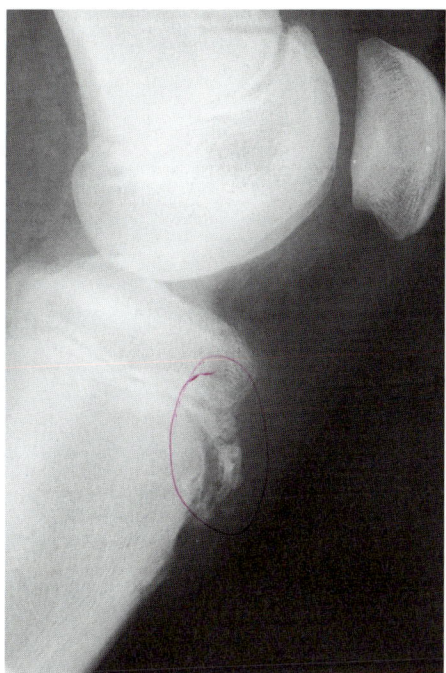

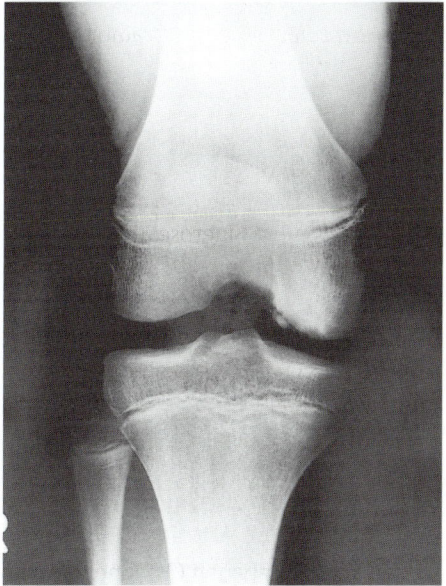

▌ Abb. 4: Der Patient hatte eine erhebliche Druckschmerzhaftigkeit über der Tuberositas tibiae. Die Seitenaufnahme des Kniegelenks bestätigt die Verdachtsdiagnose eines M. Osgood-Schlatter: Sie zeigt die charakteristische Fragmentierung der Tuberositas sowie eine Begleitschwellung. [6]

▌ Abb. 5: Osteochondrosis dissecans des Kniegelenks. Es findet sich ein kleines sklerotisches Knochenfragment an der Gelenkoberfläche, die „Gelenkmaus". Unmittelbar daneben zeigt sich das „Mausbett" an der medialen Femurkondyle. [2]

Zusammenfassung

* ✖ Methode der Wahl: MRT zur Frühdiagnose, konventionelles Röntgen.
* ✖ Das Röntgenbild zeigt in der frühen Phase trotz eingetretenen Zelltodes einen Normalbefund. Später sind fleckige Aufhellungen und sklerotische Areale wegweisend.
* ✖ Prädilektionsstellen von Knocheninfarkten: Metaphyse der langen Röhrenknochen.
* ✖ Prädilektionsstellen von Osteonekrosen: Epi- und Apophyse der langen Röhrenknochen.
* ✖ Häufigste Ursache: hochdosierte Kortikosteroidtherapie.

Arthropathien

Der Oberbegriff Arthropathien bezeichnet destruktive Gelenkerkrankungen verschiedenster Ätiologie (■ Tab. 1). Im Folgenden werden stellvertretend drei häufige Arthropathien als Ergebnis von degenerativen, entzündlichen und metabolischen Prozessen vorgestellt.

Arthrose	Primär (idiopathisch, senil), sekundär (z. B. posttraumatisch)
Entzündliche Arthritis	Seropositive Arthritis: rheumatoide Arthritis
	Seronegative Arthritis: Morbus Bechterew, Psoriasis, Morbus Reiter
Arthritis bei Kollagenosen	Systemischer Lupus erythematodes, Sklerodermie
Metabolische/endokrine Arthritis	Gicht, Hyperparathyreoidismus
Infektiöse Arthritis	Tuberkulose, septische Arthritis

■ Tab. 1: Einteilung der Arthropathien und Auswahl möglicher Ursachen.

Diagnostisches Vorgehen

Da die Veränderungen im **Röntgenbild** oft erst nach Jahren sichtbar sind, ist initial die **MRT** das Mittel der Wahl zur Darstellung von Knorpelschäden. Die **Knochenszintigraphie** zeigt der vermehrten Durchblutung folgend eine Mehranreicherung und gibt über die Ausbreitung und Aktivität einer begleitenden Entzündung Auskunft. Zur Verlaufskontrolle wird das Röntgenbild eingesetzt. Grundsätzlich sind klinische Zeichen und Laborparameter entscheidend für die diagnostische Abklärung einer Arthropathie.

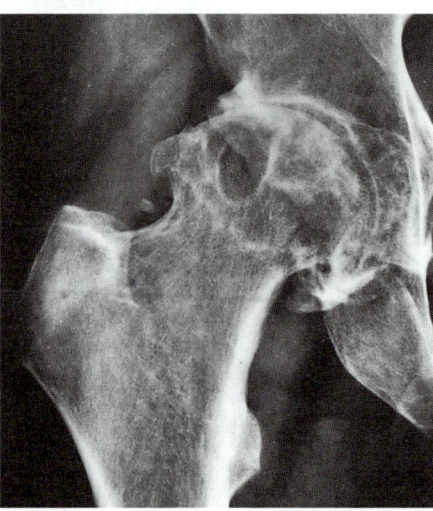

■ Abb. 1: Koxarthrose. Die a. p. Aufnahme der Hüfte zeigt die typischen Merkmale exzentrische Gelenkspaltverschmälerung, subchondrale Sklerose, Geröllzysten und Osteophyten. [12]

Arthrosis deformans

Bei dieser degenerativen Gelenkerkrankung handelt es sich um eine primär nicht entzündliche Erkrankung des Gelenkknorpels. Sie ist Folge eines Missverhältnisses von Belastung und Belastbarkeit des Gelenks. Leit- und Frühsymptom sind bewegungsabhängige Schmerzen.

> Typische Lokalisationen sind Wirbelsäule (Spondylarthrosis deformans), Kniegelenk (Gonarthrose) und Hüftgelenk (Koxarthrose). An der Hand sind bevorzugt die distalen Interphalangealgelenke (Heberden-Arthrose), die proximalen Interphalangealgelenke (Bouchard-Arthrose) und das Karpometakarpalgelenk I (Rhizarthrose) betroffen.

Radiologische Diagnostik

Röntgenologischer Befund und Klinik korrelieren oft nicht, der Befall ist asymmetrisch. Infolge der Knorpelzerstörung kommt es an Stellen der größten Belastung zu einer exzentrischen Verschmälerung bis hin zum vollständigen Verschwinden des Gelenkspalts. Reaktiv auf die Fehlbelastung entwickeln sich eine subchondrale Sklerose der angrenzenden Gelenkflächen und Osteophyten an den Rändern der Gelenkflächen.

Lokale Knochendestruktionen und Blutungen lassen Geröllzysten entstehen, die als sklerotisch begrenzte, glattwandige Aufhellung sichtbar werden (■ Abb. 1). Es resultieren Fehlstellungen und im Endstadium Ankylosen (Gelenkversteifungen).

Rheumatoide Arthritis

Der rheumatoiden Arthritis (RA) liegt eine entzündliche Systemerkrankung zugrunde, die bevorzugt die Synovialmembran der Gelenke befällt. Die daraus folgende Arthritis, Bursitis und Tendovaginitis kann bis zur Gelenkdestruktion führen. Klinisch stehen Schmerzen, Schwellung und Bewegungseinschränkung der betroffenen Gelenke im Vordergrund.

> Typisches Muster der RA ist der symmetrische Befall von kleinen Gelenken der Hand (Fingergrund- und proximale Interphalangealgelenke) und zentripetales Fortschreiten der Erkrankung. Späterer sind vermehrt große Gelenke und die HWS befallen.

Radiologische Diagnostik

Unspezifischer Befund der RA im **Röntgenbild** ist eine periartikuläre Weichteilschwellung. Außerdem findet sich als sog. arthritisches Kollateralphänomen eine subchondrale Osteoporose. Die subchondrale Grenzlamelle (Knorpel-Knochen-Grenze) schwindet. Durch den Verlust an Knorpelmatrix zeigt sich im Gegensatz zur Arthrose eine konzentrische Verschmälerung des Gelenkspalts und keine oder nur geringe subchondrale Sklerose. Ein oberflächlicher, halbrunder Defekt des Knochens in Gelenknähe wird als Erosion bezeichnet, aus dem sich schließlich ein tieferer Defekt (Usur) entwickelt. Als spezifisches Merkmal entsteht Pannus (entzündlichreaktives Granulationsgewebe der Synovia), das zur Zerstörung der Gelenkstrukturen führt. Die fortschreitende Destruktion von Gelenk und anliegenden Strukturen mündet in Mutilationen (Verstümmelungen) und durch (Sub-) Luxationen in ausgeprägten Fehlstellungen. Klassisch für die RA sind die Ulnardeviation der Finger sowie Knopfloch- und Schwanenhalsdeformierung. Durch den chronischen, schubweisen Verlauf findet sich ein Neben-

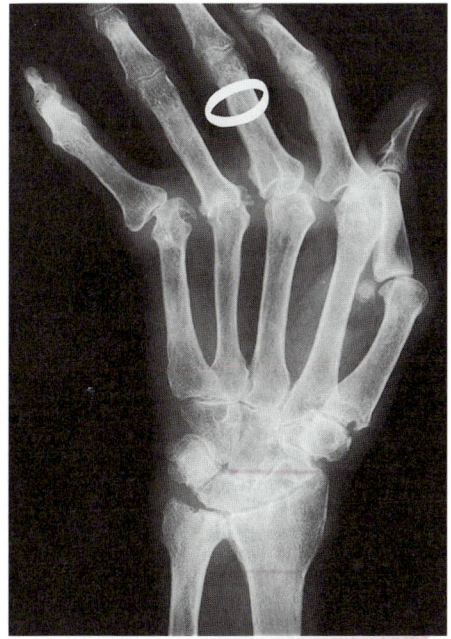

Abb. 2: D.p. Aufnahme der linken Hand mit dem Vollbild einer rheumatoiden Arthritis. Es finden sich Erosionen an den MCP-Gelenken, Mittelhandknochen und an den distalen Abschnitten von Radius und Ulna. Die Gelenkspalten sind zum Teil nicht mehr einsehbar. Beachte auch die Ulnardeviation. [6]

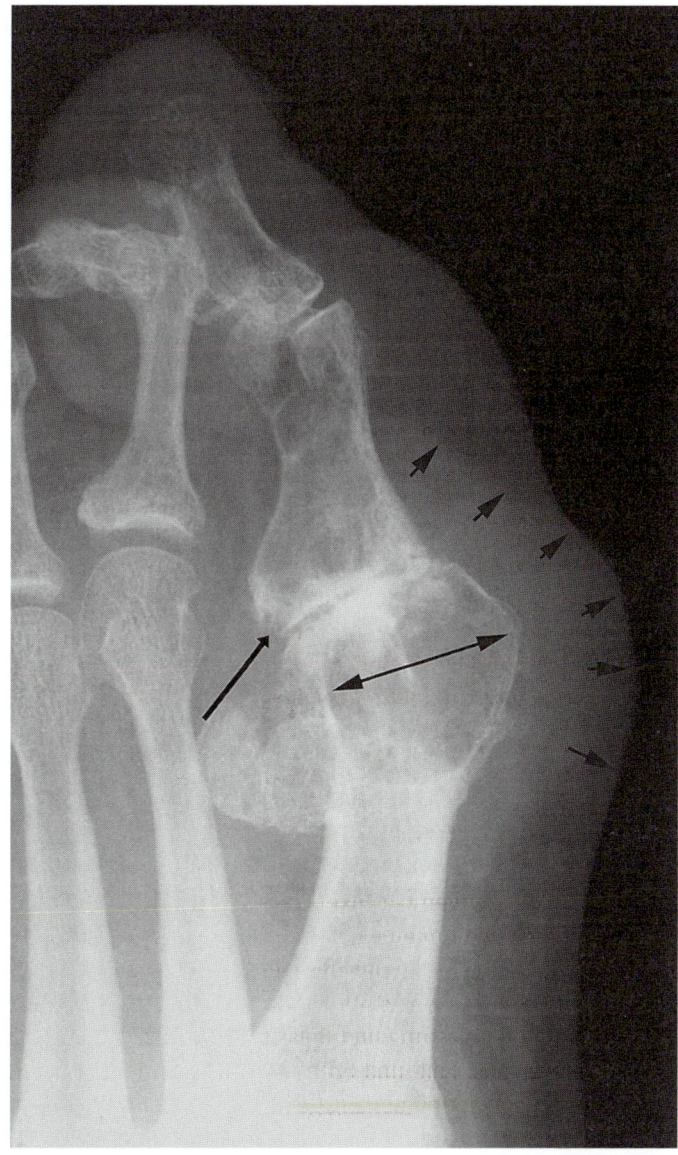

Abb. 3: Die d.p. Aufnahme des Fußes zeigt eine Arthritis urica mit klassischem Befall des Großzehengrundgelenks. Im Os metatarsale I findet sich ein großer, ausgestanzter Lochdefekt (↔), jenseits des Gelenkspalts eine kleine Erosion (→). Die Weichteilmasse medial des Gelenks stellt einen Gichttophus dar. [1]

einander der verschiedenen radiologischen Zeichen in unterschiedlicher Ausprägung (▮ Abb. 2).

Arthritis urica

Die Arthritis urica, bekannt als Gicht, ist eine Arthropathie metabolischer Genese. Ursache sind eine erhöhte Harnsäurekonzentration und Ablagerungen von Uratkristallen im Gewebe. Das Ausfallen von Uratkristallen aus der Synovialflüssigkeit – typischer Auslösefaktor sind Ess- und Trinkexzesse – verursacht eine Synovitis. Folge ist ein akuter Gichtanfall mit dem Bild einer äußerst schmerzhaften Monoarthritis.

Prädilektionsstellen sind die Gelenke der unteren Extremitäten, insbesondere das Großzehengrundgelenk (Podagra). Seltener sind Sprung-, Knie- und Hand- sowie Ellbogengelenk betroffen.

Radiologische Diagnostik
Die Gichtarthropathie ist **röntgenologisch** in der Regel erst bei chronischem Verlauf der Gicht erkennbar.
Durch die Entzündungsreaktion kommt es auch hier zu einer Weichteilschwellung. Die Uratablagerungen werden Gichttophi genannt. Sie geben primär im Röntgenbild keinen Schatten, erst nach Verkalkung werden sie direkt sichtbar und können sich auch in den Weichteilen finden. Gichttophi im Knochen verursachen epiphysär tiefe, ausgestanzte Defekte (Usuren) und zerstören Knorpel-Knochen-Grenzlamelle sowie Gelenkfläche. Ebenso können metaphysäre Osteolysen auftreten. Weitere Merkmale sind Gelenkspaltverschmälerung, subchondrale Entkalkung sowie Periostverkalkung (Gichtstachel) (▮ Abb. 3).

Zusammenfassung
✖ Methode der Wahl bei Arthropathien: konventionelle Röntgentechnik, MRT, Szintigraphie.
✖ Arthrosis deformans: asymmetrische Gelenkspaltverschmälerung, subchondrale Sklerose, Osteophytenbildung, Geröllzysten.
✖ Rheumatoide Arthritis: symmetrische Gelenkverschmälerung, subchondrale Osteoporose, Erosionen/Usuren, Fehlstellungen (Ulnardeviation, Schwanenhals- und Knopflochdeformitäten).
✖ Arthritis urica: meta- und epiphysäre Erosionen, Gichttophi in Weichteilen.

Erkrankungen der Wirbelsäule I

Wirbelanomalien

▶ **Spondylolyse:** angeborene oder erworbene Spaltbildung im isthmischen Abschnitt des Wirbelbogens. Röntgenologisch findet sich eine Aufhellungslinie in der Schrägaufnahme (sog. Hundefigur mit Halsband).

▶ **Spondylolisthesis:** beidseitige Spondylolyse mit Verschiebung der Wirbelkörper gegeneinander nach ventral oder dorsal (Wirbelgleiten).

▶ **Pseudospondylolisthesis:** beim älteren Menschen auftretendes Wirbelgleiten ohne Spondylolyse. Sie entsteht auf dem Boden einer degenerativen Gefügelockerung.

▶ **Blockwirbel:** (▮ Abb. 1).

Skoliose

*am häufigsten ist die idiop.
rechts konvexe Thorakale Adoleszenten skoliose*
bei Kinder

Die Skoliose wird als eine Krümmung der WS in der Frontalebene definiert. Sie tritt meist idiopathisch auf, seltener ist sie die Folge von Wirbelfehlbildungen, Lähmungen der Rückenmuskulatur oder Traumen. Man unterscheidet Skoliosen nach ihrer Lokalisation (thorakal, lumbal, thorakolumbal) und ihrer Biegungsrichtung (rechts-/linkskonvex). Klinisch sind auf der Konvexseite der Skoliose ein Schulterhochstand und beim Rumpfbeugen ein Rippenbuckel zu beobachten.

> Die Skoliose wird auf einer Wirbelsäulenganzaufnahme im Stehen beurteilt, das Krümmungsausmaß als Cobb-Winkel beschrieben (▮ Abb. 2). Ein Beinlängenunterschied muss beim Anfertigen der Aufnahme ausgeglichen werden.

Morbus Bechterew

Der M. Bechterew, auch Spondylitis ankylosans genannt, entsteht auf dem Boden einer chronischen Entzündung des Achsenskeletts. Die Ätiologie ist nicht geklärt. Bevorzugt betrifft die Erkrankung Männer zwischen 20. und 40. Lebensjahr. Leitsymptom sind nächtlich auftretende Schmerzen und Morgensteifigkeit in der Lumbosakralregion. Der Verlauf kann durch Viszeralmanifestationen der Entzündung (z. B. Myokarditis) kompliziert werden.

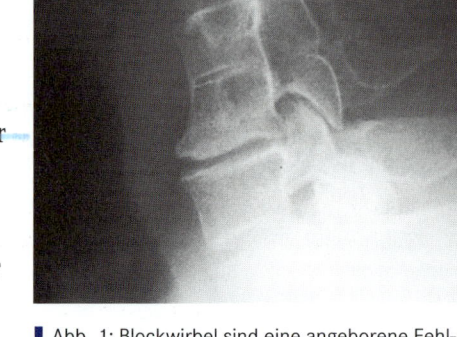

▮ Abb. 1: Blockwirbel sind eine angeborene Fehlbildung, können aber auch erworben sein. Hier sind HWK5/6 verschmolzen. Die Synostose der Dornfortsätze ist beweisend für eine kongenitale Genese. [6]

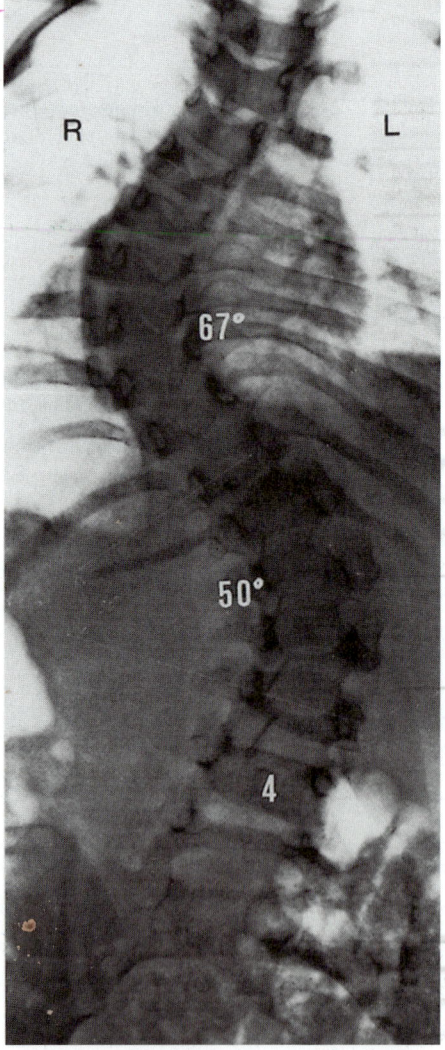

▮ Abb. 2: Doppelbögige Skoliose (rechtskonvexe Thorakal- und linkskonvexe Lumbalskoliose). Die sog. Neutralwirbel bilden die Endpunkte der Biegung nach kranial und kaudal. Die Parallelen zu den Abschlussplatten der Neutralwirbel schließen den Cobb-Winkel ein und beschreiben so das Ausmaß der skoliotischen Krümmung. [2]

Radiologische Diagnostik

Im **Röntgenbild** finden sich erste Veränderungen am Iliosakralgelenk. Das Bild der Sakroiliitis ist von einem Nebeneinander gelenknaher Lysen mit Pseudoerweiterung der Iliosakralfuge, Sklerosen und Ankylosierungen geprägt („buntes Bild"; ▮ Abb. 4). Der Befall der Wirbelsäule beginnt meist im thorakolumbalen Übergang und breitet sich von dort aus. Entzündungzeichen an der Wirbelsäule sind (▮ Abb. 3):

▶ **Romanus-Läsionen:** entzündlich bedingte Sklerosierung der Wirbelkörpervorderkante („glänzende Ecke").

▶ **Andersson-Läsionen:** Pseudarthrosen nach Wirbelkörperfrakturen.

▶ **Knochenappositionen** und entzündliche Destruktionen an der Vorderkante geben den Wirbeln zunächst eine Rechteckform („Kastenwirbel"), später wölben sie sich konvex nach ventral („Tonnenwirbel").

Zur Früherkennung eines M. Bechterew ist die **MRT** das Mittel der Wahl.

> Syndesmophyten entsprechen einer Ossifikation des Anulus fibrosus und verlaufen in Richtung der WS-Längsachse. Sie sind typisches Merkmal des M. Bechterew.

Im Endstadium bilden Syndesmophyten Intervertebralspangen aus, es tritt eine

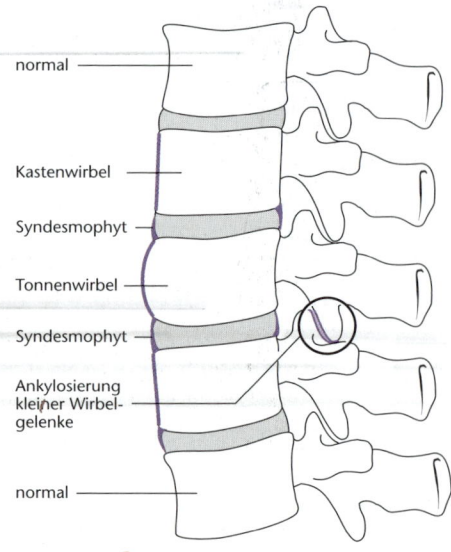

normal

Kastenwirbel

Syndesmophyt

Tonnenwirbel

Syndesmophyt

Ankylosierung kleiner Wirbelgelenke

normal

▮ Abb. 3: Typische Wirbelsäulenveränderungen bei M. Bechterew. [1]

vollständige Versteifung in Form einer „Bambusstabwirbel-
säule" ein. Auch die kleinen Wirbelgelenke zeigen degenerative Veränderung, sehr spät kommt es zu Ankylose der Facet-
tengelenke.

Degenerative WS-Erkrankungen

Degenerative Veränderungen der Bandscheiben sind eine
häufige Erkrankung von älteren Patienten. Ursache sind ein
verminderter Flüssigkeitsgehalt des zentralen, gallerthaltigen

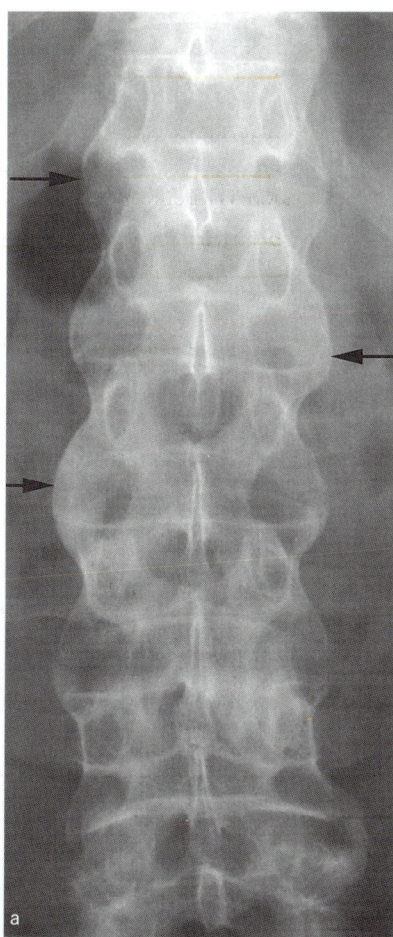

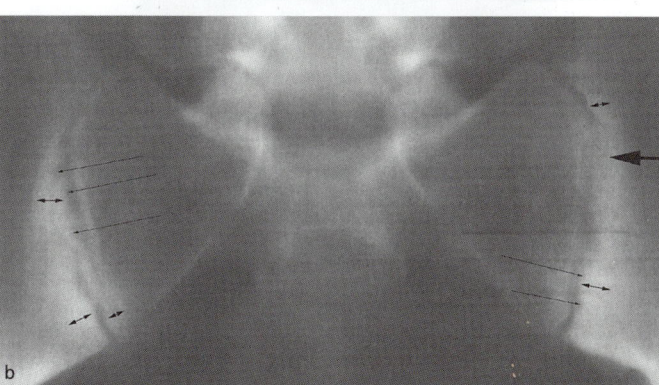

■ Abb. 4: M. Bechterew. a). Die Aufnahme der LWS zeigt ausgeprägte, ankylo-
sierende Syndesmophyten (→), die das Erscheinungsbild einer Bambusstab-
wirbelsäule ergeben. b) Auf der Tomographie der Ileosakralgelenke findet sich
das „bunte Bild" von gelenknahen Lysen (→), Sklerosen (↔) und Ankylosierungen (Pfeil nach links). [1]

Nucleus pulposus und ein Einreißen des faserigen Anulus
fibrosus. Das Wirbelsegment wird dadurch instabil.

Radiologische Diagnostik
Die meisten degenerativen Veränderungen an der WS lassen
sich hinreichend im **Röntgenbild** erfassen. Je nach Präsen-
tation werden unterschieden:

▶ **Chondrosis intervertebralis:** Die Diskusdegeneration ist
an einer Höhenabnahme der Zwischenwirbelräume erkennbar. Es kommt zu keiner knöchernen Reaktion. Tritt über
Spalten im Anulus fibrosus Stickstoff in die Bandscheibe ein,
wird es als umschriebene Aufhellungszone im Intervertebral-
raum nachweisbar (Vakuumphänomen).
▶ **Osteochondrosis intervertebralis:** Diskusdegeneration
mit Verschmälerung der Zwischenwirbelräume und reaktiver
bandförmiger Sklerose der Grund- und Deckplatten mit oder
ohne Spondylophyten, die sich als Reaktion auf vermehrte
Scherkäfte bilden.

> Spondylophyten sind derbe, osteophytäre Ausziehungen der
> Wirbelkörpergrund- und -deckplatten. Zunächst wachsen sie nach
> lateral, dann bogenförmig nach kranial bzw. kaudal in Richtung
> der benachbarten Wirbelplatte.

▶ **Spondylosis deformans:** Ausbildung von Spondylophyten
ohne Verschmälerung des Bandscheibenfachs (■ Abb. 5).

> Zu den Differenzialdiagnosen einer reaktionslosen Diskushöhen-
> minderung gehören Blockwirbel, Traumen, entzündliche Prozesse
> sowie Tumoren.

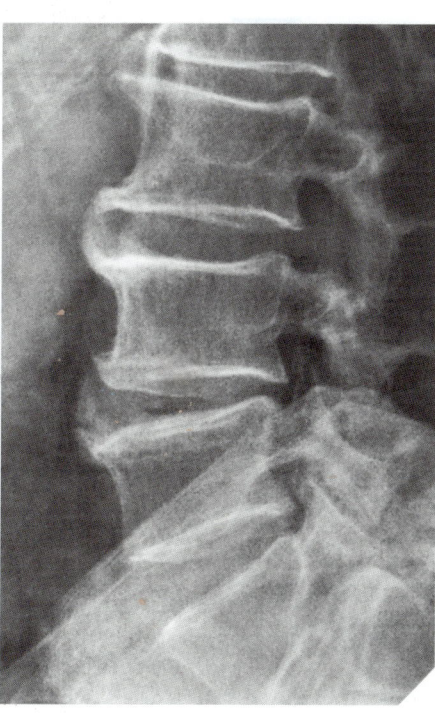

■ Abb. 5: Die Seiten-
aufnahme der LWS prä-
sentiert das Bild einer
Spondylosis deformans.
Es zeigen sich Spon-
dylophyten in den
Segmenten L2–L5. [2]

Erkrankungen der Wirbelsäule II

Bandscheibenvorfall

Diskushernien sind eine Verlagerung von Bandscheibengewebe nach dorsal mit Einengung von Spinalkanal, der lateralen Rezessus oder der Neuroforamina. Zugrunde liegen meist degenerative Prozesse oder Traumen. Es wird zwischen folgenden Formen mit zunehmendem Schweregrad differenziert:

▶ **Protrusion:** Der Anulus fibrosus wölbt sich nach dorsal vor, ist dabei noch intakt.
▶ **Prolaps:** Der Anulus fibrosus ist zerrissen, es tritt Bandscheibengewebe nach dorsal aus.
▶ **Sequester:** kompletter Austritt von Bandscheibengewebe aus dem zerrissenen Anulus fibrosus. Das Gewebe bildet einen Sequester – es hat also den Kontakt zur ursprünglichen Bandscheibe verloren.

> Prädilektionsstellen sind die lordotischen Abschnitte der Wirbelsäule, also HWS und LWS, dabei jeweils die unteren Bewegungssegmente. Ein Bandscheibenprolaps an der BWS ist eine Rarität.

Je nach Prolapsrichtung wird unterschieden:

▶ **Lateraler Prolaps:** Das vorgefallene Bandscheibengewebe kann den Spinalnerv komprimieren.
▶ **Mediolateraler Prolaps:** Kompression von Spinalnerv und Myelon/Cauda equina ist möglich (häufigste Form, ▮ Abb. 6).

▶ **Medialer Prolaps:** mögliche Kompression von Myelon/Cauda equina.

Klinisch bestehen zunächst Schmerzen, abhängig von der Höhe des Vorfalls Lumbalgie (LWS) oder Nackenschmerzen (HWS). Außerdem kann es zu sensiblen und motorischen Ausfallssymptomen kommen.

> Notfallindikation zur sofortigen Intervention ist eine Reithosenanästhesie mit neu aufgetretener Stuhl- und Harninkontinenz. Dies sind Symptome einer Cauda-equina-Kompression.

Radiologische Diagnostik

Zur Diagnose eines Bandscheibenvorfalls werden **CT** und **MRT** verwendet. Standardmethode ist der größeren Verfügbarkeit und Schnelligkeit wegen die CT, überlegen ist jedoch die MRT. Gemäß der Höhenlokalisation werden die Bandscheibenfächer mit dünner Kollimation untersucht. Vorgefallenes Bandscheibengewebe stellt sich als Struktur mittlerer Dichte (> 50 HE) dar und lässt sich gut von den umgebenden Strukturen differenzieren. Zur Darstellung des affektierten Myelons sind besonders T_2-gewichtete MRT-Sequenzen geeignet (▮ Abb. 8).

Myelographie

Bei der **Myelographie** wird wasserlösliches Kontrastmittel intrathekal appliziert und Röntgenaufnahmen in verschiedenen Ebenen angefertigt. Disloziertes Bandscheibenmaterial imponiert als konvexe KM-Aussparung (▮ Abb. 7). Die MRT hat die Myelographie weitgehend verdrängt.

Auch wenn sich das konventionelle **Röntgenbild** zur Darstellung eines Bandscheibenvorfalls nicht eignet, ist es für die Basisdiagnostik zum Ausschluss u. a. degenerativer Knochenveränderungen, Fehlstellungen und Tumoren unverzichtbar. Auf Funktionsaufnahmen können Instabilitäten der Wirbelsäule nachgewiesen werden, wie es in der Schnittbilddiagnostik nicht möglich ist.

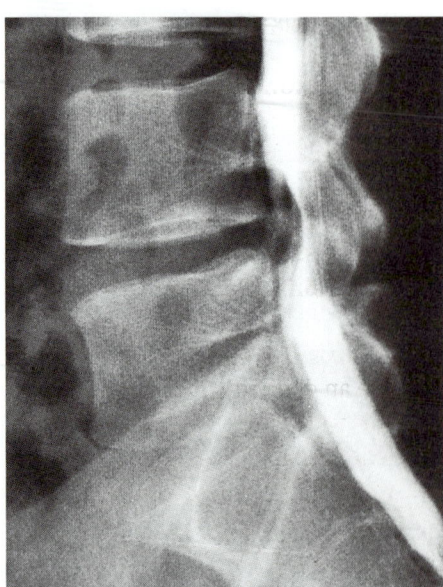

▮ Abb. 7: Bandscheibenvorfall auf typischer Höhe (L4/L5). In der Myelographie stellt sich ein ovaler Füllungsdefekt des Spinalkanals dar. [12]

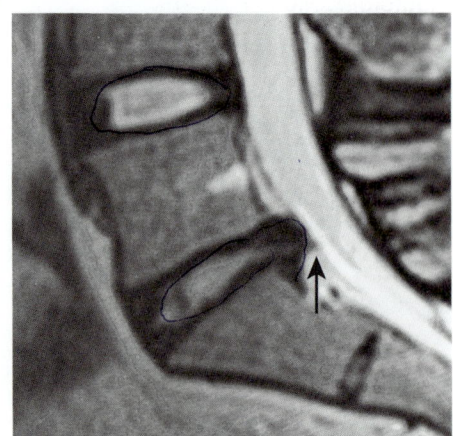

▮ Abb. 8: Das sagittale, T_2-gewichtete MRT-Bild zeigt einen nach dorsal reichenden Bandscheibenvorfall auf Höhe L5/S1. Beachte den Signalverlust der betroffenen Bandscheibe. Dies ist Zeichen für einen verminderten Wassergehalt des Gewebes, also eine degenerative Veränderung. [6]

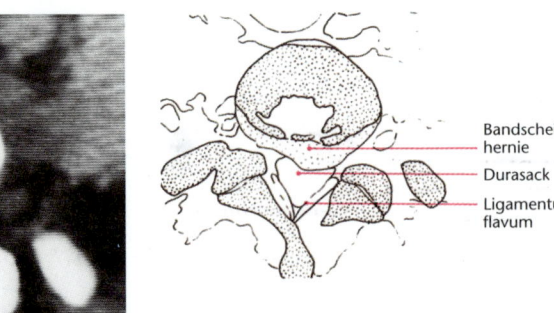

Bandscheibenhernie
Durasack
Ligamentum flavum

▮ Abb. 6: Der transversale CT-Schnitt zeigt einen mediolateralen Bandscheibenprolaps. Die Hernie reicht in Spinalkanal und linkes Foramen intervertebrale. [12]

Frakturen der Wirbelsäule

Für die Beurteilung einer Wirbelfraktur ist der Grad der Instabilität und damit die Möglichkeit einer Schädigung des Rückenmarks maßgebend. Dazu dient das Drei-Säulen-Model nach Denis und McAfee (▮ Abb. 9).

> Frakturen, die nur eine Säule betreffen, gelten als stabil. Ab zwei betroffenen Säulen gilt die Fraktur als instabil. Dies ist aber ein relativ ungenaues Kriterium, z.T. wird auch die Hinterkantenbeteiligung als alleiniges Instabilitätskriterium verwendet.

Die zwei häufigsten Frakturtypen sind:

▶ **Kompressionsfraktur:** Typisches Trauma ist eine Flexion nach vorne oder lateral. Es kommt zu einer keilförmigen Abnahme der Wirbelkörperhöhe und einer Verbreiterung des Quer- und Tiefendurchmessers (▮ Abb. 10).
▶ **Impressionsfrakturen:** Der Wirbel wird durch eine axiale Kompression zerstört. Es resultieren scharf begrenzte Defekte an den Wirbelplatten. Frakturspalten können fehlen, es finden sich Verdichtungslinien als Folge einer Stauchung.

An der HWS gibt es verschiedene Fraktursonderformen. Stellvertretend findet sich das Bild einer Densfraktur auf S. 81, ▮ Abb. 11.

Radiologische Diagnostik
Bei der Diagnostik von Wirbelfrakturen wird die **Röntgenübersichtsaufnahme** in zwei Ebenen zunehmend von der **Mehrzeilen-CT** verdrängt, die eine rasche, qualitativ hochwertige Bildgebung ermöglicht. Zur Darstellung von begleitenden Verletzungen des Myelons und intra- wie extramedullären Blutungen ist die **MRT** Mittel der Wahl.

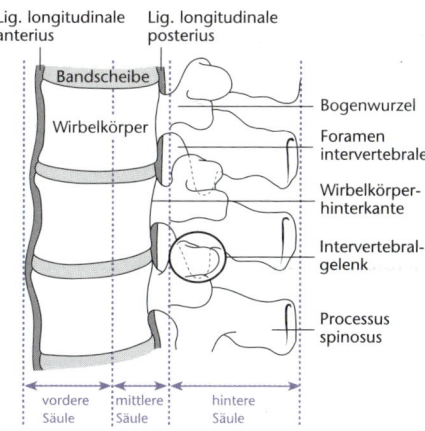

▮ Abb. 9: Drei-Säulen-Modell nach Denis und McAfee. Die WS wird in drei Säulen eingeteilt, je nach Ausmaß der Verletzung sind eine oder mehr Säulen betroffen. Vordere Säule: vorderes Längsband, ventraler Anteil von Wirbelkörper und Bandscheibe. Mittlere Säule: dorsaler Anteil von Wirbelkörper und Bandscheibe, hinteres Längsband. Hintere Säule: Wirbelbogen, Intervertebralgelenke, hinterer Bandapparat. [1]

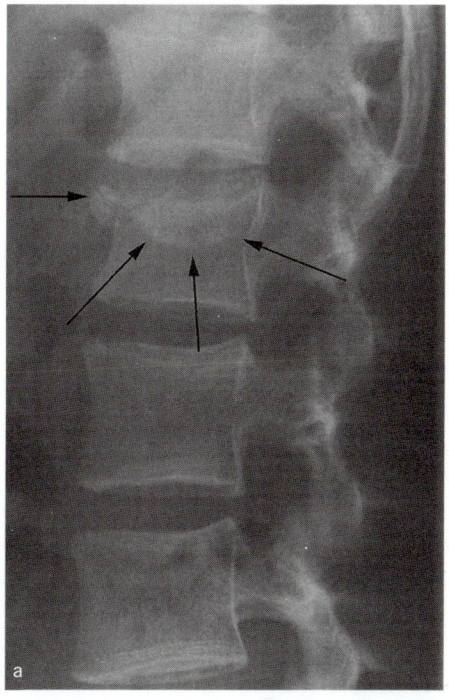
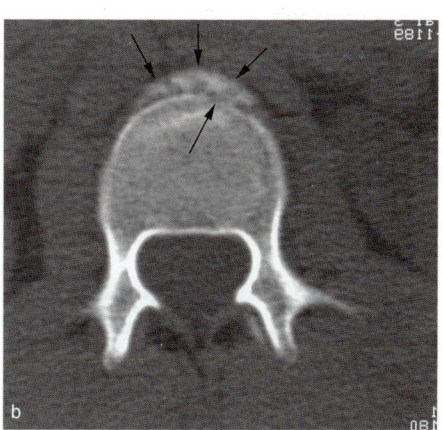

▮ Abb. 10: Die seitliche Aufnahme der LWS zeigt eine Kompressionsfraktur an LWK 2. Der höhengeminderte Wirbel läuft leicht konisch nach ventral zu (ventral betonte Kompression der Deckplatte). Hinterkante und Wirbelbogen erscheinen intakt. b) Die Fraktur an der Deckplatte ergibt im CT das Bild einer ventralen Doppelkontur. Läsionen an der Wirbelhinterkante sind nicht zu erkennen. Die Fraktur gilt also als stabil. [1]

Zusammenfassung

✖ Die konventionelle Röntgenaufnahme in zwei Ebenen dient der Basisdiagnostik bei WS-Erkrankungen. Je nach Fragestellung müssen besondere Techniken angewandt werden wie Schrägaufnahmen zur Abbildung der Foramina intervertebralia.

✖ Die CT ist zur Frakturdiagnostik und der Tumorsuche an der WS indiziert.

✖ Die Beurteilung von nicht-knöchernen Strukturen wie Myelon oder Bandscheibe ist Domäne der MRT.

Intrakranielle Tumoren I

Rund zwei Drittel der intrakraniellen Tumoren sind primäre Neoplasien von Gehirn, Hirnhäuten, Rückenmark oder der Hypophyse. Die Übrigen entsprechen sekundären Neoplasien (Metastasen). Ihre Dignität wird nach der WHO in vier Grade eingeteilt (▮ Tab. 1).

> Hinweise in der Bildgebung auf ein malignes Wachstumsverhalten sind perifokales Ödem, Störung der Blut-Hirn-Schranke und Nekrosen.

Weitere Unterscheidungskriterien sind:

▶ **Lokalisation:** innerhalb oder außerhalb des Hirnparenchyms (intra- oder extraaxial)
▶ **Histologische Herkunft:** neuroepithelial, mesodermal und ektodermal

Bei intraaxialen, infiltrativ wachsenden Tumoren stehen klinisch häufig Krampfanfälle im Vordergrund, typisches Symptom der extraaxialen Hirntumoren sind Kopfschmerzen. Darüber hinaus können die betroffenen Patienten je nach Lokalisation des Tumors alle Formen neurologischer Defizite und psychomotorischer Veränderungen zeigen.

Bildgebende Verfahren

CT
Die kontrastmittelverstärkte CT erfasst mit einer Sensitivität über 90% die Mehrzahl der Hirntumoren. Damit ist sie bei einem Verdacht auf eine intrakranielle Neoplasie generell indiziert. Des Weiteren hat das Schnittbildverfahren eine hohe Treffsicherheit beim Nachweis von Tumorverkalkungen, tumorinduzierten Knochendestruktionen und Blutungen.

MRT

> Die MRT ist dank des guten Weichteilkontrasts das überlegene Verfahren in der bildgebenden intrakraniellen Tumordiagnostik.

Lokalisation und Ausdehnung lassen sich exakt darstellen, die MRT detektiert auch sehr kleine Tumoren.

Angiographie
Bei präoperativen Fragestellungen zur Gefäßversorgung eines Tumors wird die Angiographie eingesetzt.

Konventionelles Röntgen
Der direkte Nachweis eines intrakraniellen Tumors gelingt in der Schädelübersichtsaufnahme nur in Ausnahmefällen. Es lassen sich aber Zeichen einer chronischen Drucksteigerung wie eine ausgedünnte Kalotte, vertiefte Impressiones digitatae oder eine Exkavation der Sella darstellen.

SPECT/PET
SPECT und PET als nuklearmedizinische Schnittbildverfahren werden zur Klärung des Dignitätsgrades eines Tumors verwendet. Insbesondere können metabolisch aktive Tumoranteile nachgewiesen werden, auch eine Differenzierung zwischen Rezidiven und postoperativen Veränderungen wie Narben ist möglich. Das Verfahren ist allerdings sehr kostenintensiv und wird nur bei speziellen Fragestellungen eingesetzt.

Zeichen einer Raumforderung

Neben dem direkten bildmorphologischen Nachweis eines Tumors lassen sich durch den begrenzten Raum innerhalb des Schädels auch Zeichen der Hirnkompression darstellen. Sie sind allerdings nicht tumorspezifisch und treten auch posttraumatisch, bei intrazerebralen Blutungen und Infarkten, Infektionen sowie Entzündungen auf.

> Die mitunter letalen Komplikationen einer intrakraniellen Drucksteigerung sind obere Einklemmung (mediale Temporallappenanteile werden in den Tentoriumschlitz gepresst) und untere Einklemmung (Kompression der Medulla oblongata).

▶ **Hirnödem:** Ein vasogenes (Störung der Blut-Hirn-Schranke) oder zytotoxisches (Zelluntergang) Hirnödem haben wesentlichen Anteil an einer intrakraniellen Drucksteigerung. Das bei Tumoren vorliegende vasogene Ödem imponiert in der CT als hypodense Zone im Marklager, während das zytotoxische Ödem (Ischämien, Infektionen) Marklager und Rinde gleichermaßen betrifft. Hier verschwimmt die Differenzierbarkeit von grauer und weißer Substanz.
▶ **Kompression der Liquorräume:** In der Großhirnhemisphäre gelegene Raumforderungen verursachen eine Kompression der ipsilateralen Ventrikel. Kommt es zusätzlich zu einer Mittellinienverlagerung zur Gegenseite, entsteht ein Liquorstau in den kontralateralen Ventrikeln. Dies kann den raumfordernden Effekt dramatisch steigern. Kompressionszeichen der äußeren Liquorräume sind verstrichene Sulci der Hirnoberfläche.

Gliome

Gliome gehen als neuroepitheliale Tumoren von Gliazellen aus und sind die häufigsten primären Neoplasien des Hirns.

Grad I	Benignes Wachstumsverhalten, Heilung nach kompletter Entfernung
Grad II	Semibenigner Tumor, postoperative Überlebenszeit meist über 5 Jahre
Grad III	Semimaligner Tumor, postoperative Überlebenszeit meist 3 – 5 Jahre
Grad VI	Maligner Tumor, postoperative Überlebenszeit meist 6 – 15 Monate

▮ Tab. 1: WHO-Klassifikation intrakranieller Tumoren nach Dignität.

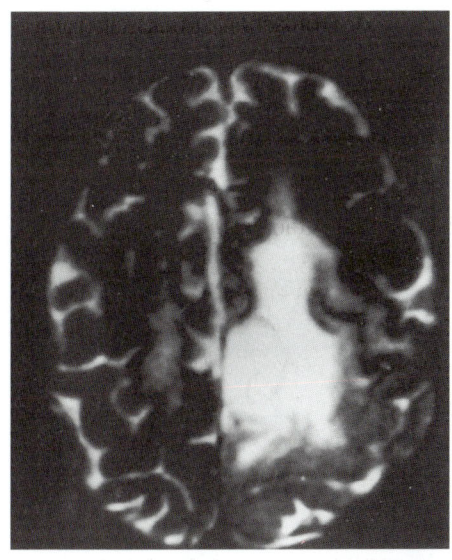

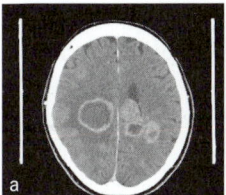
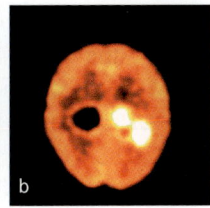

Abb. 1: Semibenignes Astrozytom (WHO-Grad II). In der T$_2$-gewichteten MRT-Sequenz ist der Tumor hyperintens ohne erkennbares Ödem. [2]

Abb. 2: Glioblastom. In beiden Hemisphären zeigt das CT (links) nach KM-Gabe Herde mit z. T. ringförmigen Kontrastmittelanreicherungen in den soliden Tumoranteilen. Die FDG-PET (rechts) weist im linken Centrum semiovale zwei metabolisch hochaktive Läsionen und einen überwiegenden nekrotischen Herd nach. [1]

genes Bild mit Nekrosen, Blutungen und Zysten.

> Typisch für das Glioblastom ist das girlanden- oder ringförmige Enhancement nach KM-Gabe (Abb. 2). Differenzialdiagnostisch muss bei diesem Bild auch an einen Hirnabszess oder eine Hirnmetastase gedacht werden.

Oligodendrogliom

Der Tumor der Oligodendroglia ist fast immer im Großhirn mit Bevorzugung der Stammganglien und des Thalamus lokalisiert und hat einen Manifestationsgipfel um das 40. bis 60. Lebensjahr. Oligodendrogliome werden in der WHO-Klassifikation als Neoplasien Grad II–III geführt.

> Radiologisches Zeichen für das Oligodendrogliom ist eine inhomogene Raumforderung mit soliden und zystischen Anteilen. Zudem zeigt sich eine charakteristische schollige Verkalkung, die in der CT nachweisbar ist.

Astrozytom

Die von entdifferenzierten Astrozyten ausgehenden Tumoren liegen bei Kindern meist in der hinteren Schädelgrube oder in den Mittellinienstrukturen. Bei Erwachsenen sind sie häufig supratentoriell in den Großhirnhemisphären lokalisiert.

Der radiologische Befund ist abhängig vom Malignitätsgrad. Astrozytome Grad I und II stellen sich in **Schnittbildverfahren** als homogene, hypodense bzw.

hyperintense (T$_2$-gewichtet, Abb. 1) und T$_1$-gewichtet als hypointense Raumforderung ohne KM-Anreicherung dar. Grad-III-Tumoren zeigen ein inhomogeneres Bild, die Kontrastmittelanreicherung ist variabel. Der Tumor ist von einem perifokalen Ödem umgeben.

Glioblastom

Glioblastome (Astrozytome Grad IV) kennzeichnen ihr rasches, infiltratives Wachstum und ein deutlich inhomo-

Unverkalkte Tumoren zeigen in der T$_1$-gewichteten MRT-Sequenz einen Signalabfall, T$_2$-gewichtet einen deutlichen Signalanstieg und können nicht von anderen Gliomen differenziert werden.

Mit steigender Malignität nehmen die Kontrastmittelanreicherung im Tumor sowie das perifokale Ödem zu (Abb. 3).

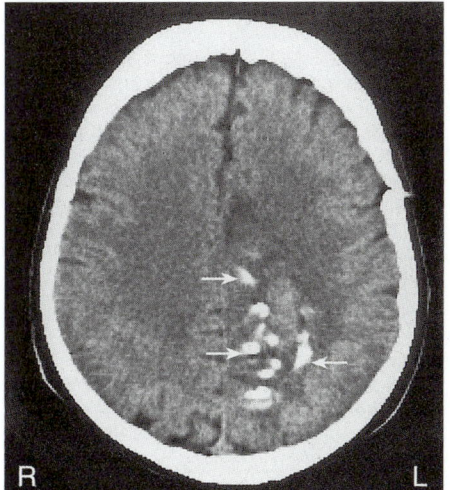

Abb. 3: Oligodendrogliom in nativer CCT. In der linken Hemisphäre findet sich der inhomogene Tumor, der eine schollige, hyperdense Verkalkung aufweist (→). Es ist nur ein geringes umgebendes Ödem nachweisbar, was für einen relativ gut differenzierten Tumor spricht. [14]

Intrakranielle Tumoren II

Meningeom

Meningeome sind meist gutartige, wegen ihrer Hirndrucksymptomatik aber trotzdem gefährliche gekapselte Tumoren mesenchymalen Ursprungs, die von Zellen der Arachnoidea ausgehen. Sie liegen damit extraaxial. Häufigste Lokalisation sind die Parasagittalregion der Großhirnhemisphären, die Falx cerebri und das Keilbein. Hauptmanifestationsalter ist das mittlere und höhere Erwachsenenalter.

In der **CT** findet sich eine rundliche, scharf begrenzte, homogen iso- bis hyperdense Raumforderung, die in engem lokalem Bezug zu den Hirnhäuten steht. In der **MRT** dagegen zeigt sich in der T_1-Wichtung häufig keine Signalveränderung zum Hirnparenchym, in der T_2-Wichtung ist das Meningeom meist hyperintens.

> Charakteristisch ist in beiden Schnittbildverfahren eine intensive, homogene KM-Anreicherung des Tumors (■ Abb. 4).

Auch bei den gut differenzierten Meningeomen findet sich ein perifokales Hirnödem. Arrodiert der Tumor die Schädelkalotte, führt dies zu hyperostotischen Reaktionen und Erosionen. Diese sind auch in der konventionellen **Röntgenaufnahme** als typische, spikulaartige Knochenneubildungen zusammen mit erweiterten Gefäßkanälen zu erkennen.

> Hyperostosen in der Schädelübersichtsaufnahme können auf ein Meningeom hinweisen und müssen weiter abgeklärt werden.

In der **Angiographie** haben Meningeome ein hypervaskularisiertes Bild.

Medulloblastom

Dieser hochmaligne (WHO-Grad IV) embryonale Tumor des Kleinhirns ist eine häufige zerebrale Neoplasie des Kindesalters. Das Medulloblastom ist meist in der hinteren Schädelgrube lokalisiert und dehnt sich bevorzugt in der Mittellinie nach intraventrikulär aus.

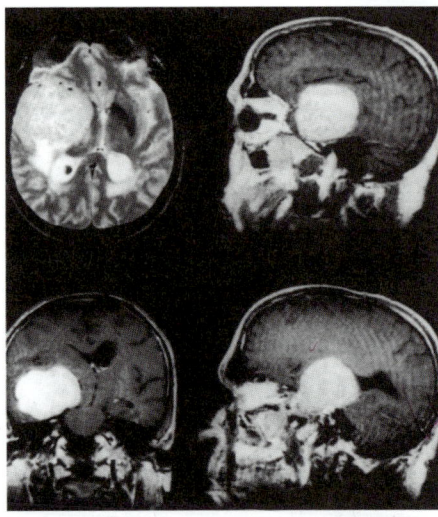

■ Abb. 4: Großes, rechts-frontobasal liegendes Meningeom. In der MRT (mit KM) zeigt sich ein intensives, homogenes Enhancement des Tumors (T_1-Wichtung). [2]

In der nativen CT erscheint der Tumor in typischer Lage meist hyperdens. Kontrastmittelverstärkt zeigt der Tumor eine deutliche Anreicherung in **CT** wie **MRT** (■ Abb. 5), unter Umständen ist eine meningeale Metastasierung nachweisbar. Die MRT ist wegen Knochenartefakten in der CT in der hinteren Schädelgrube Mittel der Wahl.

Hypophysenadenom

Tumoren der Adenohypophyse sind meist rein expansiv und langsam wachsende Neoplasien. Es wird zwischen Mikroadenomen (< 10 mm) und Makroadenomen (> 10 mm) unterschieden, sie sind die häufigsten Tumoren der Sellaregion. Rund ein Viertel der Hypophysenadenome ist hormonaktiv.

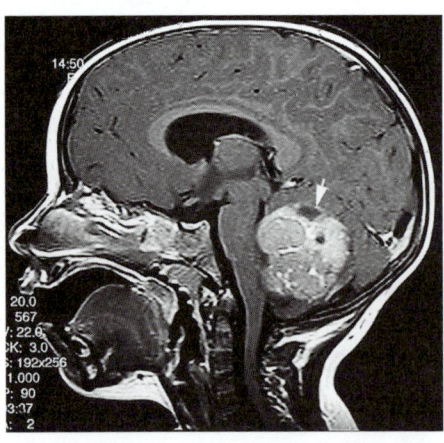

■ Abb. 5: Das in der hinteren Schädelgrube lokalisierte Medulloblastom füllt den gesamten IV. Ventrikel aus und zeigt ein heterogenes KM-Enhancement sowie Zysten (→). Sagittale T_1-gewichtete MRT-Sequenz nach KM-Gabe; 18 Monate altes Kind. [1]

Verfahren der Wahl zur morphologischen Beurteilung von sellären Prozessen ist die **MRT**. Gerade bei Mikroadenomen stehen indirekte Zeichen der Raumforderung im Vordergrund. Es kommt zu Verlagerung des Infundibulums zur kontralateralen Seite und zur lokalen Impression des Sellabodens in die Keilbeinhöhle. Der eigentliche Tumor zeigt in **CT** und **MRT** im Vergleich zur Hypophyse eine verzögerte und verminderte KM-Aufnahme (■ Abb. 6).

Auf der **Röntgenübersichtsaufnahme** kann der Tumor eine Aufweitung der

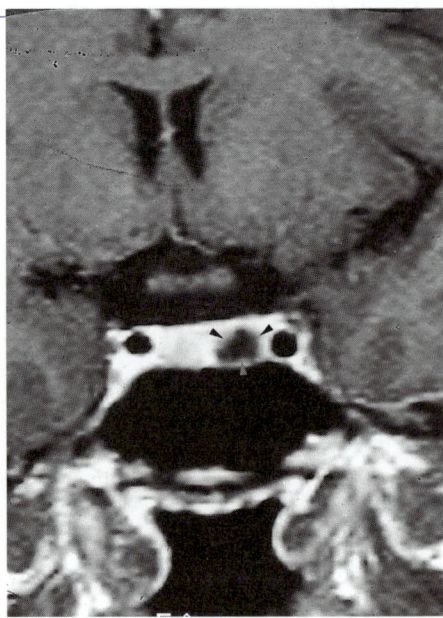

■ Abb. 6: Hypophysenmikroadenom. Der kleine Tumor demarkiert sich in der MRT gegenüber dem sich rasch und intensiv anfärbenden Hypophysengewebe als nur verzögert KM-anreichernde Läsion (kontrastmittelverstärkte T_1-Wichtung, koronarer Schnitt). [1]

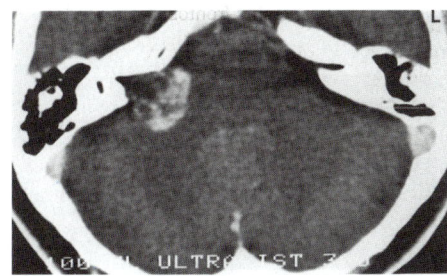

Abb. 7: Das Akustikusneurinom wächst kugelig aus dem rechten inneren Gehörgang in den Kleinhirnbrückenwinkel und zeigt eine inhomogene Kontrastierung. Der trichterförmige innere Gehörgang rechts ist im Vergleich zum schmalen, fingerförmigen Gang der Gegenseite deutlich aufgeweitet. [2]

Sella mit Kaudalverlagerung des Sellabodens sowie eine Ausdünnung des Dorsum sellae bewirken.

Neurinom

Neurinome leiten sich histogenetisch von den Schwann-Zellen des peripheren Nervensystems ab. Die gutartigen, gekapselten Tumoren treten meist solitär auf. Wichtigster Vertreter ist das am Kleinhirnbrückenwinkel lokalisierte Akustikusneurinom des Nervus vestibularis.
In der Kontrastmitteldarstellung von **CT** und **MRT** zeigt sich eine kräftige, bei großen Tumoren auch inhomogene KM-Anreicherung. Häufig lässt sich zusätzlich eine Aufweitung des Meatus acusticus internus nachweisen (▮ Abb. 7).

Hirnmetastasen

Sekundäre Absiedlungen anderer Tumoren im Hirn sind weit häufiger als primäre zerebrale Neoplasien. Die Metastasierung erfolgt in der Regel hämatogen. Primärtumor können Bronchial-, Mamma- und GI-Karzinome sein. Auch das Hypernephrom der Niere und das maligne Melanom streuen Filiae im Gehirn. Ein Großteil der solitär oder multipel liegenden zerebralen Metastasen finden sich in der Übergangszone zwischen Kortex und Marklager der Großhirnhemisphären, sie können aber auch in den Stammganglien oder dem Hirnstamm lokalisiert sein.

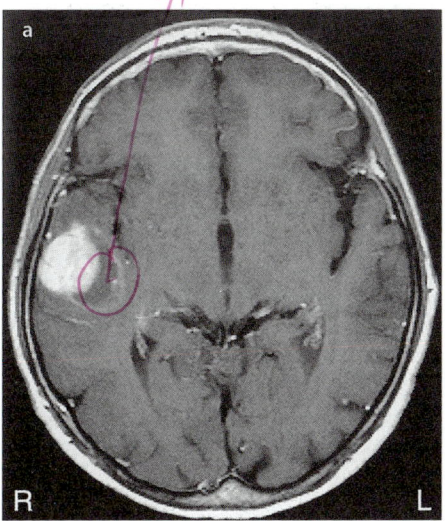
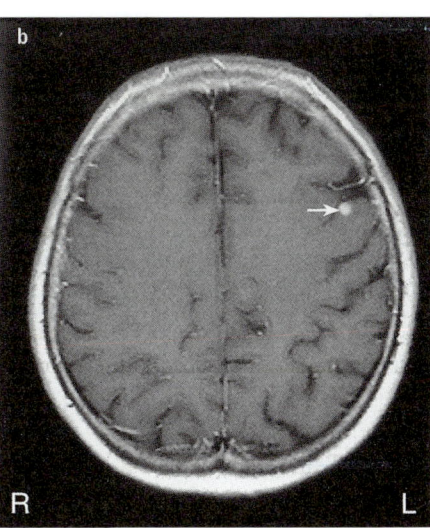

Abb. 8: Multiple Metastasen eines malignen Melanoms. a) Im transversalen T_1-gewichteten MRT-Schnitt findet sich eine rundliche, KM-anreichernde Raumforderung. Sie reicht vom Kortex bis in die graue Substanz und ist von einem Ödem umgeben. b) Ein anderer Schnitt zeigt eine weitere, links kortikal gelegene Absiedelung des Tumors. [14]

Die größte Sensitivität zur Detektion von zerebralen Metastasen hat die kontrastverstärkte **MRT**.

> Das typische morphologische Merkmal sind intensives KM-Enhancement, multiples Auftreten, runde Form und ausgeprägtes perifokales Ödem (▮ Abb. 8). Größere Metastasen neigen zu einer zentralen Nekrotisierung.

In der Regel ist es nicht möglich, vom Aspekt der Metastase in der Bildgebung auf den Primärtumor zu schließen.

> Metastasen können auch atypisch erscheinen – sie gelten daher als „Chamäleon" der Medizin.

Zusammenfassung

✖ Methode der Wahl zum Nachweis intrakranieller Tumoren: CT, MRT. Bei Nachweis kleinerer Tumoren und Metastasen ist die Nachweisrate in der MRT höher als in der CT.

✖ Zeichen einer Raumforderung: Hirnödem lokal/perifokal oder auch generalisiert, Abnahme des Hirnwindungsreliefs, Kompression von inneren und äußeren Liquorräumen, Mittellinien-Shift zur Gegenseite. Lebensgefährliche Komplikation eines erhöhten intrakraniellen Drucks ist eine Einklemmung.

✖ Hirntumoren zeigen ein in der Schnittbildgebung meist vom Hirnparenchym differentielles Dichte- bzw. Signalintensitätsverhalten. Außerdem reichern sie KM in typischer Form an: girlandenförmiges Enhancement beim Glioblastom, intensive homogene Anreicherung beim Meningeom usw.

✖ Eine häufige Form von intrakraniellen Tumoren sind Metastasen. Bevorzugt metastasieren Bronchial- und Mammakarzinome sowie das maligne Melanom ins Hirnparenchym.

Schädel-Hirn-Trauma I

Das Schädel-Hirn-Trauma (SHT) ist im Alter von 15 bis 30 Jahren die häufigste Todesursache. Verkehrsunfälle gehören, gefolgt von Sport- und Arbeitsverletzungen, zu den häufigsten Ursachen. Das Ausmaß der Verletzung variiert stark, es können der knöcherne Schädel sowie Hirnhäute und -parenchym betroffen sein. Zur schnellen klinischen Einschätzung des SHT hat sich die Glasgow Coma Scale bewährt.

Bildgebende Verfahren

CT
Methode der Wahl zur Klärung eines akuten SHT ist die CT. Die Technik ist weit verbreitet und erlaubt eine rasche und zuverlässige Diagnose aller posttraumatischen Läsionen, intrakraniellen Blutungen sowie Ödeme. Auch Schädelfrakturen können im Knochenfenster gut dargestellt werden.

> Keine SHT-Diagnostik ohne CT!

MRT
Bei Widersprüchen zwischen Klinik und computertomographischem Befund wird die Diagnostik durch die MRT ergänzt. Sie erlaubt den Nachweis von petechialen Blutungen infolge von diffusen axonalen Schäden, die bei Scherverletzungen z. B. nach einem Schütteltrauma auftreten. Außerdem können in der MRT basale Hirnabschnitte besser artefaktfrei dargestellt werden als in der CT. Das erleichtert die Diagnose von Hirnstammläsionen und Läsionen im Kleinhirn.

Konventionelles Röntgen
Die Schädelübersichtsaufnahme in zwei Ebenen zur Beurteilung ossärer traumatischer Veränderungen beim SHT wird nur noch selten durchgeführt, da ohnehin immer ein Schädel-CT angefertigt wird. Je nach Fragestellungen können Spezialaufnahmen gemacht werden, z. B.:

▶ **Schädelbasisaufnahmen:** senkrecht zur Augen-Ohr-Linie zum Ausschluss von Schädelbasisfrakturen oder

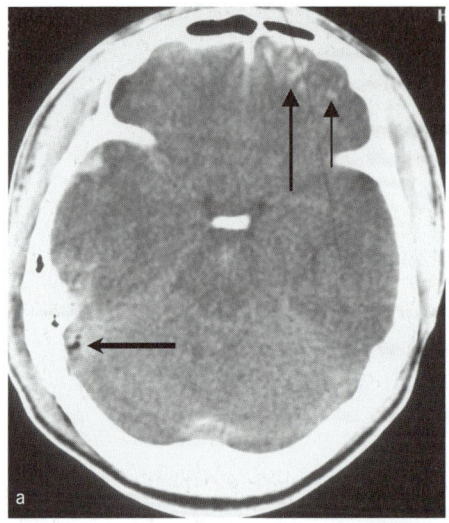
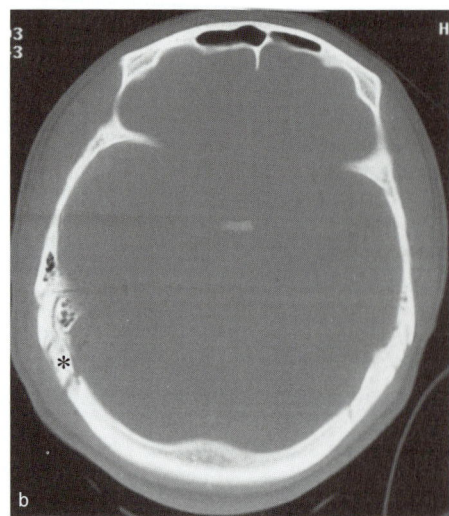

■ Abb. 1: SHT mit kompliziertem Schädelbruch und Contusio cerebri. a) Das CT-Weichteilfenster zeigt als Zeichen der eingebluteten Hirnkontusion kortikale hyperdense Zonen (vertikale →) und Lufteinschlüsse (horizontaler →). b) Erst im Knochenfenster derselben Schichtaufnahme wird das Ausmaß der Fraktur sichtbar (*). [6]

▶ **Orbitaübersichtsaufnahmen:** zur Darstellung von Orbitawandfrakturen.

Schädelfrakturen

> Es besteht keine Korrelation zwischen Schädelfraktur und intrakraniellen Verletzungen. Ein fehlender Schädelbruch schließt also keine intrakranielle Blutung aus.

▶ **Kalottenfrakturen:** Schädelfrakturen lassen sich durch die geschlossene Kopfhaut nur selten palpieren. Verdächtig sind umschriebene Unterblutungen der Kopfschwarte. Es werden verschiedene Frakturformen unterschieden (■ Tab. 1).

> Kreuzt die Frakturlinie die A. meningea media, besteht die Gefahr einer intrakraniellen Blutung.

▶ **Schädelbasisfrakturen:** Bei Austritt von Liquor oder Blut aus Nase, Mund und Ohr sollte zum Nachweis einer Basisfraktur eine CT durchgeführt werden.
▶ **Frakturen des Gesichtsschädels:** Zum Nachweis von Gesichtsschädelfrakturen sollten Spezialaufnahmen, konventionelle Tomogramme oder eine CT angefertigt werden. Häufigste Fraktur ist die der Mandibula, die am besten in Panoramaaufnahmen dargestellt werden kann. Eine Impressionsfraktur des Orbitabodens („Blow-out-Fraktur") im-

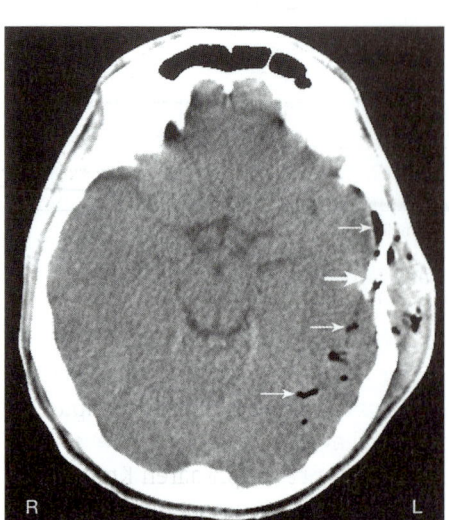

■ Abb. 2: Komplizierte Schädelimpressionsfraktur. In der transversalen CT-Schicht zeigen sich Frakturen in der Kalotte, deren Fragmente in das Zerebrum verlagert sind (großer →), es findet sich intrakranielle Luft (kleine →). Zur genauen Beurteilung der Fraktur ist das hier zu sehende Weichteilfenster allerdings nicht geeignet. Als Zeichen eines erhöhten intrakraniellen Drucks sind die Sulci komplett abgeflacht. [14]

poniert als „hängender Tropfen", d.h. als umschriebene Absackung des Orbitabodens in die Kieferhöhle.

Hirnkontusion

Eine Hirnkontusion (Contusio cerebri) entspricht einer umschriebenen, traumatischen Schädigung des Hirnparenchyms mit Blutungen und Ödembezirken. Sie geht mit länger andauernder Bewusst-

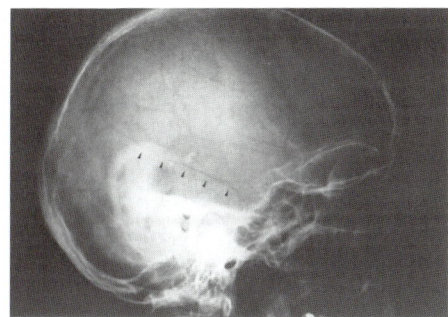

Abb. 3. Seitliche Schädelaufnahme mit linearer Schädelfraktur. Beachte die gradlinige, scharf begrenzte Aufhellungslinie. [2]

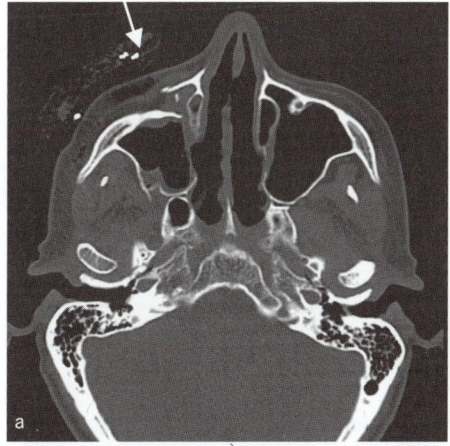

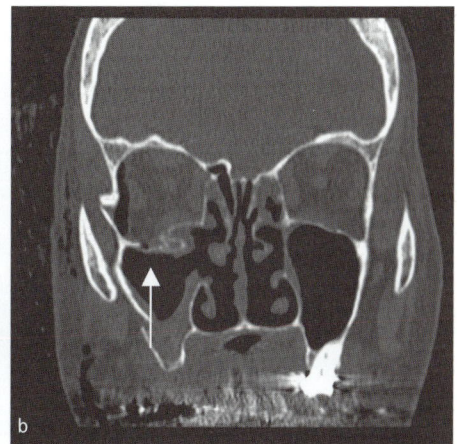

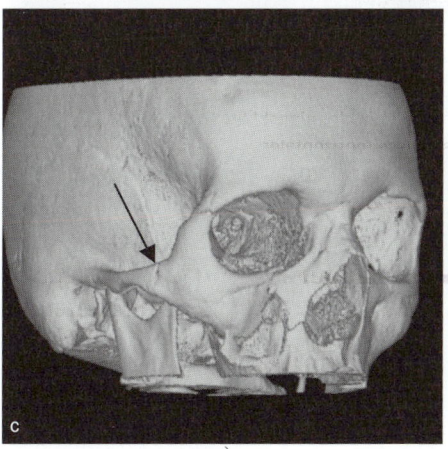

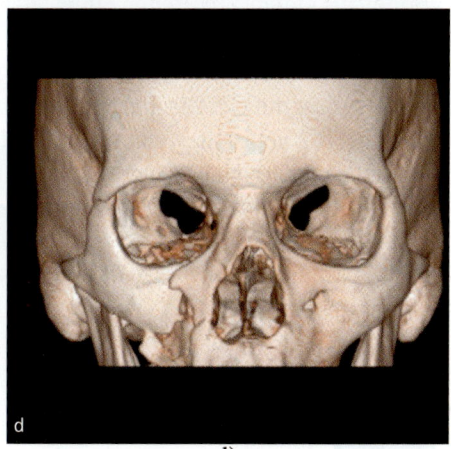

Abb. 4: Multiple Frakturen des Gesichtsschädels mit Nachweis von Frakturen im Bereich des Sinus maxillaris (a), des Orbitabodens (b) und des Jochbogens (c). Bild (c) und (d) sind sekundäre 3-D-Rekonstruktionen der transversalen CT-Schichten. [1]

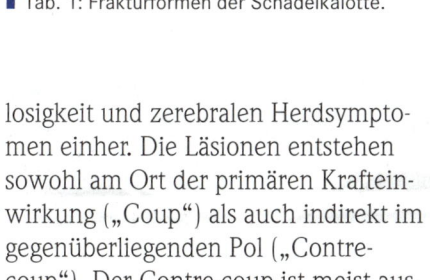

Frakturform	Kennzeichen in der konventionellen Röntgenaufnahme
Lineare Fraktur	Geradlinige, scharf begrenzte Aufhellungslinie (Abb. 3) Mögliche DD sind: ▶ Suturen: gezackt in typischer anatomischer Position verlaufend ▶ Gefäßfurchen: weniger scharf konturiert, verjüngen sich im Verlauf und teilen sich im Gefäßverlauf auf
Impressionsfraktur	Verdichtungslinie, Fragmente sind nach intrakraniell verlagert (Abb. 2)
Komplizierte Fraktur	Nachweis von Luft/Fremdkörpern innerhalb des Schädelkavums

Tab. 1: Frakturformen der Schädelkalotte.

losigkeit und zerebralen Herdsymptomen einher. Die Läsionen entstehen sowohl am Ort der primären Krafteinwirkung („Coup") als auch indirekt im gegenüberliegenden Pol („Contrecoup"). Der Contre-coup ist meist ausgeprägter.

Radiologische Diagnostik
Im akuten Stadium wird die **CT** zur diagnostischen Aufarbeitung einer Hirnkontusion verwendet. Dabei kann sich je nach Ausprägung folgendes Bild zeigen:

▶ **Hirnödem:** Das postkontusionelle Hirnödem tritt umschrieben oder diffus generalisiert auf. Es zeigen sich hypodense Areale, die meist im Marklager lokalisiert sind. 24 bis 48 Stunden nach Trauma kann sich ein diffuses Hirnödem entwickeln. Als erste Zeichen der Hirnschwellung kommt es zum Verstreichen der Sulci und zur Verlegung der basalen Zisternen. Im weiteren Verlauf wird das

Ventrikelsystem komprimiert, Rinde und Mark sind zunehmend schlecht abgrenzbar.

> Bei einer Kompression der perimesenzephalen Zisterne droht eine Einklemmung des Hirnstamms.

▶ **Intrazerebrale Blutungen:** Blutungsherde sind meist in der Hirnrinde oder subkortikal lokalisiert. Sie imponieren in der CT als hyperdense Läsionen (Abb. 1).

In der MRT zeigt sich die akute Hirnkontusion T_2-gewichtet hyperintens. Nach einer Woche stellt sich im Rahmen einer Störung der Blut-Hirn-Schranke eine KM-Anreicherung in der Läsion ein.

Zusammenfassung

✖ Zum raschen Ausschluss einer lebensbedrohlichen Hirnverletzung ist nach der klinischen Untersuchung die CT erste diagnostische Maßnahme.

✖ Bei Kalottenfrakturen ist zu klären, ob die Frakturlinie den Verlauf der A. meningea media kreuzt.

✖ Frakturen des Gesichtsschädels werden in Übersichtsaufnahmen leicht übersehen, es sind Spezialaufnahmen anzufertigen.

✖ Die Contusio cerebri ohne Einblutung erscheint in der CT als hypodense Läsion, mit Blutung hyperdens.

Schädel-Hirn-Trauma II

Epidurales Hämatom

Im Bereich der Schädelkalotte verschmilzt die derbe Dura mater mit dem Periost, sodass es hier physiologischerweise keinen Epiduralraum gibt. Bei einem traumatischen Riss der A. meningea media oder ihrer Äste lösen sich die Blätter, es breitet sich ein epidurales Hämatom aus.

> Da epidurale Hämatome als arterielle Blutung zumeist einen rasch progredienten raumfordernden Charakter haben, zählen sie zu den neurochirurgischen Notfällen.

Nur bei jedem zehnten Patienten verursacht eine venöse Blutung aus einem zerrissenen Sinus oder einem Frakturspalt das epidurale Hämatom.
Fast immer liegen epidurale Blutungen – dem Verlauf der A. meningea media entsprechend – einseitig temporoparietal. Der klassische klinische Verlauf von initialer Bewusstlosigkeit, zwischenzeitlichem Aufklaren („freies Intervall") und erneuter Bewusstseinseintrübung ist eher selten. Bei schweren Traumen kommt es beim primär eingetrübten Patienten zu einer Zunahme der Bewusstlosigkeit mit kontralateraler Hemiparese und einseitiger Mydriasis.

Radiologische Diagnostik
In der **CT** stellt sich das frische epidurale Hämatom hyperdens dar (❚ Abb. 6).

> Durch die Abhebung der Dura mater von der Schädelkalotte imponiert das epidurale Hämatom als bikonvexe Struktur mit glatter Begrenzung zum Hirnparenchym. Es respektiert Schädelnähte.

Ist das Hämatom Folge eines Schädelbruchs, so lassen sich Frakturlinien, bei offenen Schädelverletzungen unter Umständen auch Lufteinschlüsse nachweisen. Der raumfordernde Effekt des Hämatoms kann eine Mittellinienverlagerung (❚ Abb. 5) und eine Kompression der inneren und äußeren Liquorräume verursachen.

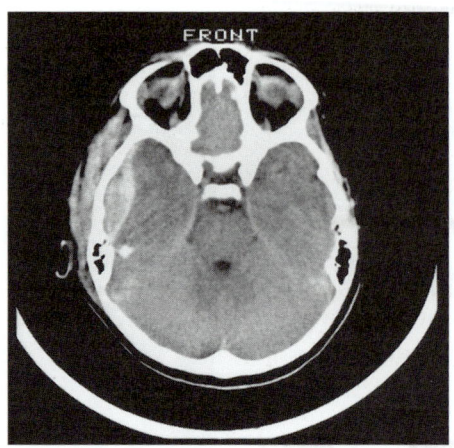

❚ Abb. 6: Epidurales Hämatom rechts: bikonvexe, hyperdense Raumforderung und subgaleales Weichteilhämatom an der rechten Schläfe (CT, transversal). [2]

Die **MRT** findet bei der Notfalldiagnostik eines epiduralen Hämatoms keine Anwendung.

Subdurales Hämatom

Einblutungen aus Brückenvenen, Pacchioni-Granulationen oder dem venösen Sinus in den Raum zwischen Dura mater und Arachnoidea verursachen ein subdurales Hämatom. In der akuten Phase geht das Hämatom klinisch mit Kopfschmerzen, Vigilanzstörung und Herdsymptomen einher. Bei verzögerter Diagnose, wiederholten Traumen oder Gerinnungsstörungen kann das Subduralhämatom chronifizieren. Es ist häufig temporoparietal oder hochparietal gelegen.

Radiologische Diagnostik

> In der CT stellt sich das akute Subduralhämatom als hyperdense, sichelförmige Raumforderung dar (❚ Abb. 7 und 9).

Dabei ist es zur Schädelkalotte konvex, zur Hirnoberfläche konkav begrenzt. Das Blut liegt nicht in den Sulci, die durch die Arachnoidea vom Subduralraum getrennt sind.

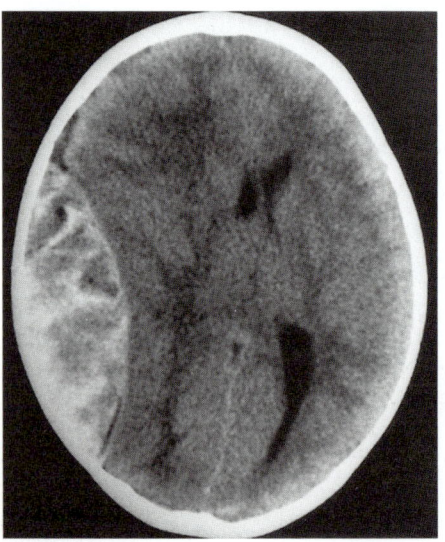

❚ Abb. 5: Epidurales Hämatom rechts mit typischer bikonvexer, zum Hirn hin glatt begrenzter Konfiguration. Das Hirnparenchym unter dem Hämatom ist ödematös geschwollen (keine Differenzierbarkeit von weißer und grauer Substanz), das Ventrikelsystem komprimiert und die Mittellinie nach links verschoben. Natives CCT, transversale Ebene. [2]

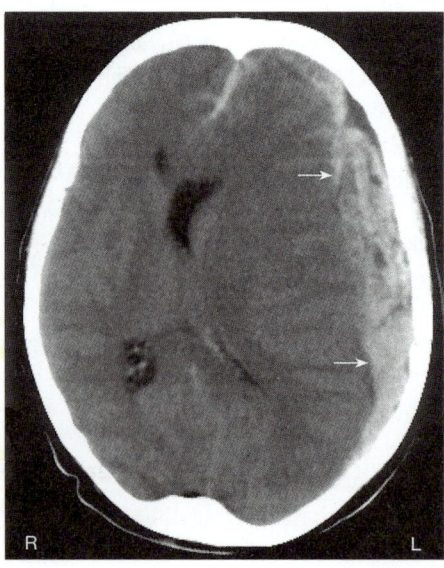

❚ Abb. 7: Das große Subduralhämatom schmiegt sich in der CCT halbmondförmig an das Hirngewebe (→). Mittellinie und linkes Ventrikelsystem sind weit zur Gegenseite verlagert. [14]

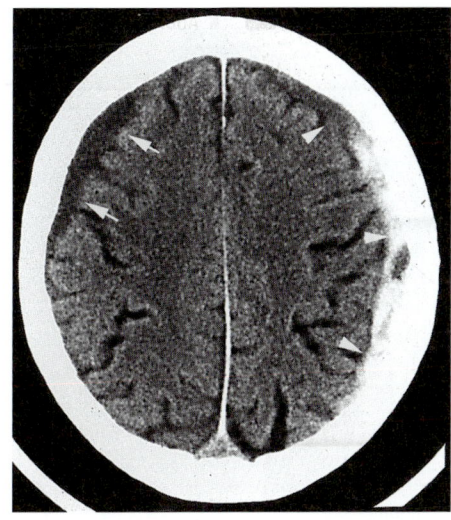

Abb. 8: Das transversale CT-Bild zeigt das inhomogene Bild eines chronischen Subduralhämatoms. Über beiden Großhirnhemisphären finden sich sichelförmige Flüssigkeitsansammlungen. Der rechte, hypodense Befund (→) ist mit einem Hämatom im chronischen Stadium vereinbar. Der linke Befund mit hypo- und stark hyperdensen Zonen entspricht einem chronischen Subduralhämatom mit frischen Rezidivblutungen (Pfeilspitzen). [1]

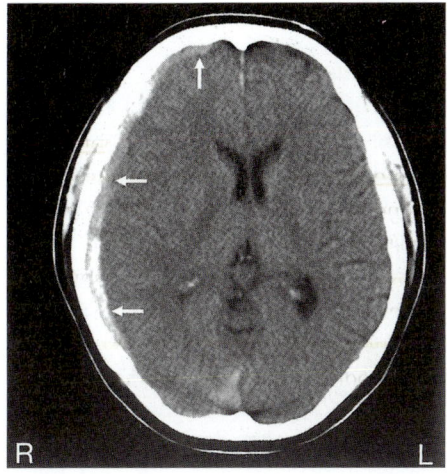

Abb. 9. Subdurales Hämatom der rechten Hemisphäre mit leichter Mittellinienverschiebung und verstrichenen Sulci. [14]

> Die Blutung kreuzt Schädelnähte, respektiert aber durale Umschlagsfalten wie die Falx.

Das Hämatom kann sich in den Interhemisphärenspalt entlang der Falx oder auf dem Tentorium ausdehnen. Oft finden sich weitere zerebrale Folgen des Traumas wie eine Kontusion.
Im Verlauf verliert das Hämatom an Dichte, sodass das subakute und chronische subdurale Hämatom iso- bis hypointens zum Hirnparenchym ist. Rezidivierende Einblutungen geben dem Hämatom im chronischen Stadium ein inhomogenes Bild mit hyper-, iso- und hypodensen Dichtewerten, teils zeigt sich eine Spiegelbildung (Abb. 8). Es bildet sich eine Kapsel, unter der das Hämatom organisiert wird. Es bleibt eine bindegewebige, septierte, z. T. verkalkte Schwiele zurück.

Die kontrastmittelverstärkte CT grenzt isodense chronische Hämatome anhand einer KM-Anreicherung der Kapsel ab.
Die **MRT** bildet in beiden Sequenzen das subdurale Hämatom als eine analog zum CT konfigurierte Raumforderung ab, ist aber bei V. a. ein akutes subdurales Hämatom nicht Mittel der Wahl. Im subakuten Stadium zeigt sich eine hohe Signalintensität. Das chronische Hämatom hat ein inhomogenes Bild, Kapsel und Septen reichern deutlich Kontrastmittel an.

Zusammenfassung

✖ Verfahren der Wahl zur Diagnose von akuten subduralen und epiduralen Hämatomen ist die CT. Blut ist zunächst hyperdens, verliert im weiteren Verlauf an Dichte.

✖ Konfiguration des epiduralen Hämatoms: bikonvex, glatt begrenzt, respektiert Schädelnähte.

✖ Konfiguration des subduralen Hämatoms: sichelförmig, respektiert die Schädelnähte nicht, aber die Falx (Dura-Umschlagsfalten).

✖ Das epidurale und das akute subdurale Hämatom sind Notfälle, das subdurale Hämatom kann chronifizieren.

Zerebrovaskuläre Erkrankungen I

Der „Schlaganfall" oder „Apoplex cerebri" ist ein klinischer Syndrombegriff, unter dem akute Folgen zerebrovaskulärer Erkrankungen zusammengefasst werden. Er wird definiert als ein akut einsetzendes neurologisches Defizit infolge einer Durchblutungsstörung des Gehirns. Dabei machen ischämische Insulte (85 %) als Ursache neben den vaskulären Hirnblutungen (15 %) den Großteil aus. In Europa sind Schlaganfälle die dritthäufigste Todesursache.

Zerebrale Ischämien

Verschluss oder Obstruktion einer intra- oder extrakraniellen Hirnarterie führt zu einer zerebralen Ischämie. Die Perfusionsstörungen entstehen meist auf dem Boden von thrombembolischen Gefäßverschlüssen (z. B. kardiale Embolien bei Kammerflimmern) bzw. arteriosklerotischen Prozessen in den zerebralen Gefäßen (Makro- und Mikroangiopathie).

> In 70 % der Fälle ist das Versorgungsgebiet der A. cerebri media betroffen.

Die klinische Ausprägung ist von Lage und Ausmaß des infarzierten Areals abhängig: Großhirnhemisphäreninfarkte führen zu einer kontralateralen Hemiparese. Ist der Hirnstamm betroffen, findet sich eine gekreuzte Symptomatik. Bei ischämischen Insulten des Kleinhirns dominiert die Klinik eine homolaterale Hemiataxie. Bei ausgedehnten Infarkten kann ein zunehmendes Hirnödem Vigilanzstörungen verursachen.

Bildgebende Verfahren

CT
Erster diagnostischer Schritt ist die kranielle CT, auch wenn der Infarkt in den ersten Stunden in diesem Verfahren nur durch subtile Zeichen auffällig wird. Um frühzeitig eine Therapie einleiten zu können – das Zeitfenster für eine Lyse beträgt 3 (bis maximal 6) Stunden –, müssen andere Ursachen für die Symptomatik, v. a. Hirnblutungen, ausgeschlossen werden. Das ist in der CT rasch möglich.

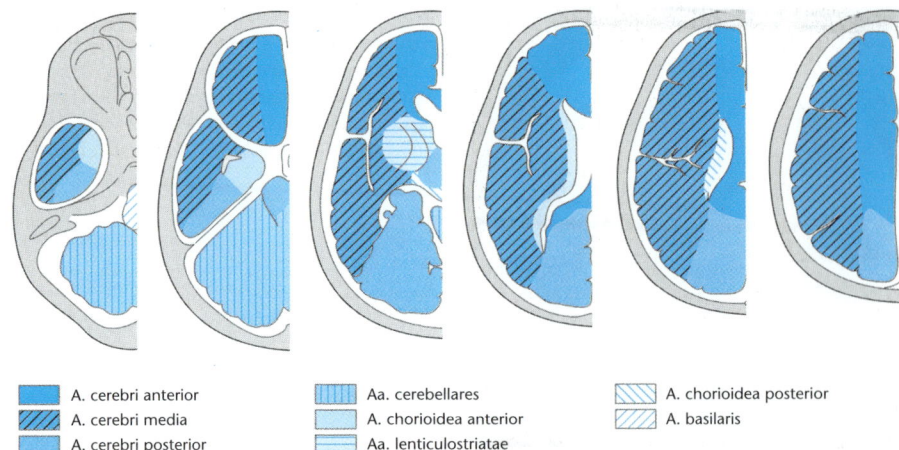

■ Abb. 1: Versorgungsgebiete der intrazerebralen Arterien. Beim Verschluss eines dieser Gefäße kommt es in der Regel zu einem Territorialinfarkt, der in der Bildgebung ein charakteristisches Läsionsmuster zeigt. [14]

Legende:
- A. cerebri anterior
- A. cerebri media
- A. cerebri posterior
- Aa. cerebellares
- A. chorioidea anterior
- Aa. lenticulostriatae
- A. chorioidea posterior
- A. basilaris

> Zerebrale Ischämien stellen sich in der CT zunächst hypodens, intrazerebrale Blutungen dagegen hyperdens dar.

Des Weiteren ist die CT Methode der Wahl zur Verlaufskontrolle eines ischämischen Insults (■ Abb. 2).

MRT
Mit der MRT lassen sich frische Infarkte schon nach 2 bis 3 Stunden darstellen. Mittels diffusions- und perfusionsgewichteter Aufnahmen kann bereits nach 30 Minuten ein positiver Befund nachweisbar sein. Weiterer Vorteil der MRT ist die artefaktfreie Darstellung von Insulten in der hinteren Schädelgrube (in der CT Knochenartefakte).

Beurteilung
▶ Folgende charakteristische Läsionsmuster werden unterschieden: **Territorialinfarkte** sind meist embolisch bedingt und können dem Versorgungsgebiet einer intrakraniellen Arterie zugeordnet werden (■ Abb. 1). **Endstrom- und Grenzzoneninfarkte** entstehen meist hämodynamisch, z. B. bei Stenosen der A. carotis. Nach dem Prinzip der „letzten Wiese" sind die terminalen Versorgungsgebiete der langen perforierenden Markarterien bzw. die Grenzzonenbereiche der großen Hirnarterien betroffen (■ Abb. 3).
▶ In der **Akutphase** ist mittels CT oder MRT kein direkter Infarktnachweis möglich. Ist allerdings ein ausreichend großes Gefäß von dem Verschluss betroffen, zeichnet sich der zugrunde lie-

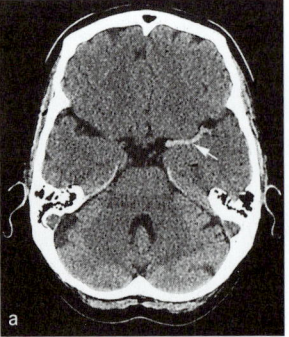
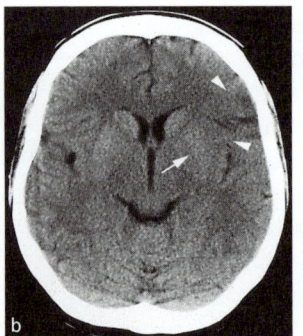
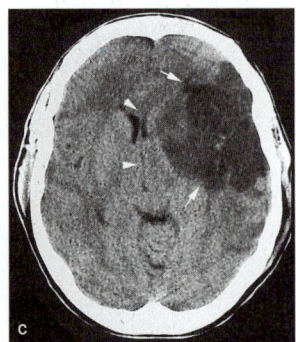

■ Abb. 2: Kraniale CT-Aufnahmen (transversal) ohne KM mit dem Bild eines Territorialinfarkts im Verlauf. a) Sechs Stunden nach Symptombeginn: Entsprechend eines Gefäßverschlusses stellt sich die A. cerebri media im Verlauf hyperdens dar. b) Zum selben Zeitpunkt finden sich als Frühzeichen des Infarkts Dichteminderungen der Inselrinde, des frontotemporalen Kortex (Pfeilspitzen) und des Ncl. lentiformis (→). Eine Differenzierung von grauer und weißer Substanz ist nicht möglich. c) Nach 24 Stunden lässt sich das Infarktareal als hypodense Zone abgrenzen (→). Zeichen der Raumforderung sind: Ventrikelengstellung und Mittellinienverlagerung (Pfeilspitzen). [1]

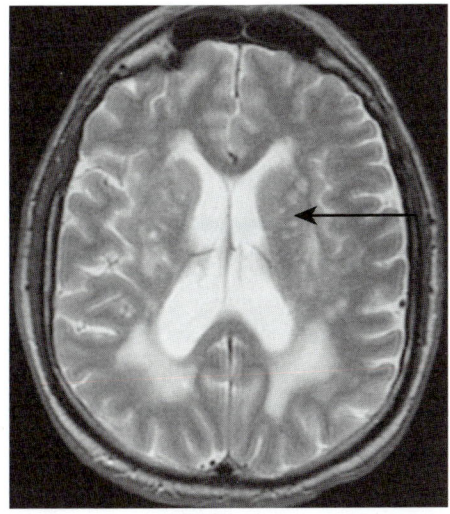

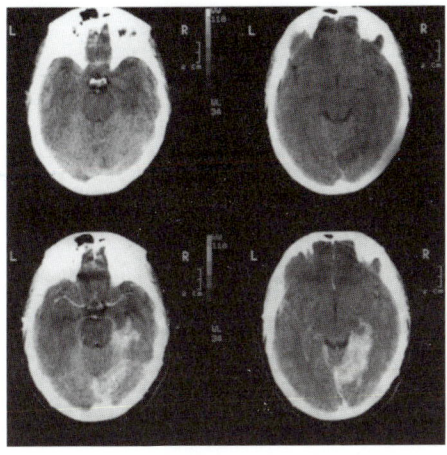

Abb. 3: Typisches Läsionsmuster infolge einer Mikroangiopathie. Bei dem multiplen Infarkt-geschehen sind kleine, nicht kolateralisierende, intrazerebrale Arterien beteiligt. Das transversale, T_2-gewichtete MRT-Bild zeigt punktförmige, z. T. konfluierende Läsionen in Marklager und Basal-ganglien. [6]

Abb. 4: 2 Wochen alter Infarkt der A. cerebri posterior rechts. Im nativen CT-Bild (obere Reihe) findet sich eine hypodense Läsion rechts okzipital. Nach i. v. KM-Gabe (untere Reihe) kommt es zu einer großflächigen, fleckigen KM-Anreicherung im Infarktareal. [2]

gende Thrombus in der Nativ-CT hyper-dens als „dense artery sign" ab.

▶ **Ödemphase:** In den ersten Stunden nach Infarkt bildet sich ein zytoto-xisches Ödem, das sowohl Marklager wie Kortex betrifft. Das infarzierte Ge-webe stellt sich in der CT nach 6 bis 10 Stunden flächenhaft hypodens dar, die Differenzierbarkeit von grauer und weißer Substanz ist eingeschränkt oder aufgehoben. In der T_1-gewichteten MRT-Sequenz bewirkt es einen Signal-abfall, T_2-gewichtet eine Signalan-hebung. Das Ödem erreicht im weiteren Verlauf seine definitive Größe, in der CT wird es zunehmend hypodens und scharf demarkiert. Zeichen des raum-fordernden Effekts sind verstrichene Sulci und eine Ventrikelkompression.

▶ **Resorptionsphase:** Nach einer Woche bildet sich das Ödem zurück, die entstandene Kolliquationsnekrose wird abgebaut. Dies führt zu einer zunehmen-den Dichte des Infarktareals, sodass es sich temporär isodens zu dem umgeben-den Hirnparenchym darstellt („Fogging-Effekt"). Infolge einer Störung der Blut-Hirn-Schranke demarkiert sich das In-farktgebiet nach KM-Gabe: Es findet sich ein fleckiger Dichte- und Signalanstieg in oder um den Infarkt (▮ Abb. 4). Gehäuft auftretende, petechiale Blutungen sind besonders in der MRT darstellbar.

▶ **Spätphase:** Nach 3 bis 5 Wochen wird das Infarktareal zystisch umgebaut und bildet sich nun als scharf abgrenz-bare hypodense Zone im CT ab. In der MRT kommt es innerhalb des zystischen Defekts zu einer Signalangleichung an den Liquor.

Weitere Methoden
Angiographie
Die Angiographie eignet sich zur wei-teren Abklärung eines Hirninfarktes. Insbesondere können Gefäßstenosen bzw. -obstruktionen und Kollateral-kreisläufe dargestellt werden. Die In-dikation (z. B. Operationsplanung, un-klare Befunde) sollte wegen der hohen Komplikationsträchtigkeit eng gestellt werden. Die klassische Katheterangio-graphie ist zu rein diagnostischen Zwecken weitgehend von der Schnitt-bild-Angiographie abgelöst worden, kommt aber insbesondere dann in Frage, wenn eine Intervention geplant ist.

Sonographie
Die farbkodierte Duplexsonographie wird zur Darstellung von stenosieren-der Plaque und dadurch verursachten Störungen des Blutflusses in den extrakraniellen Gefäßen angewandt.

Zusammenfassung
✖ Methode der Wahl: CT, MRT.

✖ In der Akutphase eines Infarkts finden sich in der CT keine morphologischen Veränderungen. Allerdings kann eine Blutung als wichtige klinische Diffe-renzialdiagnose sofort ausgeschlossen werden.

✖ Frühe Infarktzeichen im CT: hypodenses Areal mit verwaschener Mark-Rinden-Grenze, „dense artery sign", Zeichen einer Raumforderung.

Zerebrovaskuläre Erkrankungen II

Intrazerebrale Blutungen

Hirnblutungen sind der zweite wichtige Auslöser eines Schlaganfalls, wenn auch wesentlich seltener als die zerebrale Ischämie. Sie entstehen in der Mehrzahl als sog. hypertensive Massenblutung auf dem Boden einer arteriellen Hypertonie. Infolge eines langjährig erhöhten Blutdrucks entstehen Gefäßveränderungen wie Mikroaneurysmen der kleinen Gefäße, die schließlich einreißen können.

> Zwei Drittel der hypertensiven Massenblutungen betreffen die Capsula interna.

Weitere Blutungsursachen sind Gefäßmalformationen oder Sinus- bzw. Venenthrombosen (subkortikale Manifestation) und Gerinnungsstörungen bzw. Antikoagulation (petechiale Blutungen, multifokale Massenblutungen). Seltener werden maligne intrazerebrale Blutungen durch zerebrale Tumoren verursacht.

Verdrängt das Hämatom Hirngewebe, steigt der intrakranielle Druck (■ Abb. 6). Ebenso kann die Blutung in Subarachnoidalraum oder Ventrikel einbrechen, die Liquorzirkulation behindern und einen Hydrozephalus verursachen.

Die **Symptomatik** ist abhängig von Lokalisation und Ausmaß der Läsion. Die Befundkonstellation von Déviation conjugeé zur Herdseite, Hemiparese und Vigilanzstörung lässt auf eine Blutung in den Stammganglien schließen.

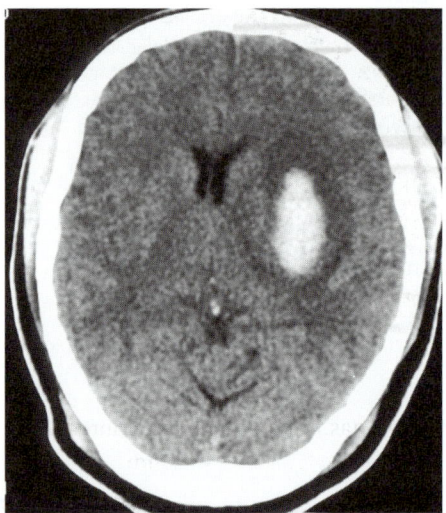

■ Abb. 5: Intrazerebrale Blutung in typischer Lokalisation (natives CCT, transversal). Die Blutung stellt sich als hyperdense Läsion in den Basalganglien dar und ist von einem hypodensen Randsaum (perifokales Ödem) umgeben. [6]

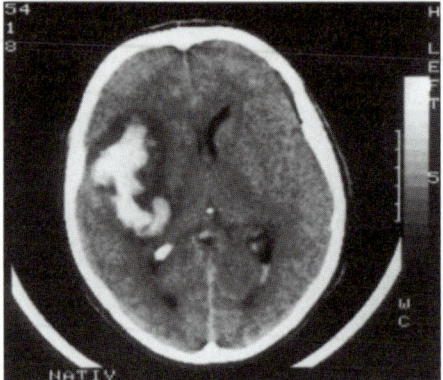

■ Abb. 6: Intrazerebrale Blutung rechts parietal. Zeichen des raumfordernden Effekts von Blutung (hyperdens) und perifokalem Ödem (hypodens) sind: Ventrikelkompression (re. Vorderhorn) und Mittellinienverlagerung nach links. [2]

Radiologische Diagnostik

> Die CT ermöglicht die rasche und zuverlässige Diagnose einer frischen Blutung.

▶ **Akute Blutung (0.–28. Tag):** Im Akutstadium zeichnet sich die Blutung in der CT als hyperdense Raumforderung ab (■ Abb. 5). Die größere Dichte gegenüber dem Hirnparenchym verursacht das eisenhaltige Hämoglobin. Ausnahme sind pathologisch erniedrigte Hb-Konzentrationen: Dann können akute Blutungen iso- bis hypodens sein. Im weiteren Verlauf wird das Hämoglobin abgebaut, analog dazu nimmt die Dichte vom Randbereich ausgehend immer mehr ab. Der raumfordernde Effekt der Läsion wird dadurch nicht be-

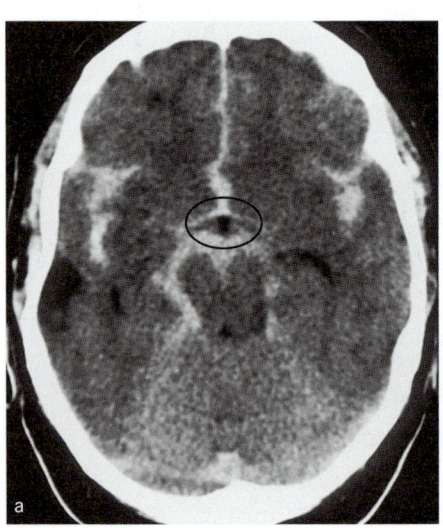

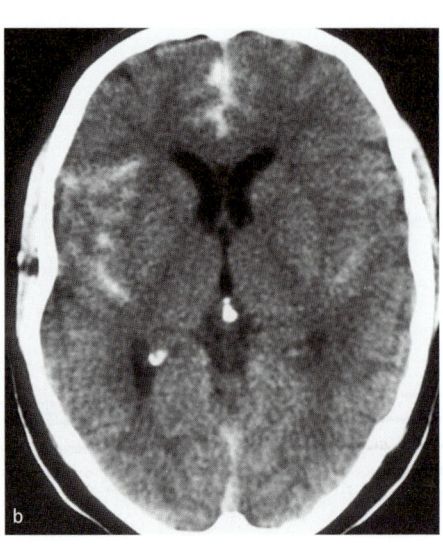

■ Abb. 7: Subarachnoidalblutung. a) Auf der nativen transversalen CT-Schicht sieht man hyperdenses Blut in den basalen Zisternen, welches das Chiasma opticum „umspült". b) Auch hinterer und vorderer Interhemisphärenspalt stellen sich hyperdens da. [6]

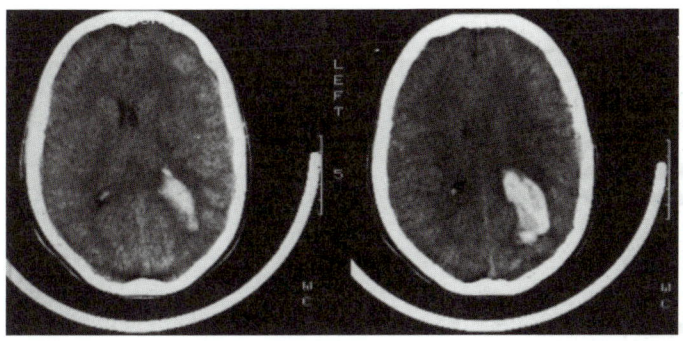

Abb. 8: Die frische Subarachnoidalblutung stellt sich in der CCT im linksseitigen Subarachnoidalraum als hyperdense Auflagerung dar. Die Blutung ist in das Ventrikelsystem eingebrochen: Das linke Hinterhorn ist mit Blut ausgekleidet. Beachte die mäßige Mittellinienverlagerung nach rechts. [2]

einflusst. Ferner findet sich ein Umgebungsödem, nach i. v. KM-Gabe wird ein ringförmiges Enhancement erkennbar (Störung der Blut-Hirn-Schranke). Bei einem Einbruch der Blutung in das Ventrikelsystem ist oft ein Blut-Liquor-Spiegel (Blut oben, Liquor unten) zu sehen.

Subakute Blutung (28.–42. Tag): Die Blutung ist nun isodens zum Hirngewebe, die ringförmige KM-Anreicherung kann über Monate bestehen bleiben.

Alte Blutung (> 42. Tag): Residuum der Blutung ist eine liquorisodense Läsion, die durch eine narbige Retraktion im Randbereich kleiner als das ursprüngliche Blutungsvolumen ist.

Subarachnoidalblutung

Hauptursache einer akuten Subarachnoidalblutung (SAB) ist die Ruptur eines zerebralen Aneurysmas, die bevorzugt am Circulus arteriosus Willisii lokalisiert ist. Andere mögliche Ursachen sind Traumen und arteriovenöse Angiome. Die Blutung kann in die Ventrikelräume oder in das Hirnparenchym einbrechen. Weitere Komplikationen sind:

Hirnödem, bedingt durch den intrakraniellen Druckanstieg,
Hydrozephalus infolge von Liquorzirkulations- und -resorptionsstörungen sowie
Hirninfarkte durch Gefäßspasmen.

Nachblutungen sind wegen ihrer hohen Letalität eine gefürchtete Komplikation. In den ersten beiden Wochen treten sie in 20% der Fälle auf.

Klinische Leitsymptome sind akut einsetzender Vernichtungskopfschmerz, gefolgt von meningitischen Zeichen und Vigilanzstörungen.

Radiologische Diagnostik
Wichtigstes bildgebendes Verfahren ist die **CT.**

Die SAB stellt sich als hyperdenser Saum um das Hirnparenchym in den äußeren Liquorräumen dar.

So findet sich Blut in den Sulci, den basalen Zisternen sowie entlang des Interhemisphärenspalts (Abb. 7 und 8). Die Blutverteilung kann hinweisend auf die Lokalisation der Gefäßruptur sein, ein sicherer Nachweis der Blutungsquelle gelingt aber oft nur angiographisch.

Im weiteren Verlauf sinkt die Sensitivität des CT-Nachweises durch die Resorption der Blutbestandteile aus dem Liquor. Nach einer Woche sind nur noch rund die Hälfte der SAB erfassbar.

Dennoch sind CT-Verlaufskontrollen zum Ausschluss der oben genannten Komplikationen unerlässlich.
Ergänzt wird die Basisdiagnostik durch eine **CT- oder MRT-Angiographie** und die **Katheterangiographie.** Die intrazerebrale Gefäßdarstellung ermöglicht die weitere Differenzierung eines Aneurysmas und die Planung des therapeutischen Vorgehens.
Nach einer Aneurysmablutung ist nach weiteren zerebralen Aneurysmen zu fahnden, da sie in 20% der Fälle multipel vorkommen.

Zusammenfassung
✖ Methode der Wahl zur Diagnose von intrakraniellen Blutungen ist v. a. die CT.
✖ Eingeblutete Areale stellen sich hyperdens dar.
✖ Intrazerebrale Blutungen sind klinisch von Hirninfarkten nicht zu unterscheiden.
✖ Leitsymptom der SAB ist ein Kopfschmerz vernichtender Qualität.

Zerebrovaskuläre Erkrankungen III

Sinus- und Hirnvenen-thrombose

Hinsichtlich der Ätiologie wird zwischen aseptischen und septischen Thrombosen unterschieden. Septische Thrombosen sind Folge einer fortgeleiteten lokalen Infektion (Sinusitis, Otitis media) oder einer hämatogenen Streuung einer systemischen Entzündung. Eine aseptische Thrombose wird u. a. durch Schwangerschaft und orale Kontrazeption begünstigt. Der Verschluss verursacht eine Abflussstörung in den Venen. Typisches Szenario für die Manifestation einer Sinusvenenthrombose ist also eine junge Frau, die einige Wochen nach Entbindung die Symptomentrias **Kopfschmerz, fokale neurologische Ausfälle und Krampfanfall** entwickelt. Das klinische Bild ist aber sehr variabel und reicht von geringen Beschwerden bis zu schweren Verläufen mit letalem Ausgang.

> Als Komplikation können zerebrale Ischämien und Blutungen auf dem Boden der venösen Stauung entstehen.

Bildgebende Diagnostik

Im kontrastverstärkten **CT** kann eine Kontrastmittelaussparung im Lumen des Sinus zu sehen sein, die den umspülten Thrombus darstellt (■ Abb. 9). Thrombosierte kortikale Venen imponieren als hyperdense, gewundene Streifen („cord sign"). Achte auf Zeichen einer Blutung oder zerebralen Ischämie!
Methode der Wahl zur Diagnostik der Sinusthrombose ist die **MRT.** Dabei eignen sich sowohl flusssensitive Sequenzen nach i. v. KM-Gabe sowie native Aufnahmen. Es zeigt sich ein fehlender Fluss im verschlossenen Venensinus bzw. der Thrombus direkt. In der nativen MRT ist das Bild des Thrombus abhängig vom biochemischen Abbau des Hämoglobins.
Die Sicherung der Diagnose mittels **Katheterangiographie** ist nur noch in Ausnahmefällen notwendig. Hier kommt es in der venösen Phase zu einem Füllungsdefekt der thrombosierten Vene bzw. des Sinus.

Gefäßfehlbildungen

Zerebrale Aneurysmen

Aneurysmen sind meist beerenförmige, aber auch zylindrische oder fusiforme, lokal begrenzte Gefäßausweitungen. Da intrakranielle Aneurysmen mit polyzystischen Nierenerkrankungen oder dem Marfan-Syndrom vergesellschaftet sind, wird ätiologisch eine konnatale Gefäßwandanomalie vermutet. Hypertonie und Arteriosklerose stellen zusätzliche Risikofaktoren dar. Andere Ursachen wie septisch-embolische oder mykotische Aneurysmen machen nur einen kleinen Bruchteil aus.
Zerebrale Aneurysmen gehen meist von den Gefäßabgängen des Circulus arteriosus Willisii aus, wobei die vorderen Gefäßbifurkationen häufiger betroffen sind (90 %). In der Regel sind sie asymptomatisch. Allerdings haben Aneurysmen eine kumulative Blutungshäufigkeit von 1 bis 2 % pro Jahr.

> Rupturierte Aneurysmen führen zu einer Subarachnoidalblutung, die oft auch in das Hirnparenchym und das Ventrikelsystem einbrechen. Es gilt: Je größer das Aneurysma, umso größer das Risiko einer Ruptur.

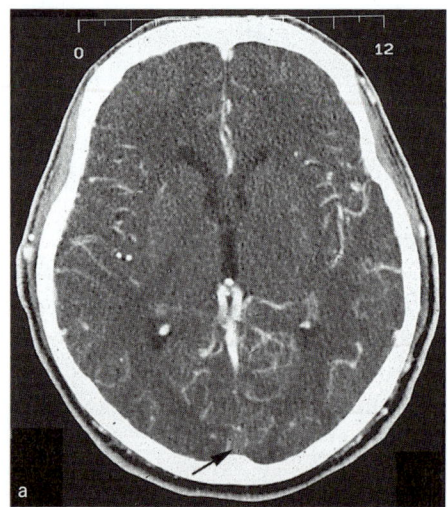

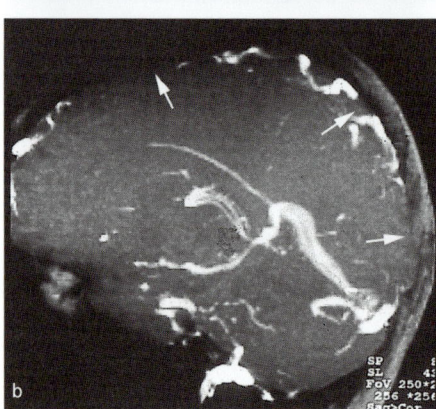

■ Abb. 9: Thrombose des Sinus sagittalis superior. a) In der CT (mit KM) verursacht der Thrombus eine KM-Aussparung (→). b) Das sagittale kontrastmittelverstärkte MRT-Bild lässt eine komplette Thrombosierung des Sinus sagittalis superior erkennen (→). Brückenvenen, Sinus rectus und sagittalis inferior sind dagegen gut kontrastiert. [1]

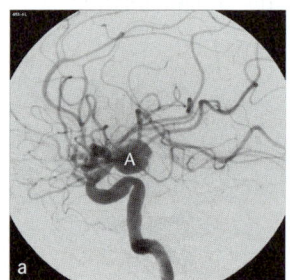

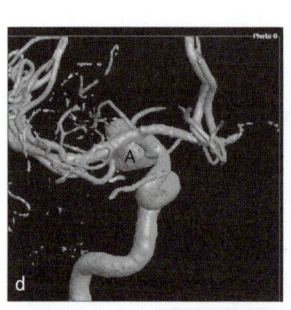

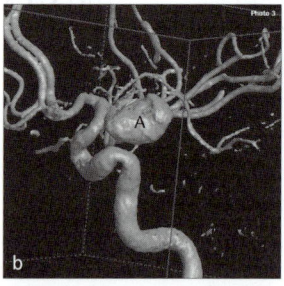

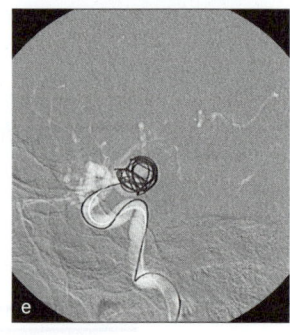

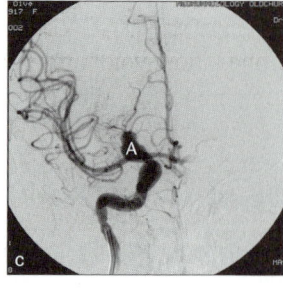

■ Abb. 10: Die selektive Katheterangiographie zeigt ein sackförmiges Aneurysma am Abgang der A. communicans posterior. Jeweils DSA- und 3-D-Darstellung einer Rotationsangiographie von lateral (a und b) und ventral (c und d). e) Endovaskuläre Ausschaltung des Aneurysmas: Durch in das Lumen eingebrachte Platinspiralen (Coils) wird die Gefäßaussackung okkludiert. [6]

Bildgebende Diagnostik

Die **Katheterangiographie** ist Methode der Wahl zur Diagnose zerebraler Aneurysmen. Sie imponieren als kontrastmittelgefüllte Gefäßaussackungen (■ Abb. 10). Da bei einem Fünftel der Patienten multiple Aneurysmen vorliegen, ist es obligat, alle hirnversorgenden Arterien darzustellen.

In der **CT** bzw. **MRT** kann der Nachweis von größeren Aneurysmen direkt oder nach KM-Gabe gelingen, für den Ausschluss kleinster Aneurysmen reicht die Ortsauflösung dieser Schnittbildverfahren aber nicht aus.

Arteriovenöse Malformation (AMV)

Die arteriovenöse Malformation (auch AV-Angiom) ist eine arteriovenöse Shuntverbindung ohne dazwischenliegendes Kapillarbett. Anstelle dessen liegt ein Netz abnormer Gefäße (Nidus) vor, das ein mitunter erhebliches Shuntvolumen führt. Infolge der hohen Drücke im Nidus neigt die AVM zu Blutungen in Parenchym, Ventrikelsystem und Subarachnoidalraum. Nicht selten ist der Ausgang dieser Blutungen letal.

Bildgebende Diagnostik

Die Diagnose einer AVM wird in der Regel durch die **MRT** gestellt. Der Nidus bildet sich als eine signalfreie Zone („flow void") mit unregelmäßiger,

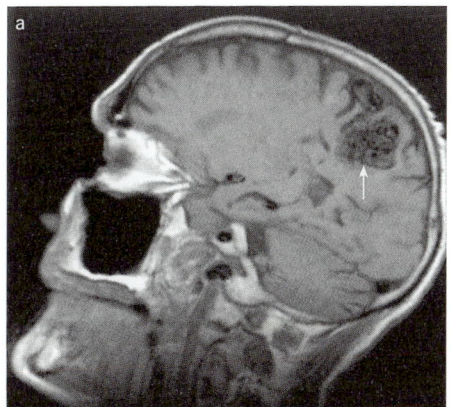

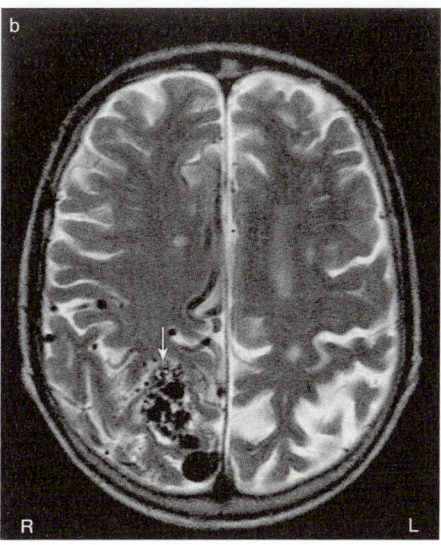

■ Abb. 12: Arteriovenöse Malformation. Der Nidus zeigt sich in der MRT als ein Konvolut großkalibriger Gefäßlumina mit typischer Signalauslöschung in der Postzentralregion (→). a) T₁-gewichtete Sequenz, sagittal; b) T₂-gewichtete Sequenz, transversal. [14]

teilweise verdickter Gefäßstruktur ab (■ Abb. 12).

In der **CT** kann die AVM Verkalkungen zeigen. Kontrastmittelverstärkt erscheint der Nidus als hyperdense Struktur.

Eine **Angiographie** eignet sich für differenzierte Fragestellungen zur Planung einer Operation, Embolisation oder Radiotherapie (■ Abb. 11).

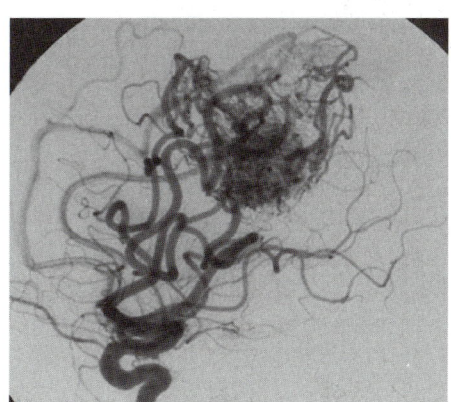

■ Abb. 11: Arteriovenöse Malformation in der Karotis-Angiographie (DSA) von lateral. [6]

Zusammenfassung

✖ Sinus- und Hirnvenenthrombosen: Methoden der Wahl sind CT und MRT, in Ausnahmen die Katheterangiographie. Das klinische Bild ist sehr variabel, eine wichtige Differenzialdiagnose ist die Enzephalitis.

✖ Zerebrale Aneurysmen werden mittels Katheterangiographie als KM-gefüllte Gefäßaussackung typischerweise an den Bifurkationen des Circulus Willisii dargestellt. Sie neigen in Abhängigkeit von ihrer Größe zur Ruptur mit konsekutiver Blutung.

✖ Zur Diagnose einer AVM eignet sich bevorzugt die MRT. Sichtbar wird die typische Signalauslöschung („flow void") des Gefäßkonvoluts im Hirnparenchym.

Zerebrale Infektionen

Meningitis und Enzephalitis

Die Bildgebung spielt bei Entzündungen der Hirnhäute (Meningitis) oder des Hirnparenchyms (Enzephalitis) nur eine untergeordnete Rolle. Symptome hierfür sind Kopfschmerzen, Fieber, Meningismus, Herdzeichen und Bewusstseinsstörungen. Vor allem die Liquordiagnostik liefert entscheidende Hinweise auf Erreger (viral oder bakteriell) und das Ausmaß der Erkrankung. Dennoch seien hier zwei Formen mit einem charakteristischen radiologischen Befund vorgestellt:

Tuberkulöse Meningitis

Tuberkulöse Meningitiden sind eine Sonderform der bakteriellen Hirnhautentzündungen. Die Aussaat der Mykobakterien erfolgt hämatogen. Im Gegensatz zu anderen Meningitiden sind v. a. die basalen Meningen befallen. Zusätzlich kommt es zu disseminierten Herden im Hirngewebe (tuberkulöse Meningoenzephalitis).

Herpesenzephalitis

Beim Erwachsenen verursachen meist Herpes-simplex-Viren Typ I diese unbehandelt fulminant verlaufende Erkrankung. Sie entsteht durch Aktivierung latenter Viren im Ganglion Gasseri. In der Frühphase ist die **MRT** der **CT** deutlich überlegen. Zunächst lassen sich v. a. in den Anteilen des limbischen Systems (Temporallappen, Gyrus cinguli, Gyrus rectus) Signalanhebungen auf T_2-gewichteten Aufnahmen erkennen. Diese entsprechen einem Ödem. Später kommt es zu feinen, nekrosebedingten Einblutungen, die als erhöhte Signalintensität in T_1-Sequenzen imponieren.

Hirnabszess

Hirnabszesse entstehen als Komplikation offener Schädelverletzungen oder benachbarter Entzündungsherde (Otitis, Sinusitis). Außerdem treten sie hämatogen-metastatisch nach Endokarditiden oder Pneumonien auf. Die eitrigen, meist bakteriell bedingten Prozesse

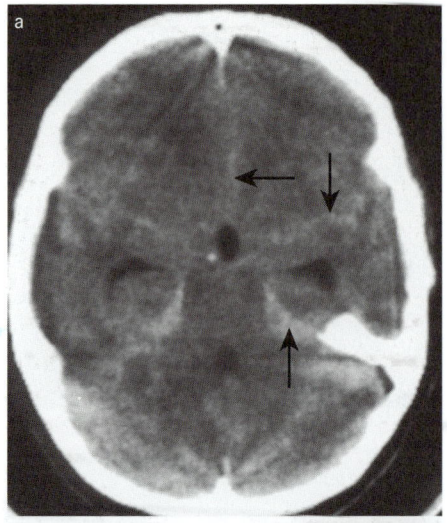

■ Abb. 1: Tuberkulöse Meningoenzephalitis. a) Die CT zeigt nach i. v. Kontrastmittelgabe eine KM-Anreicherung der basalen Meningen (→). b) Multiple Tuberkulome mit Rand-Enhancement. Die isodensen, zentral verkäsenden Anteile nehmen kein KM auf. [6]

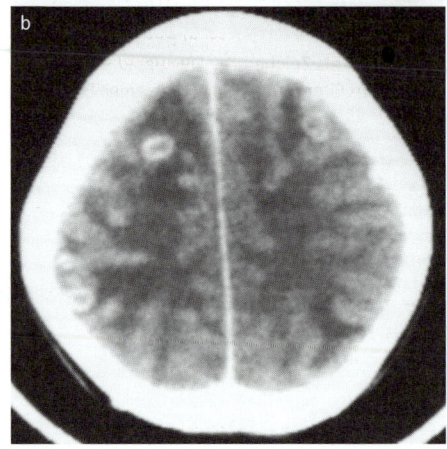

■ Abb. 2: Herpesenzephalitis mit typischer Signalsteigerung in der T_2-gewichteten koronaren MRT. Es besteht eine Signalanhebung von Rinde und Marklager des linken Temporallappens sowie Teilen der Inselregion. Rechts ist der mediobasale Temporallappen betroffen. [1]

können sich solitär wie multifokal ausbreiten, häufig sind sie frontal oder parietal lokalisiert. Klinisch manifestiert sich die Erkrankung durch Kopfschmerzen, Fieber, Somnolenz und Hirndruckzeichen.

Radiologische Diagnostik

Der Abszess stellt sich im kranialen **CT** als hypodense Zone dar. Nach 1 bis 2 Wochen bildet sich eine Abszesskapsel, die nach Kontrastmittelgabe als KM-anreichernde Ringstruktur imponiert (■ Abb. 3). Es besteht ein perifokales Ödem. Ferner lassen sich indirekte Zeichen einer Raumforderung finden.

> Beim Nachweis eines ringförmigen Enhancements muss differenzialdiagnostisch an einen hirneigenen Tumor gedacht werden. Die Sicherung der Diagnose erfolgt über einen bioptischen Erregernachweis.

Innerhalb einer KM-aufnehmenden Kapsel findet sich in der **MRT** für den zentralen Eiterherd eine veränderte Signalintensität (hypointens im T_1-, hyperintens im T_2-gewichteten Bild).

Subdurales Empyem und epiduraler Abszess

> Diese eitrigen Prozesse sind Folge benachbarter Entzündungsherde oder offener Hirnverletzungen und stellen neurochirurgische Notfälle dar.

CT und **MRT** zeigen nach i. v. KM-Gabe subdurale oder epidurale Eiterherde mit einer KM-Anreicherung im soliden Randbereich (■ Abb. 4).

Toxoplasmose

Eine Infektion mit Toxoplasma gondii führt in der Regel nur bei immuninkompetenten Patienten (Frühgeborene, Immundefekte) zu einer zerebralen Manifestation. So ist die Toxoplasmose die häufigste opportunistische ZNS-Infektion bei AIDS-Kranken (■ Abb. 5). Klinisch kommt es zu einer enzephalitischen Symptomatik, bei der konnatalen Toxoplasmose zusätzlich zu postenze-

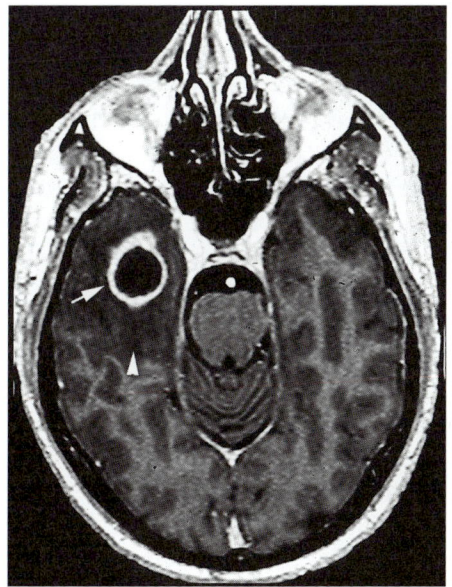

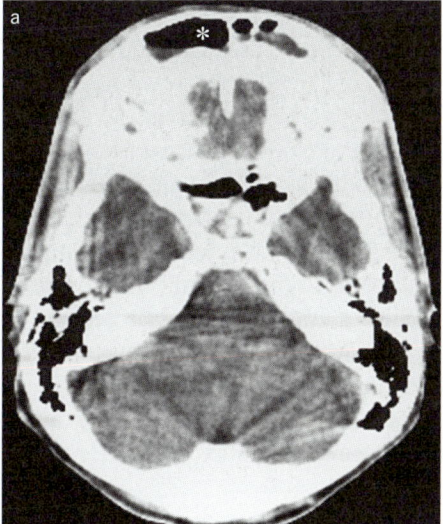

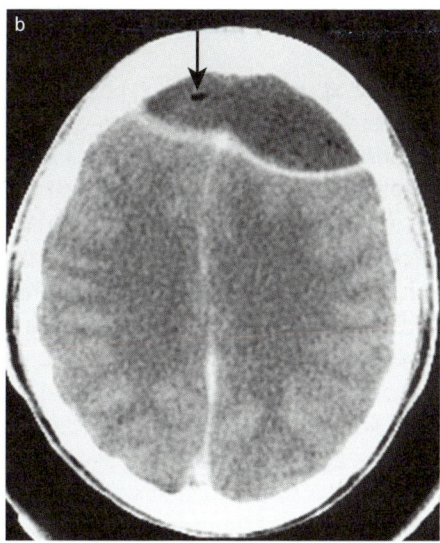

■ Abb. 4: Epiduraler Abszess. a) Das transversale CT-Bild zeigt einen Luft-/Flüssigkeitsspiegel im Sinus frontalis (*) als Zeichen der Sinusitis. b) Der epidurale Abszess lagert im Randbereich Kontrastmittel ein. Die Luft im Eiterherd (→) ist Folge eines Bruchs der Sinuswand. [6]

■ Abb. 3: Hirnabszess. Das axiale, T_1-gewichtete MRT nach Gadoliniumgabe zeigt ein Ringenhancement mit zentraler signalarmer Zone (→) im rechten Temporallappen, umgeben von einem Marklagerödem (Pfeilspitze). Die Lokalisation an der Mark-Rinden-Grenze ist typisch für einen hämatogen gestreuten Abszess. [1]

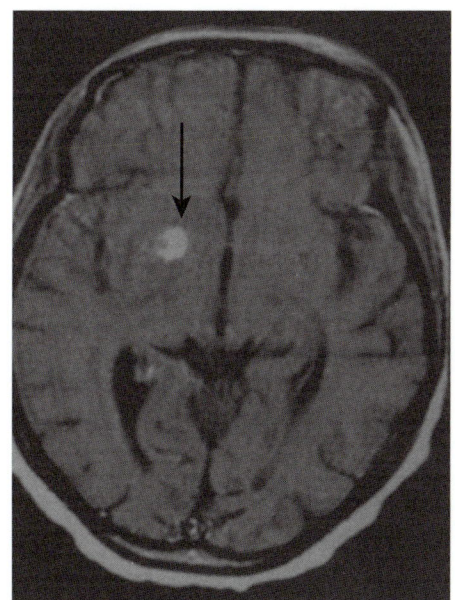

■ Abb. 5: Zerebrale Toxoplasmose-Manifestation bei einem AIDS-Patienten. Im transversalen MRT (T_1-gewichtet) findet sich nach KM-Gabe ein rundlicher, KM-aufnehmender Herd in der rechten Basalganglienregion. [6]

phalitischen Folgeschäden wie einem Hydrozephalus oder intrazerebralen Verkalkungen.

Radiologische Diagnostik

▶ **Konnatale Toxoplasmose:** Das **MRT-** und das **CT-Bild** zeichnen sich durch zystische Nekrose in beiden Großhirnhemisphären aus. Zusammen mit den stippchenhaft verkalkten Nekrosen ist eine Hirnatrophie kennzeichnend für die Erkrankung. Sekundär besteht häufig ein Hydrozephalus. Im ersten Lebensjahr kann die Diagnose auch sonographisch gestellt werden.

▶ **Toxoplasmose des Erwachsenen:** In **CT** und **MRT** lassen sich meist disseminierte, ringförmig KM-aufnehmende Läsionen mit perifokalen (signalarmen) Ödemen nachweisen. Prädilektionsstellen sind die Basalganglien (vgl. Hirnabszess).

Die Abgrenzung zu einem ZNS-Lymphom, das auch vermehrt bei immuninkompetenten Patienten auftritt, fällt schwer. Allerdings zeichnet das Lymphom eine periventrikuläre Lage aus.

Zusammenfassung

✖ Methoden der Wahl zur Diagnose von Infektionen des ZNS: MRT und CT mit Kontrastmittel.

✖ Bei der Diagnose von unkomplizierten Meningitiden und Enzephalitiden haben MRT und CT nur eine untergeordnete Bedeutung.

✖ Es ist nicht immer möglich, abschließend eine Unterscheidung von zerebralen Abszessen und Tumoren zu treffen. Beide haben das führende Bild einer ringförmigen Kontrastmittelanreicherung. Häufig ermöglicht erst eine chirurgisch gewonnene Biopsie oder eine Abszessausräumung die endgültige Diagnose.

✖ Toxoplasmose ist die häufigste ZNS-Infektion AIDS-Kranker.

Entmarkungs- und Speicherkrankheiten

Multiple Sklerose (MS)

Multiple Sklerose (auch Enzephalomyelitis disseminata) ist die häufigste demyelinisierende Erkrankung. Die ätiologisch ungeklärte Erkrankung ist gekennzeichnet durch entzündliche, multiple Entmarkungsherde in der weißen Substanz von Gehirn und Rückenmark. Hauptmanifestationsalter der multiplen Sklerose ist das junge Erwachsenenalter. Entsprechend der multifokalen Verteilung der Entmarkungsherde über das gesamte ZNS können Defizite aller Hirnfunktionen beobachtet werden. Typische initiale Symptome sind Sensibilitätsstörungen und/oder zentrale Paresen. Im chronisch progredienten oder schubweisen Verlauf finden sich zusätzlich Retrobulbärneuritis, Blasen-/ Mastdarmstörungen, Kleinhirnsymptome und psychische Veränderungen.

Radiologische Diagnostik

Mittel der Wahl zur neuroradiologischen Diagnostik einer MS ist die **MRT**. Schon in der Frühphase können Entmarkungsherde detektiert werden, auch wenn sie klinisch noch nicht manifest sind. Die multiplen Entzündungsherde zeigen eine Signalanhebung in T_2-gewichteten Aufnahmen und einen schwachen Signalabfall in der T_1-Gewichtung ohne Kontrastmittel (❚ Abb. 1 und 2).

> Floride Herde zeichnen sich durch eine Schrankenstörung aus, reichern also Kontrastmittel an. Die Ausprägung der KM-Aufnahme korreliert mit dem Grad der entzündlichen Veränderung.

Die meist rundlichen und relativ scharf begrenzten, herdförmigen Veränderungen sind unsymmetrisch über die weiße Substanz verteilt. Bevorzugt sind sie periventrikulär entlang den Seitenventrikeln und im Bereich der Capsula interna und externa sowie im Kleinhirn zu finden. Auch das Myelon kann betroffen sein (❚ Abb. 2).

Ältere, chronische Plaques weisen dagegen in der T_2-Gewichtung einen weniger ausgeprägten Signalanstieg, in T_1-gewichteten Bildern einen stärkeren Signalverlust auf. Die sklerotischen Herde reichern kein Kontrastmittel an. Im weiteren Verlauf verursacht die Sklerose eine allgemeine Hirnatrophie mit Erweiterung der inneren und äußeren Liquorräume (❚ Abb. 3).

Progressive multifokale Leukoenzephalopathie (PML)

Erreger der progressiven multifokalen Leukoenzephalopathie ist das JC-Virus aus der Familie der Papovaviren, das die Oligodendrozyten zerstört. Fast ausschließlich immunsupprimierte Patienten sind von dieser nach wenigen Monaten letal verlaufenden Entmarkungserkrankung betroffen.

In **CT** und **MRT** zeigen sich große hypodense bzw. hyperintense (T_2-Gewichtung) Entmarkungsherde, die bilateral und asymmetrisch ausschließlich das Mark befallen (❚ Abb. 4). Die Plaques nehmen kein KM auf.

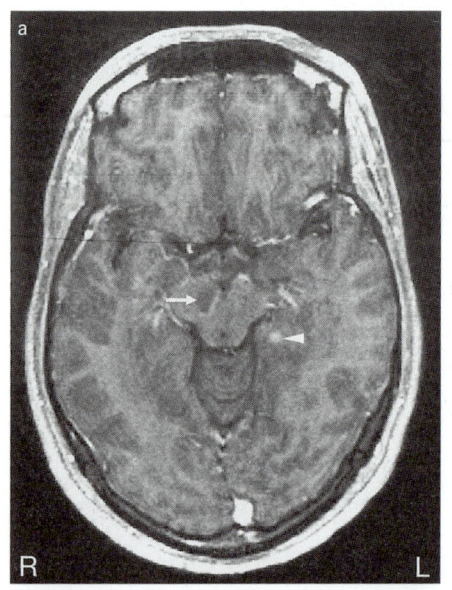

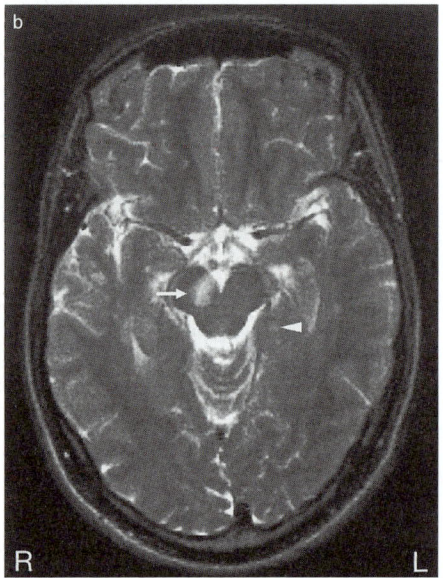

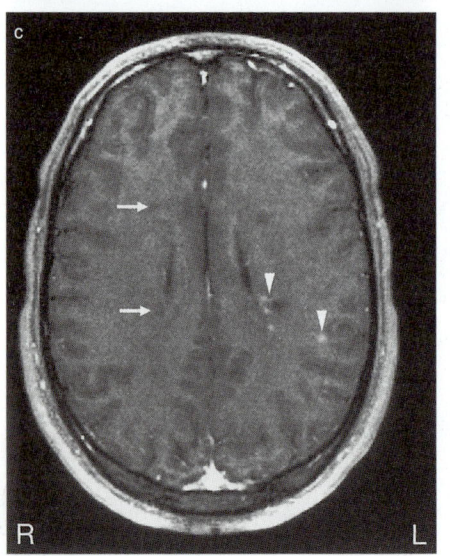

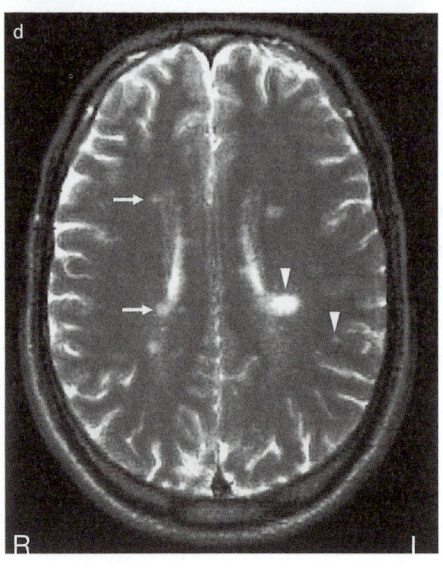

❚ Abb. 1: Multiple Sklerose. a) und c) sind kontrastmittelverstärkte, T_1-gewichtete MRT-Sequenzen, b) und d) T_2-gewichtete native Sequenzen. a) und b) Im rechten Pedunkel findet sich ein zentral älterer, peripher frischer Herd (→). So reichert er randständig KM an, ist aber zentral signalarm (T_1) bzw. signalreich (T_2). Der zweite, im Gyrus parahippocampalis lokalisierte floride Herd nimmt KM auf und zeigt T_1-gewichtet eine Signalanhebung (Pfeilspitze). c) und d) Es finden sich weitere, zumeist periventrikulär lokalisierte, z. T. KM-anreichernde, frische und sklerosierte Herde (Pfeilspitze und →). [14]

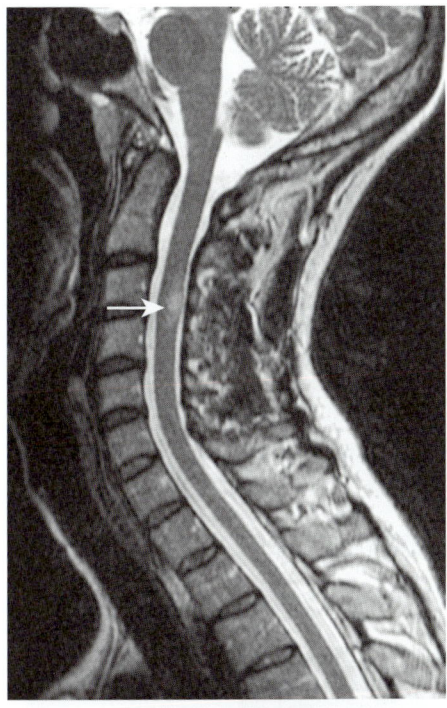

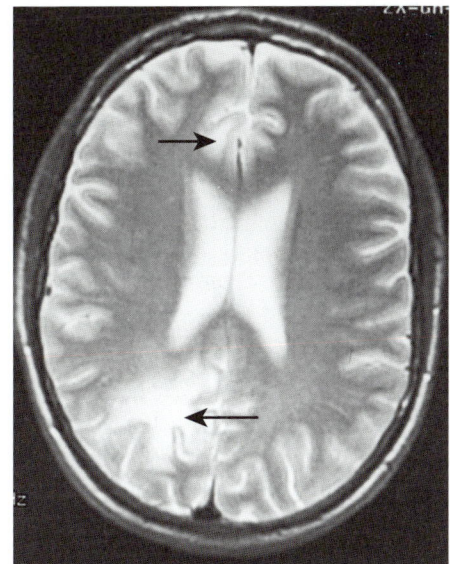

▮ Abb. 4: Progressive mulifokale Leukoenzephalopathie bei einem AIDS-Patienten. Das T$_2$-gewichtete transversale MRT-Bild zeigt große signalintensive Entmarkungsherde in der weißen Substanz (→). Der Kortex wird ausgespart. [6]

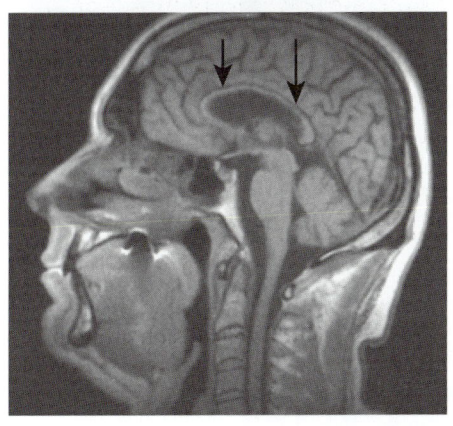

▮ Abb. 3: Multiple Sklerose. Atrophie des Corpus callosum infolge des narbigen, sklerotischen Umbaus der Plaques im fortgeschrittenen Stadium. [6]

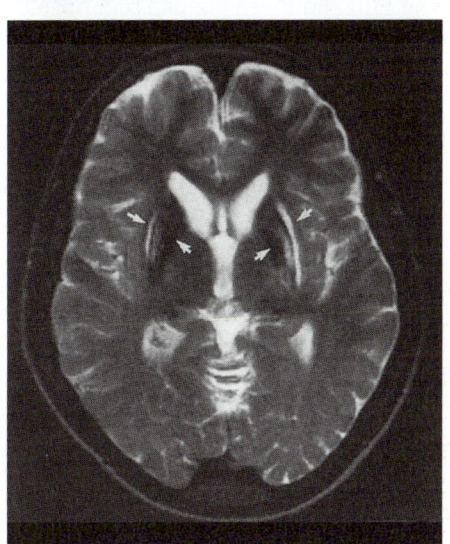

▮ Abb. 5: Morbus Wilson. Die T$_2$-gewichtete MRT-Sequenz zeigt beidseitig ein verringertes Signal im Striatum und Signalanhebungen im Verlauf der Capsula interna (→). [3]

Morbus Wilson

Bei dieser autosomal-rezessiv vererbten Speicherkrankheit lagert sich infolge verminderter biliärer Ausscheidung Kupfer in Leber und ZNS ab. Neben der hepatischen Manifestation zeichnet sich der zerebrale Befall durch parkinsonähnliche Symptome wie Rigor, Tremor und Dysarthrie aus.
Die Kupferspeicherung führt zu Gliosen und Nekrosen, die bilateral als symmetrische Hypodensitäten (**CT**) bevorzugt in Stammganglien, aber auch in Thalamus und Mesenzephalon imponieren. In der **MRT** finden sich in der T$_2$-Gewichtung Herde mit zentralem Signalverlust und peripherer Signalanhebung (▮ Abb. 5). Im fortgeschrittenen Stadium entwickelt sich eine generalisierte Hirnatrophie.

Zusammenfassung

✱ Methode der Wahl zur Diagnose und Verlaufsdokumentation der multiplen Sklerose ist die MRT. Floride Herde reichern KM an, die Aufnahme entspricht dem Grad der entzündlichen Veränderung. Die Läsionen finden sich bevorzugt periventrikulär.

✱ Die progressive multifokale Leukoenzephalopathie tritt fast nur im Rahmen einer Immunsuppression auf. Die MRT zeigt große Entmarkungsherde, die ausschließlich die weiße Substanz befallen.

✱ Die Kupferablagerungen bei Morbus Wilson finden sich bevorzugt als symmetrische Läsionen in den Stammganglien.

Hydrozephalus und Hirnatrophie

Hydrozephalus

Unter einem Hydrozephalus versteht man die Erweiterung innerer und/oder äußerer Liquorräume auf der Basis von pathologischer Liquorproduktion, Liquorzirkulationsstörungen oder verminderter Liquorresorption (▮ Tab. 1). Vom echten Hydrozephalus abzugrenzen sind Hirnatrophien, bei denen die Liquorräume infolge eines Parenchymverlusts erweitert sind (Hydrocephalus e vacuo).

Hydrocephalus occlusus

Ein Verschlusshydrozephalus entsteht auf dem Boden einer partiellen oder totalen Obstruktion der Liquorwege. Engstellung oder Okklusion können Folge primärer Fehlbildungen sein. Darunter fallen die Aquäduktstenose, die Arnold-Chiari-Malformation und das Dandy-Walker-Syndrom (▮ Abb. 2). Tumoren, Blutungen und Entzündungen können sekundär einen Hydrocephalus occlusus verursachen. Klinisch finden sich Hirndruckzeichen mit Kopfschmerzen, Übelkeit und Erbrechen.

Den bildgebenden Nachweis eines Hydrozephalus können sowohl **CT, MRT** als auch beim Säugling eine **Sonographie** erbringen. Der Befund ist abhängig von der Region des Verschlusses (▮ Tab. 2). Häufig ist die Obstruktion auf Höhe des Aquädukts oder des IV. Ventrikels lokalisiert. Mit zunehmendem Ventrikelaufstau werden auch die äußeren Liquorräume eingeengt oder verstrichen (▮ Abb. 1), die Gyri erscheinen abgeflacht und die Sulci sind nicht mehr abgrenzbar. Zusätzlich verursacht der erhöhte intraventrikuläre Druck eine transependymale Liquordiapedese: In T_2-gewichteten MRT-Aufnahmen oder der CT zeigt sich dies an kappenförmigen, hyperintensen bzw. hypodensen Veränderungen im Marklager an den Vorderhörnern der Seitenventrikel.

Hydrocephalus malresorptivus

Der Hydrocephalus malresorptivus entsteht durch eine Liquorresorptionsstörung der Pacchioni-Granulationen, deren Ursachen idiopathisch, Meningitiden, Subarachnoidalblutungen und Traumen sein können. Häufig manifestiert sich der Hydrocephalus malresorptivus als Normaldruckhydrozephalus, der im Tagesverlauf keine kontinuierliche, sondern eine spitzenförmige Druckerhöhung zeigt. Betroffen sind meist ältere Patienten, die klinisch eine progrediente Demenz, Blasenentleerungs- und Gangstörungen angeben.

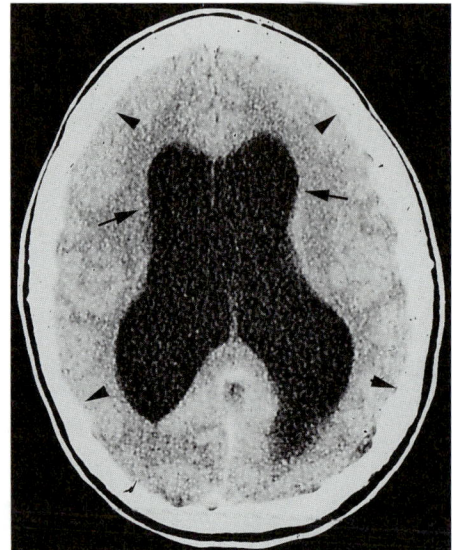

▮ Abb. 1: Axiales natives CT eines Hydrocephalus occlusus. Die beiden Seitenventrikel zeigen eine deutliche Aufweitung, die äußeren Liquorräume über den Großhirnhemisphären sind verstrichen. [1]

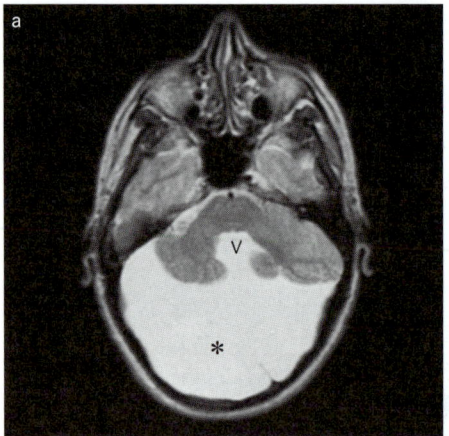

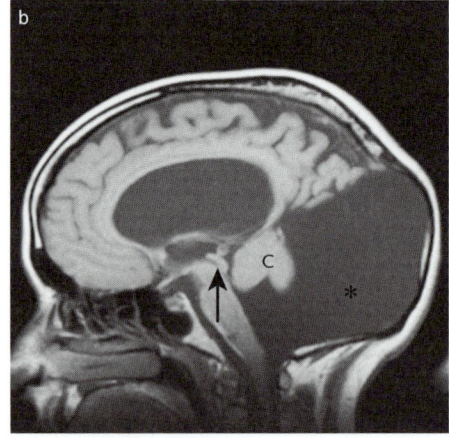

▮ Abb. 2: Das Dandy-Walker-Syndrom gehört zu den Dysrhaphien und geht mit einer Aplasie des Kleinhirnwurms sowie einer meist mit dem IV. Ventrikel kommunizierenden, zystischen Raumforderung in der hinteren Schädelgrube (Auftreibung des IV. Ventrikels) einher. Die beiden MRT-Bilder (a: T_2-Wichtung, transversal, b: T_1-Wichtung, sagittal) zeigen eine große Zyste in der hinteren Schädelgrube, ein fehlentwickeltes Kleinhirn (C) und eine Kleinhirnwurmaplasie. Die supratentoriellen Ventrikelabschnitte sind erweitert. [6]

Hydrocephalus internus	Ventrikelerweiterung
Hydrocephalus externus	Erweiterung des Subarachnoidalraums
Hydrocephalus communicans	Erweiterung innerer u. äußerer Liquorräume

▮ Tab. 1: Deskriptive Einteilung des Hydrozephalus nach betroffenem Liquorraum.

Verschlusshöhe	Seitenventrikel	III. Ventrikel	IV. Ventrikel
Foramina Monroi	Erweitert	Normal	Normal
Aquädukt	Erweitert	Erweitert	Normal
Foramina Luschkae und Magendii	Erweitert	Erweitert	Erweitert
Äußere Liquorwege	Erweitert	Erweitert	Erweitert

▮ Tab. 2: Ventrikelerweiterung in Abhängigkeit von der Verschlusshöhe.

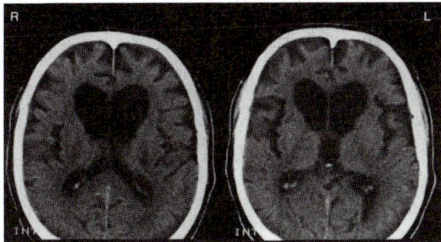

Abb. 3: Die CT zeigt eine Hirnatrophie mit deutlicher Erweiterung der Seitenventrikel und mäßiggradiger Erweiterung der äußeren Liquorräume. [2]

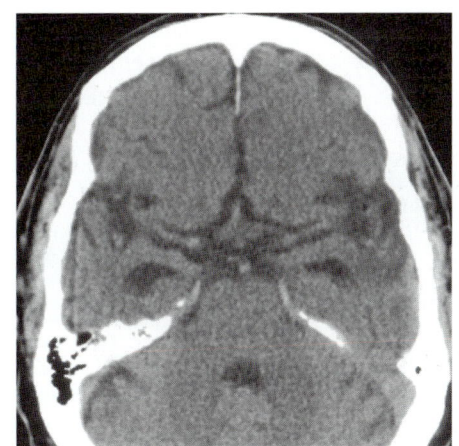

Abb. 4: Alzheimer-Demenz. Das native CT zeigt erweiterte basale Zisternen und erweiterte Temporalhörner sowie einen atrophischen medialen Temporallappen. [15]

Es findet sich eine Dilation der Ventrikel und der äußeren Liquorräume, wobei die inneren gegenüber den äußeren betont sind. Typisches Bild in der **MRT** ist eine Signalauslöschung ("flow void") durch pulsatilen Liquorfluss im Aquädukt.

Hirnatrophie

Der Substanzverlust des Hirnparenchyms kann in Abhängigkeit von der Ätiologie zu einer fokalen, regional-symmetrischen oder generalisierten Atrophie führen.

Erkennbar ist eine Hirnatrophie an der Erweiterung der Liquorräume (▌ Abb. 3). Eine Erweiterung der inneren Liquorräume ist meist mit einem subkortikalen Parenchymverlust assoziiert, während eine Erweiterung der äußeren Liquorräume für einen kortikalen Substanzverlust spricht.

Hirnatrophien können neben physiologischen Alterungsprozessen eine Vielzahl von traumatischen, entzündlichen und toxisch-metabolischen Ursachen haben. Relativ häufig sind dabei dementielle Erkrankungen.

▶ **Alterung:** Durch fehlende Regeneration der Nervenzellen kommt es im Laufe des Lebens zu einer physiologischen Volumen- und Gewichtsabnahme der Matrix. Es besteht eine große Variationsbreite der generalisierten Involution. Das **CT** zeigt eine symmetrische Ventrikelaufweitung sowie eine Erweiterung der basalen Zisternen und der kortikalen Sulci.
▶ **Multiinfarktdemenz: CT** und **MRT** zeigen eine generalisiert diffuse Hirnatrophie. Typisch sind kleine hypodense Mikroinfarkte, die v. a. im Stromgebiet der A. cerebri media lokalisiert sind.
▶ **Morbus Alzheimer:** Die häufigste degenerative Hirnerkrankung ist eine kortikal betonte Demenz. In **MRT** und **CT** findet sich ein fokaler Substanzverlust des Kortex bevorzugt im Temporal- und Parietallappen, später auch frontal. **Nuklearmedizinisch** lässt sich ein global verminderter Glukosestoffwechsel nachweisen, der mit der Schwere der Erkrankung korreliert. Da die morphologischen Veränderungen unspezifisch sind, zielt die Bildgebung v. a. auf den Ausschluss anderer Ursachen einer dementiellen Erkrankung ab (▌ Abb. 4).
▶ **Morbus Pick:** Charakteristisches Merkmal dieser seltenen kortikalen Demenz ist eine regional-symmetrische, frontotemporale Atrophie mit Erweiterung der Frontalhörner.

Zusammenfassung

✖ Verfahren der Wahl zur Darstellung eines **Hydrocephalus** sind CT/MRT, bei Säuglingen auch die Sonographie.

✖ Ein Hydrozephalus resultiert aus einer gestörten Liquorzirkulation, -absorption oder -produktion und führt zu einer Erweiterung der Liquorräume.

✖ Die **Hirnatrophie** kann mit beiden Schnittbildverfahren dargestellt werden. Der ätiologisch vielschichtige Parenchymverlust geht in der Regel mit einer Demenz einher, kann aber auch Folge einer physiologischen Altersinvolution sein.

Spinale Erkrankungen

Bildgebende Verfahren

MRT

> Zur Diagnose einer Läsion des Rückenmarks ist die MRT bildgebendes Verfahren der Wahl.

Vorteil der MRT gegenüber der CT sind die multiplanare Bildakquisition und der hohe Weichteilkontrast. Diese ermöglichen eine genaue Darstellung von intraspinalen Tumoren, Fehlbildungen und Läsionen.

CT

Die CT kann Wirbelsäule und Myelon nur in axialen Schnitten darstellen. So ist eine Darstellung des Rückenmarks in seiner ganzen Ausdehnung nicht möglich und eine genaue Höhenlokalisation von Läsionen erschwert. Knöcherne Veränderungen der WS dagegen lassen sich bevorzugt in der CT abbilden.

Konventionelles Röntgen

Röntgenaufnahmen der WS ermöglichen wie die CT die Diagnose von osteodestruktiven Prozessen sowie den Nachweis von Instabilitäten durch Funktionsaufnahmen.

Myelographie

Die Myelographie wird v. a. zur Darstellung von Spinalkanalstenosen, beispielsweise infolge von Bandscheibenvorfällen, verwendet (s. S. 98).

Angiographie

Indikation für eine Angiographie der Spinalgefäße ist der Verdacht auf Gefäßmalformationen und intraspinale Tumoren.

Raumforderungen des Spinalkanals

Schlüssel zur Diagnose einer spinalen Raumforderung ist die genaue Lokalisations- und Beziehungsbestimmung zu Dura und Myelon. Dabei wird zwischen extraduralen, intraduralen-extramedullären und intramedullären Prozessen differenziert (▮ Abb. 1). Unabhängig von ihrer Lage können die Raumforderungen zu einer Einengung des Spinal-

kanals sowie der Neuroforamina führen und so eine neurologische Symptomatik verursachen.

Extradurale Raumforderungen

> Die häufigste extradurale Raumforderung sind metastatische Absiedlungen in der Wirbelsäule.

Außerdem finden sich entzündliche Veränderungen der Wirbelsäule wie Abszesse, Wirbelfrakturen und Bandscheibenvorfälle (▮ S. 98)

Intradurale-extramedulläre Raumforderungen

Die häufigsten diesem Kompartiment zuzuordnenden Raumforderungen sind Neurinome und Meningeome. Ihr Verhalten in der Bildgebung entspricht weitgehend dem bei einer intrakraniellen Manifestation (▮ Abb. 2 und S. 102).

Intramedulläre Raumforderungen

Häufig sind intramedullär gelegene Tumoren glialen Ursprungs. Wichtigster Vertreter der insgesamt seltenen Neoplasien sind Ependymome.
Ependymome finden sich meist in Conus medullaris und Filum terminale. Sie sind überwiegend auf T_1-gewichteten MRT-Sequenzen isointens (T_2: hyperintens, ▮ Abb. 3) zum Rückenmark. Da die Tumoren häufig zystische Degenerationen zeigen, kommt es nach i. v. KM-Gabe zu einem intensiven, inhomogenen Enhancement, sodass zystische Anteile von soliden differenziert werden können. Einblutungen und Nekrosen sind eher selten.

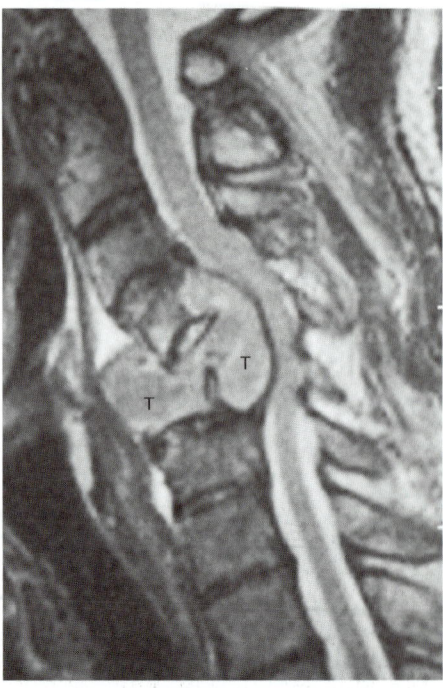

▮ Abb. 2: Das Neurinom geht von der Hinterwurzel aus, wächst aus den Neuroforamina und arrodiert den Knochen. Das hier auf dem nativen, sagittalen, T_2-gewichteten MRT-Bild dargestellte „Sanduhrgeschwulst" ist zum Myelon isointens, typisch wäre auch ein KM-Enhancement (nicht dargestellt). [6]

Astrozytome kommen ebenso häufig im Rückenmark vor, ihr Signalverhalten in der MRT ist ähnlich dem des Ependymoms.
In der **Myelographie** kommt es zu einer symmetrischen Auftreibung des Myelons oder KM-Aussparung am Filum terminale.

Spinale Fehlbildungen

Störungen der Entwicklung des Neuralrohrs führen zu Dysrhaphien. Sie finden sich in der Medianlinie und können unterschiedlich ausgeprägt sein:

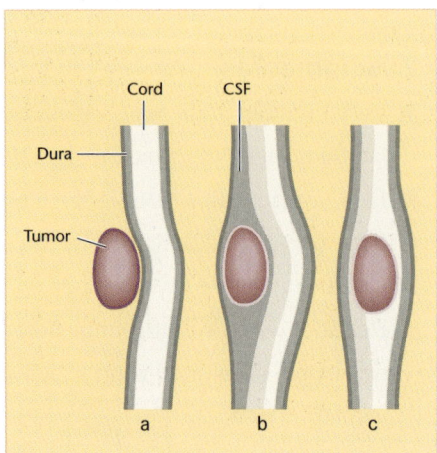

▮ Abb. 1: Lage von extraduralen (A), intraduralen-extramedullären (B) sowie intramedullären Raumforderungen (C); (Cord = Myelon; CSF = Liquor). [6]

▶ **Spina bifida:** Bei einer Spina bifida occulta liegt ein Defekt des Wirbelbogens vor, der im Röntgenbild als Wirbelspaltbogen sichtbar wird. Wölben sich zusätzlich Rückenmarkshäute oder Myelon durch den Spalt, spricht man von einer Meningozele bzw. Myelomeningozele. Zur Darstellung eignen sich **MRT** oder **Sonographie.**

▶ **Syringomyelie:** Zentrale röhrenförmige Höhlenbildung im Rückenmark, die sich über mehrere Segmente erstrecken kann. Die Syringomyelie kann primär auf eine embryonale Fehlbildung oder sekundär auf entzündliche Prozesse, Traumen und Tumoren zurückgehen. Methode der Wahl ist die **MRT,** welche die Höhle als intramedulläre, liquorisointense Struktur darstellt (▮ Abb. 4). Die **Angiographie** zeigt indirekt eine Aufweitung des Myelons.

▶ **Arnold-Chiari-Malformation:** Hier sind Zerebellum, Medulla oblongata und das obere Zervikalmark fehlgebildet und nach kaudal verlagert (▮ Abb. 5). Sie kann infolge der beeinträchtigten Liquorpassage zu einem Hydrozephalus führen.

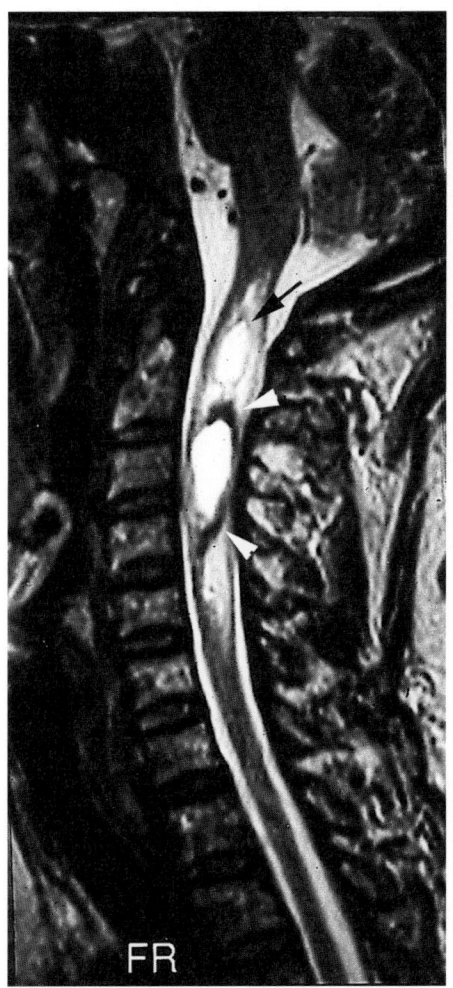

▮ Abb. 3: Sagittale, T$_2$-gewichtete, native MRT-Aufnahme des Zervikalmarks. Es findet sich eine intramedulläre Auftreibung durch ein Ependymom. Der Tumor (hyperintens) ist von einem signalarmen Ring umgeben, der Blutabbauprodukten nach einer stattgehabten Blutung entspricht (Pfeilspitzen). Weiter kranial liegt eine Begleitzyste (→). Beachte das perifokale Ödem. [1]

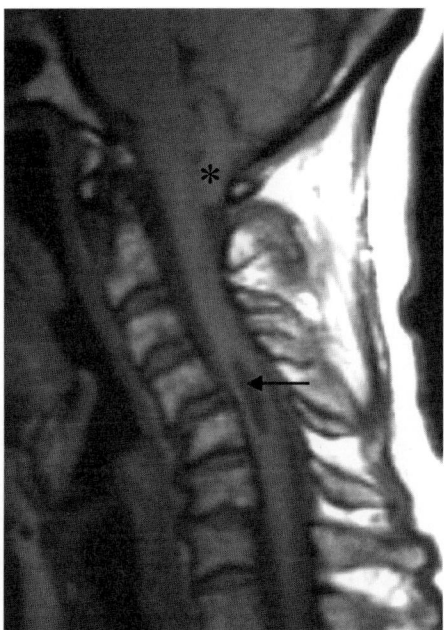

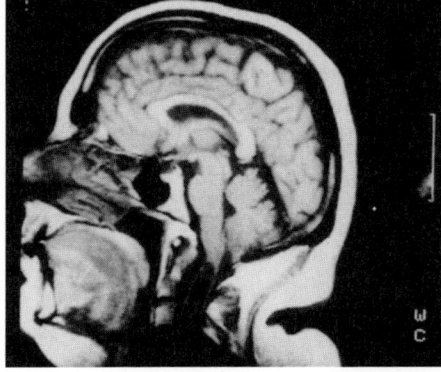

▮ Abb. 4: T$_1$-gewichtete MRT-Aufnahme mit dem Bild einer Syringomyelie: Die Syrinx liegt im Zervikalmark und ist liquorisointens (→). Zusätzlich finden sich in das Foramen magnum deszendierte Kleinhirntonsillen (*). [6]

▮ Abb. 5: Sagittale, T$_1$-gewichtete, native MRT-Aufnahme von Schädel und kraniozervikalem Übergang. Eine Kleinhirnhernie wölbt sich entsprechend einer Arnold-Chiari-Malformation in das Foramen magnum vor. [2]

Zusammenfassung

✖ Verfahren der Wahl zur Darstellung von Myelopathien ist die MRT.

✖ Häufig werden Myelopathien durch extradural liegende Prozesse, insbesondere degenerative Erkrankungen der WS wie Bandscheibenvorfälle, hervorgerufen.

Fallbeispiele

C Fallbeispiele

Fallgruppe 1: Thoraxorgane

Szenario 1

Ein 17-jähriger, schlanker Patient wird in der Notaufnahme Ihrer Klinik vorstellig. Er berichtet, beim Tragen eines schweren Kartons plötzlich einen linksseitigen Thoraxschmerz verspürt zu haben, der sich rasch zurückbildete. Seitdem bekomme er zunehmend schwer Luft. Bei der klinischen Untersuchung ist der Patient tachypnoeisch, über dem linken Thorax sind keine Atemgeräusche auskultierbar, der Klopfschall ist hypersonor.

Frage 1: Sie lassen eine Röntgenthoraxaufnahme anfertigen. Beschreiben Sie den Befund (▌Abb. 1) und äußern Sie eine Verdachtsdiagnose. Was wäre die erste therapeutische Maßnahme?

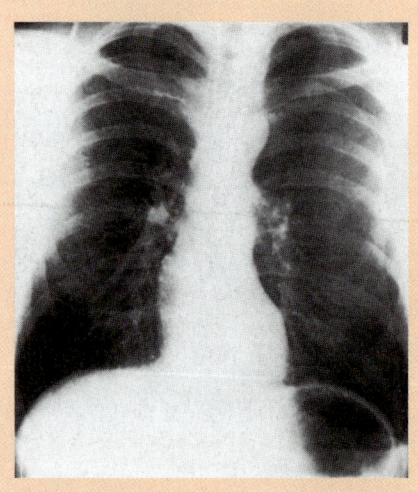

▌Abb. 1: Röntgenthorax. [2]

Szenario 2

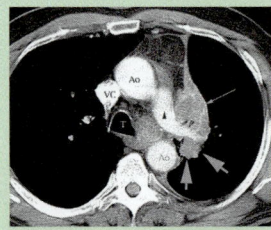

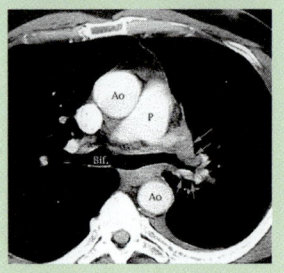

Szenario 2

Ein 58-jähriger Patient klagt seit 2 Wochen über zunehmenden Hustenreiz mit anfänglich weißlich-gelbem Auswurf. In den letzten Tagen habe er Blutfäden im Auswurf bemerkt und in den letzten Wochen 6 kg abgenommen. Außerdem rauche er seit früher Jugend eine halbe Schachtel Zigaretten pro Tag. Sein Hausarzt schickt ihn nun zu einer Röntgen-Thorax-Diagnostik.

Frage 2: Wie beurteilen Sie die angefertigte Thoraxaufnahme in 2 Ebenen (▌Abb. 2)?
Frage 3: Die weiterführende Diagnostik im Hinblick auf das Staging beinhaltet eine kontrastmittelverstärkte Thorax-CT. Über welche Risiken einer Kontrastmittelgabe müssen Sie den Patienten aufklären?
Frage 4: Beurteilen Sie die Aufnahmen (▌Abb. 3)! Welche Untersuchung ermöglicht eine abschließende Diagnose?

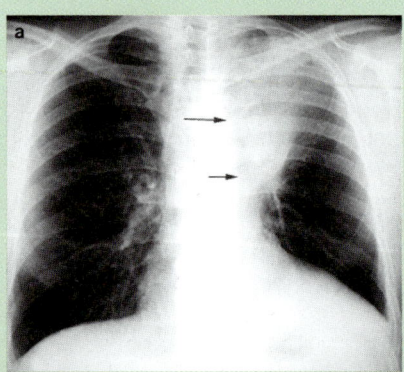

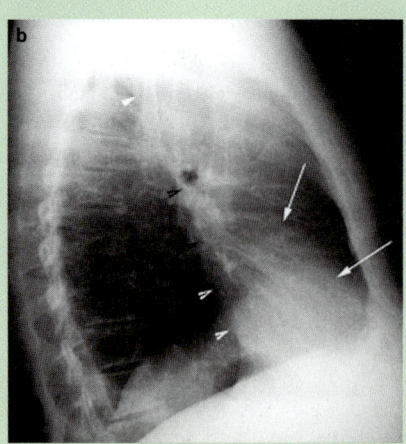

▌Abb. 2: a) P. a. Aufnahme. b) Seitaufnahme. [1]

◀
▌Abb. 3: Kontrastmittelverstärkte Thorax-CT. [1]

Szenario 3

Eine 70-jährige Frau klagt über zunehmende belastungsabhängige Atemnot und eine Gewichtzunahme von 12 kg in den letzten Wochen. Zudem würden ihre Beine beim Laufen anschwellen. Es ist ein Diabetes mellitus bekannt, vor 2 Jahren erlitt die Patientin einen Herzinfarkt. Auskultatorisch findet sich v. a. ein rechts basal abgeschwächtes Atemgeräusch über der Lunge, perkutorisch rechts eine bis ins Mittelfeld reichende Dämpfung.

Frage 5: Wie beurteilen Sie die Thoraxaufnahme der Patientin (▌Abb. 4)? Auf welche radiologischen Kriterien achten Sie besonders im Hinblick auf die klinische Symptomatik?

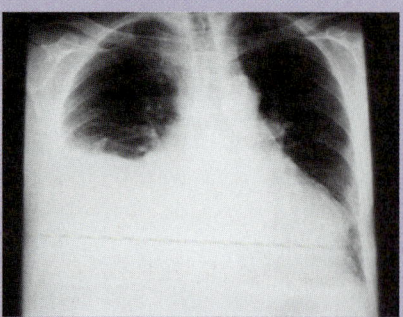

▌Abb. 4: Röntgenthorax. [16]

Frage 6: Welche Zusammensetzungen eines Pleuraergusses kennen Sie? Nennen Sie jeweils eine mögliche Ursache. Ab welcher Ergussmenge ist ein Pleuraerguss nachweisbar?

Szenario 1

Antwort 1: In der Thoraxaufnahme sieht man im linken Hemithorax eine dünne Verschattungslinie. Lateral davon ist die Transparenz erhöht, es lässt sich keine Lungengefäßstruktur nachweisen. Das Volumen der linken Thoraxhälfte ist vergrößert: Das Diaphragma steht tief, der Mediastinalschatten ist nach rechts verlagert. Damit bestätigt die Thoraxaufnahme den klinischen Verdacht eines Spannungspneumothorax der linken Lunge.

Die Therapie des Spannungspneumothorax besteht in einer sofortigen Einlage einer Thoraxsaugdrainage.

Szenario 2

Antwort 2: Die p.a. Thoraxaufnahme zeigt eine Verschattung des linken Oberfelds. Dabei sind Aortenbogen und die linken Hilusstrukturen ausgelöscht, die röntgendichte Struktur ist nach lateral unscharf begrenzt. Das weiter peripher liegende Lungengewebe ist deutlich transparenzgemindert, es findet sich kein Bronchopneumogramm. Die peripheren Gefäße im linken Unterfeld sind kalibergemindert. Außerdem steht das linke Zwerchfell hoch.

Szenario 2

In der seitlichen Aufnahme projiziert sich die Verschattung über dem Herzschatten und liegt ventral. Damit ist der Prozess dem Oberlappen zuzuordnen.

Zusammenfassend besteht der dringende Verdacht auf ein zentrales Bronchialkarzinom mit Oberlappenatelektase links und poststenotischen Pneumonie.

Antwort 3: Bei der CT-Diagnostik wird jodhaltiges, wasserlösliches KM verwendet. Bei der intravasalen Anwendung sind verschiedene Nebenwirkungen möglich: So kann es zu einer KM-Unverträglichkeitsreaktion kommen, die beginnend mit Hautreaktionen (Exanthem) und leichten Allgemeinbeschwerden bis zu einem anaphylaktischen Schock führen kann. Des Weiteren besteht die Gefahr einer Thyreotoxikose bei Patienten mit (latenter) Hyperthreose oder einem autonomen Schilddrüsenadenom. Schließlich wirken KM insbesondere auf vorgeschädigte Nieren tubulotoxisch. Durch eine ausführliche Anamnese auf frühere Kontrastmittelgaben, eine allergische Prädisposition, die Schilddrüsenfunktion oder mögliche Niereninsuffizienz sowie die Bestimmung von Retentionswerten (Krea) bzw. Schilddrüsenparametern (TSH basal) lässt sich das Risiko einer KM-Gabe besser einschätzen.

Antwort 4: Der transversale CT-Schnitt auf Höhe der distalen Trachea zeigt einen Tumor, der die linke A. pulmonalis ummauert und einengt. Während dorsal der Tumor von der nicht-atelektatischen Lunge gut zu unterscheiden ist, lassen sich ventral Tumorkern und Atelektase nur schwer abgrenzen. Auf dem zweiten Schnitt (Höhe Trachealbifurkation) zeigt sich der linke Oberlappenbronchus von dem Tumor ummauert.

Die CT bestätigt den Verdacht auf ein zentrales Bronchialkarzinom mit mediastinaler Ausbreitung. Die Ummauerung von A. pulmonalis und linkem Oberlappenbronchus erklärt den Befund der Oberlappenatelektase mit ipsilateralem Zwerchfellhochstand und die kaliberschwache Gefäßzeichnung der nicht-atelektatischen linken Restlunge.

Die Diagnose ist durch eine Bronchoskopie mit Entnahme von transbronchial gewonnenen Biopsien histologisch zu sichern.

Szenario 3

Antwort 5: Im Vordergrund der klinischen Symptomatik stehen Zeichen einer dekompensierten Herzinsuffizienz. Also sollte im Röntgenbild besonders auf eine mögliche Stauung, Pleuraergüsse sowie ein vergrößertes Herz geachtet werden.

Das Röntgenbild zeigt eine bis in das Mittelfeld reichende homogene Verschattung des rechten Hemithorax, die am ehesten einem Pleuraerguss entspricht. Auch der linke Recessus phrenicocostalis ist entsprechend eines Randwinkelergusses nicht ganz frei. Zusätzlich findet sich ein nach links ausladender Herzschatten. Da der rechte Herzrand hinter dem Pleuraerguss verschwindet, ist der CT-Quotient nicht zu bestimmen. Des Weiteren sind betonte Hilusgefäße zu erkennen.

Pleuraerguss, Kardiomegalie und verbreiterte Hilusgefäße lassen sich mit einer Herzinsuffizienz bei eingeschränkter linksventrikulärer Pumpfunktion vereinbaren.

Antwort 6: Hinsichtlich seiner Zusammensetzung wird bei einem Pleuraerguss zwischen Transsudaten (z. B. Herzinsuffizienz, Lungenembolie) und Exsudaten (Pleuritis, Pneumonie, Malignom) unterschieden. Davon sind des Weiteren der Hämatothorax (Traumen) und der Chylothorax (Läsionen des Ductus thoracicus) zu differenzieren.

Die Sonographie ist die empfindlichste Nachweismethode eines Pleuraergusses (ab 30 ml). Dagegen liegt die Nachweisgrenze in der Thoraxübersichtsaufnahme im Stehen bei rund 200 ml, im Liegen sogar nur bei 500 ml.

Fallgruppe 2: Abdominalorgane

Ein 68-jähriger Patient kommt mit akut aufgetretenen starken linksseitigen, anhaltenden Unterbauchschmerzen in die Notaufnahme. Er gibt Übelkeit, Erbrechen und Tenesmen an. Bei der körperlichen Untersuchung des fiebrigen Patienten tasten Sie eine schmerzhafte Walze im linken unteren Quadranten mit lokaler Abwehrspannung. Das Notfalllabor zeigte eine Leukozytose.

Frage 1: Welche bildgebenden Verfahren wenden Sie zur weiteren Diagnostik an? Welche möglichen wegweisenden Aussagen erwarten Sie?

Frage 2: Während bei dem Patienten die von Ihnen angeforderten Untersuchungen laufen, kommt seine Krankenakte aus dem Archiv. Hier finden Sie das Bild eines Barium-Kontrastmitteleinlaufs, das vor 5 Monaten bei einem stationären Aufenthalt des Patienten angefertigt wurde (❚ Abb.1). Was können Sie sehen? Wäre eine wiederholte Untersuchung des Kolons mittels Bariumkontrasteinlauf indiziert?

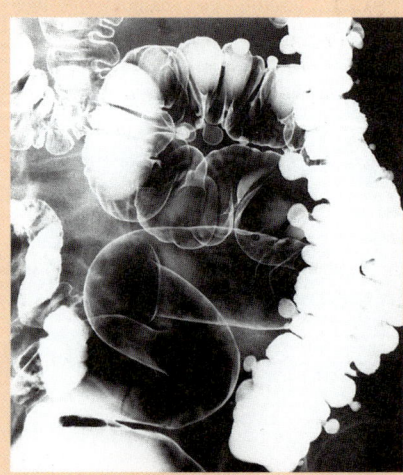

❚ Abb. 1 [4]

Frage 3: Nun bekommen Sie die Befunde Ihrer angeforderten Untersuchungen auf den Tisch. Die Sonographie zeigt unauffällige parenchymatöse Bauchorgane und ein wandverdicktes Sigma mit multiplen innerhalb der Darmwand liegenden Luftreflexen. Beschreiben Sie die Abdomenübersichtsaufnahme (❚ Abb. 2)! Kommen Sie zu einer Verdachtsdiagnose?

Frage 4: Nun schließen Sie noch ein CT des Abdomens an. Welchen Informationszugewinn versprechen Sie sich von dieser Untersuchung? Beschreiben Sie den Befund (❚ Abb. 3)!

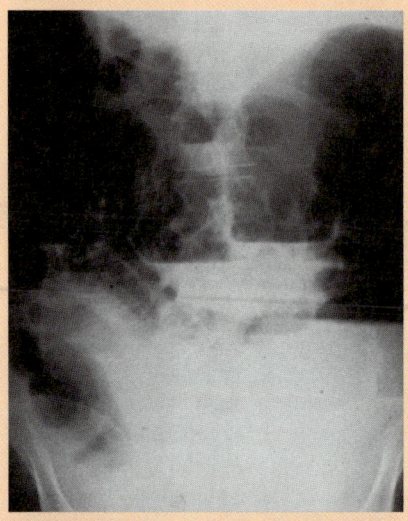

❚ Abb. 2 [1]

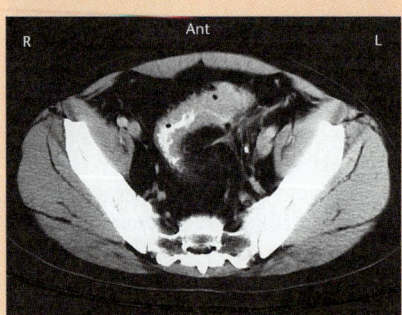

❚ Abb. 3 [4]

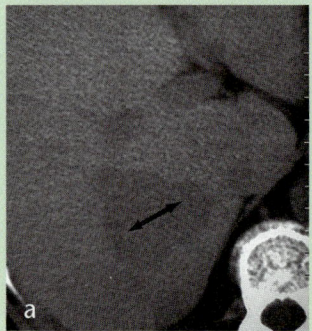

❚ Abb. 5 a) Nativaufnahme. b) 2 Minuten i.v. KM-Gabe. c) 15 min nach i.v. KM-Gabe. [1]

Eine 48-jährige Frau kommt nach der Erstdiagnose eines Mammakarzinoms zu Ihnen zum Staging. In der Abdomensonographie finden Sie eine Läsion (❚ Abb. 4).

Frage 1: Beschreiben Sie den Befund! Haben Sie eine Verdachtsdiagnose?

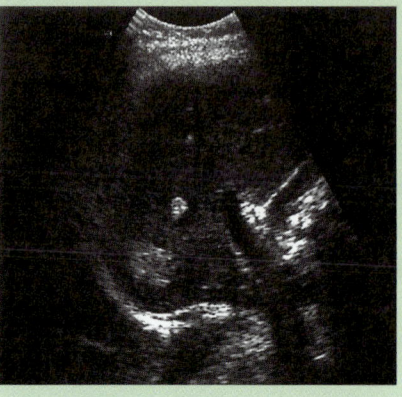

❚ Abb. 4 [5]

Frage 2: Reicht Ihnen der sonographische Befund aus? Welches bildgebende Verfahren könnte Unsicherheiten ausräumen?

Frage 3: Beschreiben Sie den Befund der nachfolgenden Untersuchung (❚ Abb. 5)! Bestätigt er Ihre Verdachtsdiagnose?

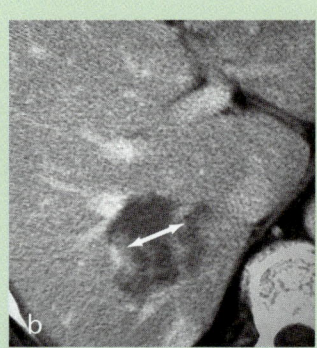

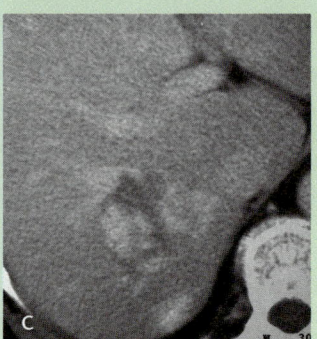

Szenario 1

Antwort 1: Der beschriebene Symptomenkomplex entspricht einem akuten Abdomen. Erste bildgebende diagnostische Maßnahmen beim akuten Abdomen sind die Abdomensonographie, die Abdomenübersichtsaufnahme.

Mit dem Ultraschall können die parenchymatösen Oberbauchorgane und der Unterbauch beurteilt werden. Domäne der Sonographie sind Gallenwegserkrankungen wie eine Cholezystolithiasis oder Cholezystitis. Auch die Nephrolithiasis ist eine häufige Diagnose. Außerdem zeigt die Sonographie manchmal indirekte Krankheitszeichen wie freie Flüssigkeit oder auch dilatierte Darmschlingen bei einem Ileus.

Die Abdomenleeraufnahme erfolgt nativ im Stehen oder, wenn es der klinische Zustand des Patienten nicht zulässt, in Linksseitenlage. Hier kann man bei Perforation eines Hohlorgans freie Luft, bei einem Ileus Spiegel erkennen. Manchmal lassen sich auch schattengebende Konkremente wie Gallen- und Nierensteine erkennen.

Antwort 2: Die Durchleuchtung des Sigmoids und Kolons (Schrägaufnahme) zeigt zahlreiche kontrastmittelgefüllte Ausstülpungen mit einem schmalen Hals zum Darmlumen, die multiple Divertikel (Divertikulose) aufweisen. Die Darmwand selbst weist ein regelrechtes Lumen und eine regelrechte Haustrierung auf.

Zwar können mit einem Kontrastmitteleinlauf Stenosen, eine Divertikulose oder eine Perforation des Kolons dargestellt werden. Allerdings ist ein Kontrastmitteleinlauf mit bariumhaltigen Kontrastmitteln bei dem klinischen Bild eines akuten Abdomens kontraindiziert. Da Barium eine nicht-wasserlösliche, nicht-resorbierbare und nicht-verstoffwechselbare Substanz ist, kann bei einer möglichen Hohlorganperforation – und das ist eine wichtige Differenzialdiagnose des akuten Abdomens – das Kontrastmittel in die Bauchhöhle austreten. Hier ruft Barium schwerste entzündliche Reaktionen hervor (Barium-Peritonitis), die lebensgefährlich sein können. Der Kolonkontrasteinlauf darf allenfalls mit wasserlöslichem, jodhaltigem Kontrastmittel ohne Luftinsufflation (Doppelkontrast!) erfolgen.

Antwort 3: Die native Abdomenübersichtsaufnahme zeigt mehrere Flüssigkeits-/Luftspiegel vorwiegend des Kolons. Gleichzeitig zeigt das distale Kolon eine Luftleere. Der linke Unterbauch ist flächig

Szenario 1

verschattet. Dies ist mit einer Obstruktion des distalen Kolons vereinbar.

Aufgrund dieses und des sonographischen Befunds sowie der bekannten Divertikulose kann die Verdachtsdiagnose Divertikulitis gestellt werden.

Frage 4: Die CT dient weniger dem direkten Nachweis einer Divertikulitis als der Beurteilung von Komplikationen wie Abszessen oder Fisteln.

Der transversale Schnitt zeigt eine langstreckig verdickte Wand des Sigmas mit stenotisch kontrastiertem Darmlumen. In der Darmwand sieht man mehrere Gasblasen. Dieser Befund ist vereinbar mit einer Divertikulitis mit intramuraler Abszessbildung.

Szenario 2

Antwort 1: Es zeigen sich drei gut abgrenzbare Läsionen mit einer homogenen, echoreichen Binnenstruktur in der Leber. Dies entspricht dem typischen Bild von Hämangiomen.

Antwort 2: Bei einem typischen Echomuster, unauffälliger Anamnese und fehlender Symptomatik ist eine sonographische Verlaufskontrolle eines Hämangioms ausreichend. Da die Patientin ein Mammakarzinom in der Vorgeschichte hat, bieten sich ein KM-gestützte triphasische CT oder eine MRT als diagnosesichernde Verfahren an. Die triphasische CT ist eine Untersuchung in Mehrphasentechnik. Dabei werden getrennte Darstellungen in der arteriellen und venösen KM-Anflutungsphase sowie eine dritte nach einigen Minuten angefertigt.

Antwort 3: Im Eingangsbild (Frühphase) der kontrastverstärkten CT-Aufnahme des Oberbauchs findet sich ein hypodenses Areal im dorsalen Anteil der Leber (a). Im Zuge der weiteren Untersuchung kontrastiert sich die Läsion von außen nach innen. Nach 2 Minuten zeigt sich ein peripheres Enhancement (b). Nach 15 Minuten ist die Läsion fast mit KM „aufgefüllt" (c). Dieses Kontrastmittelverhalten wird „Irisblendenphänomen" genannt und gilt als beweisend für ein Hämangiom.

Fallgruppe 3: ZNS

Szenario 1

Ein 25-jähriger Mann ist beim Fußballspielen mit einem Mitspieler Kopf an Kopf zusammengestoßen. Zunächst ist er kurzzeitig bewusstlos, erholt sich aber rasch wieder. Er beschließt, vorerst keinen Arzt aufzusuchen. Am Abend trübt er zunehmend ein, seine Freundin benachrichtigt daraufhin den Notarzt, der den Patienten zu Ihnen in die Klinik bringt. Hier ist er nicht mehr ansprechbar.

Frage 1: Welches bildgebende Verfahren wenden Sie zunächst an? Haben Sie schon eine Verdachtsdiagnose? Beschreiben Sie den Befund (▮ Abb. 1).

Frage 2: Das subdurale Hämatom wird auch zu den traumatischen, intrakraniellen Hämatomen gezählt. Welchen Befund würden Sie hier erwarten?

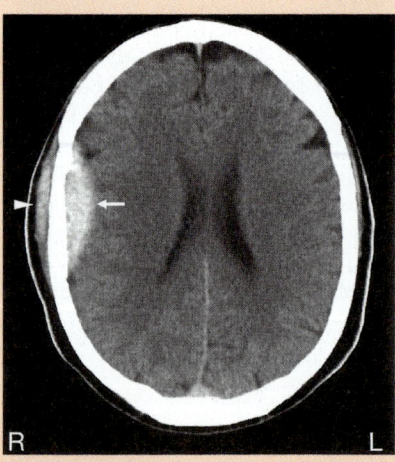

▮ Abb. 1: Schädel-CT. [14]

Szenario 2

Ein 62-jähriger Patient mit dem klinischen Bild eines Schlaganfalls wird vom Notarzt zu Ihnen in die Klinik gebracht. Die neurologische Symptomatik besteht seit drei Stunden.

Frage 3: Zwischen welchen zwei primären Differenzialdiagnosen muss unterschieden werden? Welches bildgebende Verfahren wenden Sie an und warum?

Frage 4: Die initiale CT zeigt keine sichtbaren Veränderungen, eine intrazerebrale Blutung ist also ausgeschlossen. Nach 8 Stunden wird zusätzlich eine MRT des Schädels angefertigt. Beschreiben Sie den Befund (▮ Abb. 2). Welches Stromgebiet ist von dem Infarkt betroffen?

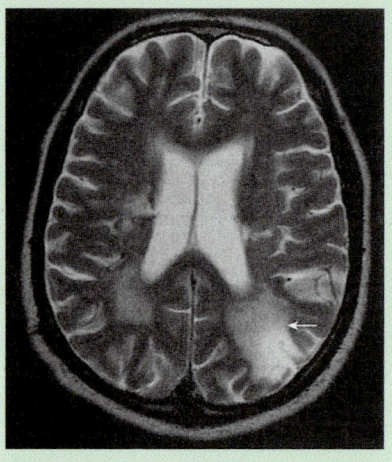

▮ Abb. 2: MRT, T_2-Wichtung. [14]

Frage 5: Ihr wissbegieriger Famulant fragt Sie nach möglichen Kontraindikationen für die MRT. Was antworten Sie ihm?

Szenario 3

Eine 52 Jahre alte Patientin klagt über Schwindel und einen progredienten Hörverlust. Bei der neurologischen Untersuchung fällt eine leichte Schwäche des N. facialis auf. Die Kollegen der neurologischen Abteilung vermuten einen Tumor im Kleinhirnbrückenwinkel mit Affektion des Nervus statoacusticus/N. facialis oder ein Akustikusneurinom und fordern eine kontrastverstärkte MRT des Schädels an.

Frage 6: Welches Kontrastmittel verwenden Sie? Können Sie kurz erklären, was es bewirkt?

Frage 7: Zu welcher Diagnose kommen Sie bei dem vorliegenden Befund (▮ Abb. 3)?

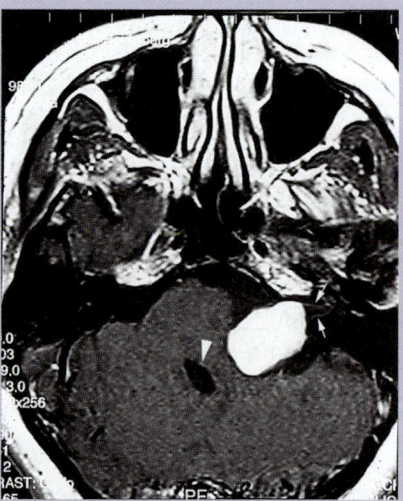

▮ Abb. 3: MRT nach i. v. KM-Gabe, T_1-Wichtung. [1]

Szenario 1

Antwort 1: Nach der beschriebenen Gewalteinwirkung auf den Kopf lässt sich die Verdachtsdiagnose eines Schädel-Hirn-Traumas als Ursache für die zweizeitige Bewusstlosigkeit mit freiem Intervall äußern. Unter diesem Begriff sind Verletzungen von Kopfschwarte, knöchernem Schädel und des Gehirns sowie intrakranielle Blutungen zusammengefasst. Erste bildgebende diagnostische Maßnahme ist eine native CT des Schädels.

In dem vorliegenden CCT imponiert in der rechten Temporalregion eine linsenförmige, bikonvexe Struktur mit hyperdenser Binnenstruktur zwischen Kalotte und Hirnoberfläche, zu der sie glatt begrenzt ist. Die Sulci unter der Struktur sind verstrichen, die Mittellinie geringfügig zur Gegenseite verschoben. Des Weiteren findet sich zwischen Kopfschwarte und Schädelkalotte ein subgaleales Hämatom.

Der Befund einer hyperdensen Struktur in der oben beschriebenen Konfiguration ist mit einem epiduralen Hämatom vereinbar.

Antwort 2: Das subdurale Hämatom entsteht aus einer Blutung im Subduralraum zwischen innerem Durablatt und der Arachnoidea. Zugrunde liegt eine Einblutung aus Brückenvenen, venösem Sinus oder Pacchioni-Granulationen. Das frische subdurale Hämatom breitet sich sichelförmig zwischen Kalotte und Hirnoberfläche aus und ist in der CCT hyperdens. Dabei kreuzt es Schädelnähte, respektiert aber durale Umschlagsfalten wie die Falx.

Szenario 2

Antwort 3: Beim klinischen Bild eines akuten Schlaganfalls muss primär zwischen zwei Differenzialdiagnosen unterschieden werden: dem hämorrhagischen und dem ischämischen Schlaganfall. Erster diagnostischer Schritt ist eine kranielle, native CT. Mit ihr kann eine intrakranielle Blutung sicher ausgeschlossen werden, ein rein ischämischer Apoplex ist dagegen in der Frühphase computertomographisch meist nicht nachweisbar. Dennoch ist die CCT in der Regel ausreichend: Auch ohne positiven Infarktnachweis kann nach Ausschluss anderer Ursachen für die Symptomatik frühzeitig (innerhalb 6 Std.) mit einer Lysetherapie begonnen werden. Erste Ischämiefrühzeichen lassen sich häufig mittels CT nach 6 Stunden nachweisen.

Der direkte Nachweis eines frischen Infarkts dagegen gelingt in der MRT schon 2 bis 3 Stunden nach Eintreten des klinischen Ereignisses.

Antwort 4: Der T_2-gewichtete, transversale MRT-Schnitt zeigt im Infarktareal eine Zunahme der Signalintensität, die einem zytotoxischen Ödem entspricht. Zeichen einer raumfordernden Wirkung des Ödems sind (noch) nicht nachzuweisen. Betroffen ist das Grenzgebiet von A. cerebri posterior und A. cerebri media, man spricht also von einem Grenzzoneninfarkt.

Antwort 5: Absolute Kontraindikationen für eine MRT sind Innenohrimplantate und Herzschrittmacher, die in dem starken Magnetfeld außer Funktion gesetzt werden könnten. Auch bei Patienten mit dislozierbaren Metallteilen im Körper wie Granatsplittern oder Gefäßclips ist eine Untersuchung mittels MRT kontraindiziert. Nicht zu vergessen ist die unbedingt notwendige Compliance des Patienten. Einige Patienten haben Schwierigkeiten, die erforderliche Zeit in der engen Messröhre des Gerätes zu verbringen.

Szenario 3

Antwort 6: In der MRT führen Kontrastmittel zu einer lokalen Veränderung der magnetischen Eigenschaften des kontrastierten Gewebes. Dabei werden meist Gadoliniumverbindungen verwendet, die i. v. appliziert werden. Diese paramagnetische Substanz führt über eine Verkürzung der T_1-Relaxationszeit zu einer Erhöhung der Signalintensität in T_1-gewichteten Sequenzen. So werden gut durchblutete Gewebe wie Tumoren oder entzündete Areale hyperintens dargestellt.

Antwort 7: In der axialen, T_1-gewichteten MRT-Sequenz zeigt sich ein Tumor im linken Kleinhirnbrückenwinkel mit einem kleinen Tumorzapfen im Meatus acusticus internus. Der Tumor nimmt homogen und kräftig KM auf, seine raumfordernde Wirkung führt zu einer Einengung des IV. Ventrikels.

Tumorausdehnung und Kontrastmittelverhalten sind charakteristisch für das Vorliegen eines Akustikusneurinoms.

Anhang

Quellenverzeichnis

[1] Kauffmann, G./Moser, E./Sauer, R. et al.: Radiologie. Elsevier Urban & Fischer, 3. Auflage 2006.

[2] Lasserre, A./Blohm, L.: Kurzlehrbuch Radiologie. Elsevier Urban & Fischer, 3. Auflage 2003.

[3] Reiser, M./Kuhn, F.-P./Debus, J.: Duale Reihe Radiologie. Thieme, 2004.

[4] Mettler, F. A./Walthers, E.: Klinische Radiologie. Elsevier Urban & Fischer, 2005.

[5] Bates, J. A.: Abdominal Ultrasound. Elsevier Mosby Saunders, 2nd edition 2005.

[6] Renton, P.: ICT Medical Imaging. Elsevier Churchill Livingstone, 2004.

[7] Gurney: Pocket Radiologist Thorax. Elsevier Urban & Fischer, 2003.

[8] Classen, M./Diehl, V./Kochsiek, K. et al.: Innere Medizin. Elsevier Urban & Fischer, 5. Auflage 2003.

[9] Federle, M.: Pocket Radiologist Abdomen. Elsevier Urban & Fischer, 2004.

[10] Wicke, L.: Atlas der Röntgenanatomie. Elsevier Urban & Fischer, 7. Auflage 2005.

[11] Bücheler, E./Lackner, K.-J./Thelen, M.: Einführung in die Radiologie. Thieme, 2005.

[12] Greenspan, A.: Skelettradiologie. Elsevier Urban & Fischer, 3. Auflage 2002.

[13] Böcker, W./Denk, H./Heitz, P. U.: Pathologie. Elsevier Urban & Fischer, 3. Auflage 2004.

[14] Liebsch, R.: Kurzlehrbuch Neurologie. Elsevier Urban & Fischer, 2. Auflage 2001.

[15] Osborn, A. G.: Pocket Radiologist Gehirn. Elsevier Urban & Fischer, 2004.

[16] Küttler, T.: 80 Fälle Innere Medizin. Elsevier Urban & Fischer, 7. Auflage 2004.

E Register

Register

Register

Register